ケアに活かす
消化器系
検査・処置マニュアル

監修 猪又克子
前澤美奈子
北里大学病院看護部

執筆者（執筆順）

Part 1　内視鏡と看護

●上部消化管内視鏡検査

梅川智華子
北里大学病院内視鏡検査室 看護師

前澤美奈子
北里大学病院消化器内科・婦人科病棟 看護係長

●内視鏡的粘膜切除術（EMR）

梅川智華子
（前掲）

前澤美奈子
（前掲）

●内視鏡的粘膜下層剥離術（ESD）

和知さとみ
北里大学病院内視鏡検査室 看護主任

前澤美奈子
（前掲）

●内視鏡的静脈瘤結紮術（EVL）

和知さとみ
（前掲）

前澤美奈子
（前掲）

●内視鏡的硬化剤注入療法（EIS）

梅川智華子
（前掲）

前澤美奈子
（前掲）

●内視鏡的食道拡張術（食道ブジー）

原優花
北里大学病院放射線部 看護師

●超音波内視鏡検査（EUS）

倉石まゆみ
北里大学病院内視鏡検査室 看護師

前澤美奈子
（前掲）

●下部消化管内視鏡検査

小島博子
北里大学病院内視鏡検査室 看護師

前澤美奈子
（前掲）

●大腸ポリープ摘除術

小島博子
（前掲）

前澤美奈子
（前掲）

●消化器内視鏡診療における
　抗血栓治療薬の休薬基準

猪又克子
北里大学病院看護部科長（教育担当）

●内視鏡的逆行性膵胆管造影検査（ERCP）

千保綾美

布川妙子

村山友美
北里大学病院放射線部 看護師

大野裕美子
元北里大学病院消化器内科・婦人科病棟 看護主任

高橋かおる
北里大学病院消化器内科・婦人科病棟 看護主任
がん化学療法看護認定看護師

●内視鏡的逆行性胆道ドレナージ（ERBD）
　内視鏡的経鼻胆道ドレナージ（ENBD）

千保綾美
（前掲）

布川妙子
（前掲）

村山友美
（前掲）

大野裕美子
（前掲）

高橋かおる
（前掲）

●経皮内視鏡的胃瘻造設術（PEG）

箕輪和子
北里大学病院放射線部 看護師

大野裕美子
（前掲）

高橋かおる
（前掲）

●内視鏡システムの起動および点検

和知さとみ
（前掲）

Part 2　画像診断と看護

●腹部X線検査

野川敬子
北里大学病院放射線部 看護主任

●上部消化管造影検査（UGI）

鈴木智子
北里大学病院放射線部 看護師

●小腸造影検査

林志乃
北里大学病院放射線部 看護師

●注腸造影検査

福島洋子
北里大学病院放射線部 看護師

●小児の造影検査

石間あゆ美
北里大学病院放射線部 看護師

●核医学検査

大塚恵
北里大学病院放射線部 看護師

●腹部CT検査

紺野由香里
元北里大学病院放射線部 看護師

●腹部MRI検査

紺野由香里
（前掲）

●腹部超音波検査

前澤美奈子
（前掲）

Part 3　ドレナージと看護

●経皮経肝胆道ドレナージ（PTCD）
　経皮経肝胆嚢ドレナージ（PTGBD）

千保綾美
（前掲）

布川妙子
（前掲）

村山友美
（前掲）

高橋亜紀子
北里大学病院消化器内科・婦人科病棟 看護師

●イレウス管挿入（経鼻）

清水芳
北里大学病院放射線部 看護主任

森本英美
北里大学病院消化器内科・婦人科病棟 看護主任

●腹腔ドレナージ（腹水穿刺）

森本英美
（前掲）

●SBチューブ挿入（バルンタンポナーゼ法）

岸根麻里子
北里大学病院消化器内科・婦人科病棟 看護師

Part 4　生検と看護

●肝生検

岸根麻里子
（前掲）

Part 5　検体検査と看護

●検体検査の基礎知識とデータの見方

中島節子
北里大学病院看護部教育係長（教育担当）

Part 6　フィジカルアセスメント

●消化器系のフィジカルアセスメント

齊藤耕平
北里大学東病院消化器外科病棟 看護師
集中ケア認定看護師

読者のみなさまへ

本書はもともと，看護師が消化器系の検査・処置を受ける患者を介助するためのマニュアルとして，『月刊ナーシング』2011年4月増刊号として執筆したものです．このたび内容を見直し一冊の本となりました．当院の消化器内科病棟，内視鏡検査室，放射線部などの看護師が一丸となってつくりあげ，改めて自分たちの看護を見直す機会になりました．

それぞれの検査・処置の項目では，その概要（目的や適応・禁忌など），手技の実際と看護上の注意点，観察のポイント，トラブル発生時の対応に加え，患者への声かけなどを紹介しました．安全・安楽に検査・処置を実施することはもとより，検査・処置を受けた患者のADLやQOLを考慮した看護が実施できること，などを目的としています．

また，血液検査や腫瘍マーカーなどの検体検査の基礎知識とデータの見方，フィジカルアセスメントについてもできるだけ詳細に解説しました．

消化器系の検査・処置を受ける患者は，さまざまな不安をいだいて受診します．したがって私たち看護師には，患者の心理を十分に理解し，プライバシーを尊重し，患者が安心して診療を受けられるような環境づくりが求められます．本書も，この点を重要視したうえでまとめました．

単行本として新しく生まれた本書が，読者のみなさまの日常ケアに役立てれば幸いです．

2013年3月
北里大学病院看護部
猪又克子，前澤美奈子

Part 1 内視鏡と看護

- 6 ■ 上部消化管内視鏡検査／梅川智華子・前澤美奈子
- 14 ■ 内視鏡的粘膜切除術（EMR）／梅川智華子・前澤美奈子
- 20 ■ 内視鏡的粘膜下層剝離術（ESD）／和知さとみ・前澤美奈子
- 23 ■ 内視鏡的静脈瘤結紮術（EVL）／和知さとみ・前澤美奈子
- 28 ■ 内視鏡的硬化剤注入療法（EIS）／梅川智華子・前澤美奈子
- 33 ■ 内視鏡的食道拡張術（食道ブジー）／原優花
- 39 ■ 超音波内視鏡検査（EUS）／倉石まゆみ・前澤美奈子
- 43 ■ 下部消化管内視鏡検査／小島博子・前澤美奈子
- 49 ■ 大腸ポリープ摘除術／小島博子・前澤美奈子
- 56 ■ 内視鏡的逆行性膵胆管造影検査（ERCP）／千保綾美・布川妙子・村山友美・大野裕美子・高橋かおる
- 64 ■ 内視鏡的逆行性胆道ドレナージ（ERBD）
  内視鏡的経鼻胆道ドレナージ（ENBD）／千保綾美・布川妙子・村山友美・大野裕美子・高橋かおる
- 70 ■ 経皮内視鏡的胃瘻造設術（PEG）／箕輪和子・大野裕美子・高橋かおる
- 54 ■ 消化器内視鏡診療における抗血栓治療薬の休薬基準／猪又克子
- 78 ■ 内視鏡システムの起動および点検／和知さとみ

ケアに活かす 消化器系 検査・処置マニュアル

監修　猪又克子　北里大学病院 看護部科長（教育担当）
　　　前澤美奈子　北里大学病院 看護係長

CONTENTS

Part 2 画像診断と看護

- 80 ■ 腹部X線検査／野川敬子
- 86 ■ 上部消化管造影検査（UGI）／鈴木智子
- 92 ■ 小腸造影検査／林 志乃
- 98 ■ 注腸造影検査／福島洋子
- 104 ■ 小児の造影検査／石間あゆ美
- 109 ■ 核医学検査／大塚恵
- 114 ■ 腹部CT検査／紺野由香里
- 120 ■ 腹部MRI検査／紺野由香里
- 126 ■ 腹部超音波検査／前澤美奈子

Part 3 ドレナージと看護

- 130 ■ 経皮経肝胆道ドレナージ（PTCD）
  経皮経肝胆嚢ドレナージ（PTGBD）／千保綾美・布川妙子・村山友美・高橋亜紀子
- 139 ■ イレウス管挿入（経鼻）／清水芳・森本英美
- 146 ■ 腹腔ドレナージ（腹水穿刺）／森本英美
- 152 ■ SBチューブ挿入（バルンタンポナーゼ法）／岸根麻里子

Part 4 生検と看護

- 157 ■ 肝生検／岸根麻里子

Part 5 検体検査と看護

- 162 ■ 検体検査の基礎知識とデータの見方／中島節子

Part 6 フィジカルアセスメント

- 185 ■ 消化器系のフィジカルアセスメント／齊藤耕平

編集担当：増田和也，黒田周作
編集協力：重森 献（vincent）
カバー・表紙・本文デザイン：下村成子，井口真理子（vincent）
本文イラスト：青木隆デザイン事務所，日本グラフィックス，湯沢知子

上部消化管内視鏡検査

食道胃十二指腸内視鏡検査ともいわれる．挿入経路には経鼻と経口の2種類がある．
食道，胃，十二指腸までを，上部消化管用電子スコープを用いて観察する．

目的

- 食道，胃，十二指腸の内腔の観察と撮影を行い，病変部の組織を採取する．
- 消化器疾患および他疾患の消化管内に及ぼす影響を精査し，確定診断を行う．

適応

- 腹痛，悪心・嘔吐，胸やけ，食欲不振などの消化器症状出現時．
- 検診目的，疾患の経過観察，手術前の精査．
- 緊急検査（異物誤飲，吐血，止血術などの治療目的）．

禁忌

- 全身状態が不良な患者．
- 重篤な呼吸器疾患や循環器疾患がある患者．
- イレウスや消化管穿孔が疑われる患者．
- 咽頭・上部食道に狭窄や閉塞がある患者．
- 酸性・アルカリ性の強い薬品やガソリンなどを服用した可能性のある患者．

〈内視鏡で観察可能な上部消化管疾患〉
① 食道（食道炎，潰瘍，食道がん，静脈瘤，異物，食道狭窄，憩室）
② 胃（胃炎，胃潰瘍，胃がん，粘膜下腫瘍，静脈瘤，異物，ポリープ，カルチノイド，憩室）
③ 十二指腸（十二指腸炎，潰瘍，ポリープ，カルチノイド，十二指腸がん，憩室）

必要物品

① スコープ
  - 上部消化管用電子スコープ
② 処置具
  - 色素散布チューブ，生検鉗子
③ 薬剤
  - 前投薬：ガスコンドロップ（消泡剤）10mL＋水90mL＋重曹1g＋プロナーゼ（プロナーゼMS1包）0.5g
  - 局所麻酔薬：キシロカインビスカス3mL，キシロカインスプレー（1回5プッシュ），ゼリー
  - 鎮痙薬：ブスコパン，グルカゴンGノボ
  - 色素剤：0.1％インジゴカルミン液，1.5％ヨウ素ヨウ化カリウム（ルゴール，食道用）
  - 中和剤：デトキソール20mL
  - 局所止血薬（トロンビン1万単位）
④ その他
  - マウスピース
  - 2.5mL注射器（筋注用），20mLカラーシリンジ（色素散布用）
  - ホルマリン液入り組織検体容器，検体番号札
  - ピンセット，アルコール綿，絆創膏，胃液培養容器，迅速ウレアーゼテストキット

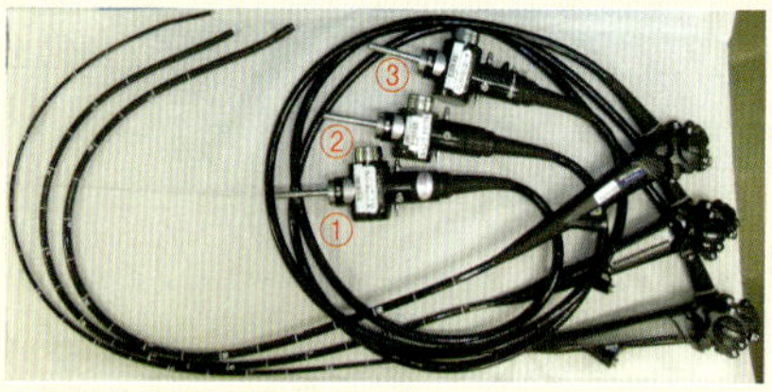

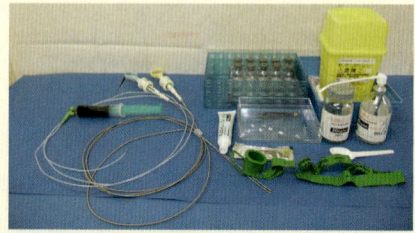
上部消化管用電子スコープ

① GIF-XP260N
経口・経鼻挿入どちらにも対応可能．細経（先端5.0mm，軟性部5.5mm），有効長1,100mm．咽頭反射が激しい患者の苦痛を軽くできる．

② GIF-XQ240
経口挿入に対応．外径9.0mm，有効長1,030mm．上部消化管～止血などの処置に幅広く対応できる．

③ GIF-H260Z
経口挿入に対応．高精細な拡大画像（80倍）が得られる．NBI（Narrow Band Imaging）に対応し，狭帯域化した観察光を用いて，粘膜表面の毛細血管や微細模様が描出され，咽頭～喉頭，食道の表在がんを検査・治療する．

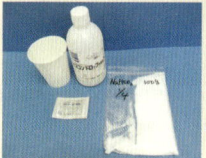
消泡剤

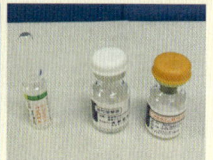
鎮痙薬（ブスコパン注射液とグルカゴンGノボ）

検査の流れと看護の実際（経口内視鏡検査の場合）

❶検査前の手順

❶患者に，医師より検査の目的や必要性およびリスクについて説明されていること，説明・同意書の有無を確認する．

❷検査前の内服薬，インスリン使用の有無について医師に指示を確認する．

- 抗凝固薬内服中の場合は休薬指示について確認する．
- 糖尿病治療薬，インスリン使用中の場合は，内服またはインスリン使用量について指示を確認する．インスリンや血糖降下薬を使用した場合，低血糖対策の指示も受ける．
- 降圧薬，抗痙攣薬，心臓病の治療薬は，早朝に服用してもらう．
- 消化性潰瘍治療薬，とくに胃粘膜保護作用や付着作用のある薬剤は，内視鏡による観察が困難になるため服用させない．

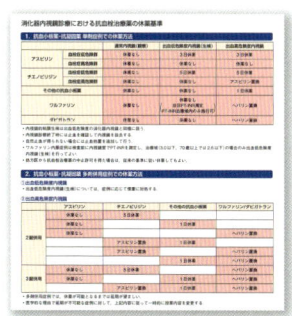

消化器内視鏡診療における
抗血栓治療薬の休薬基準
→p.54〜55参照

❸検査前日，午後9時以降は固形物をとらないこと，飲水は当日朝まで可能であることを説明する．

❹検査前に排尿の有無を確認し，義歯，装飾品，コルセットなどをはずす．

❺内視鏡の看護師は，前日までに患者の情報収集を行う．

〈情報収集のポイント〉
- 既往歴
- 血液検査結果
- 処方歴（抗凝固薬の休薬期間）
- 前回内視鏡歴
- 透析患者のシャント側の確認
- 貧血や出血傾向の有無
- 咽頭反射の程度
- 鎮静薬使用の有無
- 前回検査時の病変・狭窄・出血の有無
- 検査後の患者の反応　など

事前に患者の状態を把握することにより，当日の問診のポイントが明確になる．リスク評価に役立ち，安全な検査が実施できる．

❷検査中の手順

❶患者の情報の内容と患者が記入した問診票を元に，右記の内容を確認する．

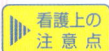 患者を呼び入れる前に，問診内容に必ず目を通す．患者のリスクを把握しておくことが重要である．

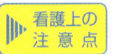 キシロカインはアナフィラキシーショックを起こすことがある．問診時にアレルギーの有無を確認する．

〈確認する内容〉
- キシロカインアレルギー，ヨードアレルギーの有無
- 不整脈・狭心症・心筋梗塞などの心疾患の有無
- 高血圧（降圧薬の使用の有無），脳梗塞の有無
- 緑内障，前立腺肥大症，甲状腺機能亢進症，糖尿病の有無と治療内容（血糖降下薬やインスリン使用の有無）
- 抗凝固薬内服や注射の有無，内服や注射の有無，休薬期間

前回の内視鏡検査で使った麻酔で息が苦しくなって，酸素吸入をするなどの処置を受けたことがありますか？　局所麻酔薬に対するアレルギーがあると言われたことはないですか？

歯医者の治療で麻酔を使ったことがありますか？　そのときに呼吸ができなくなって，そのために処置をした経験はありますか？

❷患者を問診室へ呼び入れ，患者を確認する．

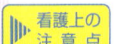 患者が自分で名乗れる場合は，患者誤認予防のため必ず名乗ってもらう．
入院患者：【患者氏名呼称】および【患者氏名】と【患者識別バンド】の一致を確認する．
外来患者：【患者氏名呼称】および【患者氏名】と【診察券のID】【端末のID】【検査伝票のID】などの一致を確認する．

●入院患者の場合

お名前を教えてください．○○○○さんですね．ありがとうございました．患者識別バンドを確認させていただきます．

●外来患者の場合

お名前を教えてください．○○○○○さんですね．ありがとうございました．診察券のIDを確認させていただきます．

※北里大学病院　診療の手引き「診療行為における患者の確認マニュアル」より抜粋

❸患者に消泡剤を内服させる．

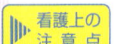 消化管出血に対する止血術やEMR（内視鏡的粘膜切除術）後のフォローアップを目的とする患者は，粘液除去により患部から出血するおそれがあるため，プロナーゼ入りの消泡剤は禁忌である．胃全摘術後の場合は，胃粘膜がないためプロナーゼが入ってない消泡剤を投与する．

❹義歯をはずしていることを確認する．腹部が圧迫しないように衣服をゆるめる．

❺防水のディスポーザブルシーツを敷いた検査台に，仰臥位で臥床させる．

❻前処置の内容と検査の流れ，検査方法を説明する．

❼バイタルサインを測定し，状態に異常はないかを観察する．

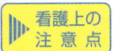乳がん術後患者の患側や透析患者のシャント側は避け，反対側の上腕で血圧測定や筋肉内注射を行う．患者の状態を十分に把握することで，検査に伴い起こりうる症状を予測することが大切である．

❽患者を仰臥位にしてキシロカインビスカス3mLを患者の咽頭部に流し込み，1〜2分間含ませる．

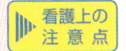キシロカインアレルギーがある場合は，アナフィラキシーショックをきたすこともあるため，使用禁忌である．

検査前に口の中の麻酔と喉の麻酔をします．口の中の麻酔はキシロカインビスカスという，水アメ状の薬を2分間含んだあとに吐き出します．喉にはキシロカインスプレーをかけます．すこし苦いですが，しっかりと薬を効かせて，すこしでも検査がつらくないようにします．

❾患者を左側臥位にしてキシロカインビスカスを吐き出させる．

❿医師より指示された薬剤に対する禁忌疾患がないかを確認する．

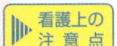麻酔薬の副作用症状（気道閉塞，悪心・嘔吐，めまい，血圧低下）に注意し，症状が出た場合は，すみやかに医師に報告する．すぐに処置できるよう，救急蘇生カートを整備しておく．

⓫禁忌疾患がある場合は，医師に指示を確認する．

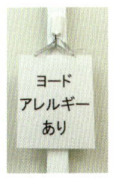ヨードアレルギーがある場合，抗凝固薬内服中，休薬不足の場合は，その旨が書かれている札を医師や介助者が見える位置（モニターの横など）にかけて，注意喚起する．

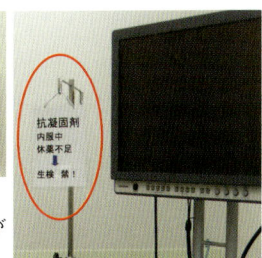

注意喚起の札を，医師や介助者が見るモニターの横にかける

⓬注射実施前の確認を，内視鏡スタッフ2名でダブルチェックを行う．
・患者氏名，年齢，指示薬名，指示量
・薬剤名と注射量・投与方法
・問診結果に禁忌疾患がないこと

⓭アルコール綿でかぶれたことがないか確認し，皮膚消毒後，筋肉内注射を行う．

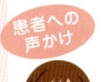アルコール綿にかぶれがあるときは0.1％オスバン液を使用する．心疾患，緑内障，前立腺肥大症のある患者は，抗コリン薬（ブスコパン）を使用すると症状を悪化させるため，禁忌である．甲状腺機能亢進症の場合は，慎重投与となる．グルカゴンは糖尿病，褐色細胞腫には禁忌である．

病気が隠れていないか，よく観察するために，胃の動きを抑える薬を注射をします．患者さんの病気によっては使用せずに検査をすることもありますので，医師に確認してから注射をするかどうか決めます．

⑭ 検査時の注意点を患者に説明する.

⑮ 側臥位で体位を整える.患者の顔の下に,患者が唾液を流しても衣服が汚れないよう防水性の患者用エプロンを敷く.患者の咽頭部にキシロカインスプレーを5回噴霧する.

> **看護上の注意点** キシロカインスプレー噴霧時は,誤飲を防ぐため患者に息を止めてもらいスプレーする.

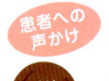
患者への声かけ 初めてで緊張していると思いますが,検査中はなるべく力を抜いてリラックスしてください.私からも声をかけますので安心してください.検査中は話すことができませんが,ゆっくり聞くだけで結構です.口の中に唾液がたまってきますが,飲み込まないでエプロンに出すようにしてください.

時間は10〜15分くらいです.よく調べるために色素を撒いたり,組織を採ったりなどの処置をすることもありますので,その場合はすこし長くなりますが,検査中にお伝えします.

観察のポイント
- 麻酔薬使用によるアレルギー症状の出現がないか,観察を十分に行う.
- 検査直前の患者は緊張していることが多いため,患者の表情などを観察する(緊張をほぐすような声のトーンと言葉かけを心がける).

⑯ マウスピースを噛ませ,ゴムバンドで固定する.

⑰ 患者の顔を左横に向かせ,顎を前に突き出した状態で,左膝は軽く曲げる.右膝も,腹部が突っ張らない程度に曲げる.右手は殿部に置き,全身の力を抜くように促す.

観察のポイント
- 誤嚥により呼吸困難を起こしていないか.
- 麻酔によるアレルギー(とくにショック症状)が起きていないか.必要に応じて,SpO_2モニターを用いて観察する.

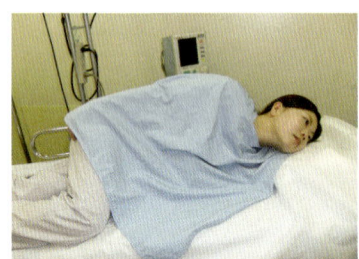
顎を伸ばした状態で左側臥位をとる

⑱ スコープ先端にキシロカインゼリーを塗り(キシロカインアレルギーがある場合は,カテゼリーを使用する),医師はスコープを挿入する.スコープが喉元(梨状陥凹)まで進んだら,嚥下運動をさせる.

> **看護上の注意点** 解剖学的にマウスピースで開口した状態での嚥下は難しい.食道への挿入時は,咽頭の敏感な患者にとって嘔吐反射を起こしやすいポイントであり苦痛が大きい.咽頭反射が激しい場合は鎮静薬を使用することもある.唾液がたまって吐き出せないときは,口腔内を吸引する.

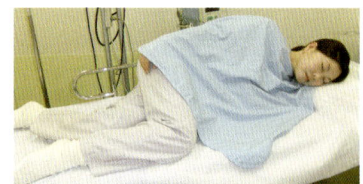
スコープが食道まで挿入されたら顎を引く

⑲ スコープが食道まで挿入されたら,顎を引いた状態にする.嚥下運動をせずに唾液を流し出すように説明する.

⑳ スコープがスムーズに挿入できるように,適宜,スコープにゼリーを塗布する.

> **看護上の注意点** 患者の肩に軽くタッチングし,全身の力を抜いてリラックスするよう声をかける.
> 呼吸は鼻で吸い,口から息を吐く深呼吸をするように説明する.
> 胃内に空気を注入したときは,曖気はできるだけがまんするように声をかける.

患者への声かけ 肩の力を抜いてくださいね.息は鼻から吸って口からはーっと吐き出します.そうすると力も抜けてきますよ.テレビ(モニター)で胃の中を見ることができます.

胃の中に空気をためて胃のしわを伸ばしながら見ますので,おなかが張ってゲップが出そうになります.ゲップをすると胃が縮んでしまうので,また空気をためなおさないと見えません.そのために時間がかかって検査が長引くことがあるので,なるべくゲップはがまんしてください.ゲップしたくなったら,息をウッと止めてください.

㉑ 医師が，食道，胃，十二指腸の観察・撮影を行う．必要に応じて色素散布，組織の生検などの介助を行う．

㉒ 検査終了後，スコープ抜去時が最も誤嚥しやすいので注意する．

患者への声かけ

スコープを抜いています．声をかけるまでは喉を動かさないでください．

スコープが抜けたら，口の中に溜まった唾液を全部吐き出してください．飲み込むとむせてしまうので，絶対に飲み込まないでください．

処置に伴う注意点

1）色素散布：インジゴ
① 医師の指示で，インジゴのシリンジを散布チューブにセットし，医師にチューブの先端をわたす．
② シリンジとチューブがはずれないようしっかり押さえ，散布する．
③ 散布後，鉗子チャンネルからチューブを引き抜くときは，軽く陰圧をかけ，チューブ内のインジゴをシリンジに戻す．

2）色素散布：ルゴール
① 食道にルゴールを散布し，不染帯の有無を観察する（散布の方法はインジゴ散布と同様）．
② ルゴールは胸やけの症状を起こすので，医師がガスコン水で散布後に洗浄し，胃内も吸引する．
③ スコープ抜去前に中和剤（デトキソール）を注入するため医師にわたす．

3）生検
① スコープに適応する生検鉗子を選択する．
② 出血傾向のある患者の場合は，細径鉗子を選ぶ．
③ スコープ挿入前に鉗子のカップの開閉を確認する．
④ 医師にカップを閉じた状態でわたす．鉗子を挿入するときは，たるみをもたせる．
⑤ カップを開閉し，組織を採取する．処置中は医師，介助者とともに内視鏡画面を見ながら操作を行う．硬い組織をつかむときは，はじかれやすいためゆっくりとつかむ．鉗子を急いで引き抜くと，コイル状鉗子のため色素が飛散するのでゆっくり引き抜く．
⑥ 医師が鉗子を引き，組織が採取できたら介助者は鉗子をゆっくり鉗子チャンネルから引き抜く．
⑦ 採取した検体はろ紙につけ，ホルマリン入り組織検体容器へ入れる．

4）迅速ウレアーゼテスト
迅速ウレアーゼ法によるヘリコバクターピロリ菌を検出する目的で行う．
① 胃内の胃幽門前庭部と胃体上部の2か所より生検し，すぐに迅速ウレアーゼテストキットの寒天ゲルに検体を埋め込み，密封する．
② 結果を医師が2時間後に判定する．除菌薬服用中は結果が偽陽性になるおそれがあるので，呼気試験などに変更する．

5）胃液培養
① 検査前にガスコン水を服用させない．胃液を採取する前に使用しないように，患者の頭上にガスコン注射器を置かない．注意喚起の札を掲示する．
② 胃液培養容器を，スコープの吸引口金に取りつける．
③ スコープを挿入したら，胃液を医師に吸引してもらう．
④ 胃液培養容器内に胃液がたまったら，スコープから胃液培養容器をはずし，蓋を閉める．容器に患者氏名と患者IDを記入する．

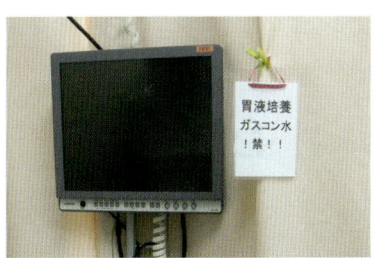

注意喚起の札

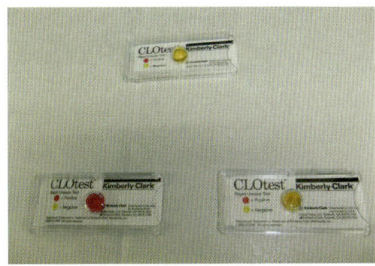

迅速ウレアーゼテスト．上は使用前，右下は「反応なし」，左下は「反応あり」（ピンクに変色）

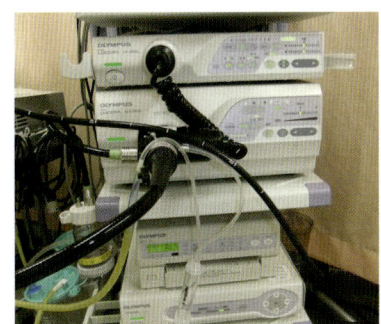

胃液培養容器のセッティング

鉗子チャンネル：内視鏡スコープ内の鉗子や処置具を出し入れする孔．
コイル鉗子：生検で用いる鉗子．ワイヤーがコイル状である．

❸検査後の手順

❶ 検査の終了を伝え,バイタルサインを測定する.

❷ 患者は唾液やキシロカインゼリーが頬や口唇周囲に付着し,顔や口腔内の不快感や疲労が強い.ねぎらいの言葉をかけながら不快感を取り除く.

❸ 含嗽する際は,誤嚥しないように口をすすぐ程度にすることを説明する.

患者への声かけ：喉の麻酔が残っていてむせてしまいますので,顔を上に向けてうがいはしないでください.水を含んだら,そのままやさしくゆすいで吐き出してください.

❹ 腹部膨満感や腹痛,咽頭痛の有無を観察する.腹部膨満時は噯気や排ガスを促す.

❺ 患者にパンフレット「内視鏡検査後のご注意」などをわたして説明を行う.

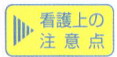

看護上の注意点：誤嚥性肺炎は,高齢者や咽頭麻酔影響下での含嗽,飲水などで起こりやすい.検査後の患者への説明が重要である.

〈説明の内容〉
① 咽頭麻酔の影響があるため検査終了後1時間は絶飲食とする.咽頭のしびれ感が取れたか確認し,少量の水を飲んでむせなければ食事開始となる.
② 生検後の食事は消化のよいもので刺激物を避ける.
③ 検査後の最初の食事は,あわてずゆっくりよく噛む.あわてて食事をすると胃内に空気が充満し,迷走神経反射症状(悪心・嘔吐,気分不快)が出ることがある.
④ 検査中の使用薬剤の影響について
- 抗コリン薬(ブスコパン)を使用した場合は,見え方や焦点が合っているかを確認する.症状が消失するまで,車,バイクや自転車の運転は避けるように説明する.口渇や動悸も薬剤によるもので,時間とともに消えることを説明する.
- グルカゴン使用時は,低血糖を起こす可能性があるため,注意して観察し,検査1時間後に糖分のある飴またはジュースなどをとるように説明する.
- インジゴカルミンを使用した場合は,尿や便が青く変化することがあるが,排泄されたあとは元に戻るので,心配しないよう説明する.
- ルゴールを使用した場合は,胸痛や胸がしみる感じが数時間から1日ほど続くことがある.乳製品をとると症状が緩和することもあることを伝える.

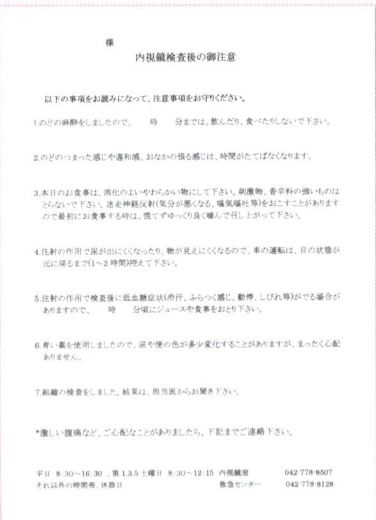

患者用パンフレット「内視鏡検査後のご注意」

❻ 抗凝固薬の再開について医師に確認し,患者に説明する.

㉑ 医師が，食道，胃，十二指腸の観察・撮影を行う．必要に応じて色素散布，組織の生検などの介助を行う．

㉒ 検査終了後，スコープ抜去時が最も誤嚥しやすいので注意する．

患者への声かけ

スコープを抜いています．声をかけるまでは喉を動かさないでください．

スコープが抜けたら，口の中に溜まった唾液を全部吐き出してください．飲み込むとむせてしまうので，絶対に飲み込まないでください．

処置に伴う注意点

1）色素散布：インジゴ
① 医師の指示で，インジゴのシリンジを散布チューブにセットし，医師にチューブの先端をわたす．
② シリンジとチューブがはずれないようしっかり押さえ，散布する．
③ 散布後，鉗子チャンネルからチューブを引き抜くときは，軽く陰圧をかけ，チューブ内のインジゴをシリンジに戻す．

2）色素散布：ルゴール
① 食道にルゴールを散布し，不染帯の有無を観察する（散布の方法はインジゴ散布と同様）．
② ルゴールは胸やけの症状を起こすので，医師がガスコン水で散布後に洗浄し，胃内も吸引する．
③ スコープ抜去前に中和剤（デトキソール）を注入するため医師にわたす．

3）生検
① スコープに適応する生検鉗子を選択する．
② 出血傾向のある患者の場合は，細径鉗子を選ぶ．
③ スコープ挿入前に鉗子のカップの開閉を確認する．
④ 医師にカップを閉じた状態でわたす．鉗子を挿入するときは，たるみをもたせる．
⑤ カップを開閉し，組織を採取する．処置中は医師，介助者とともに内視鏡画面を見ながら操作を行う．硬い組織をつかむときは，はじかれやすいためゆっくりとつかむ．鉗子を急いで引き抜くと，コイル状鉗子のため色素が飛散するのでゆっくり引き抜く．
⑥ 医師が鉗子を引き，組織が採取できたら介助者は鉗子をゆっくり鉗子チャンネルから引き抜く．
⑦ 採取した検体はろ紙につけ，ホルマリン入り組織検体容器へ入れる．

4）迅速ウレアーゼテスト
迅速ウレアーゼ法によるヘリコバクターピロリ菌を検出する目的で行う．
① 胃内の胃幽門前庭部と胃体上部の2か所より生検し，すぐに迅速ウレアーゼテストキットの寒天ゲルに検体を埋め込み，密封する．
② 結果を医師が2時間後に判定する．除菌薬服用中は結果が偽陽性になるおそれがあるので，呼気試験などに変更する．

5）胃液培養
① 検査前にガスコン水を服用させない．胃液を採取する前に使用しないように，患者の頭上にガスコン注射器を置かない．注意喚起の札を掲示する．
② 胃液培養容器を，スコープの吸引口金に取りつける．
③ スコープを挿入したら，胃液を医師に吸引してもらう．
④ 胃液培養容器内に胃液がたまったら，スコープから胃液培養容器をはずし，蓋を閉める．容器に患者氏名と患者IDを記入する．

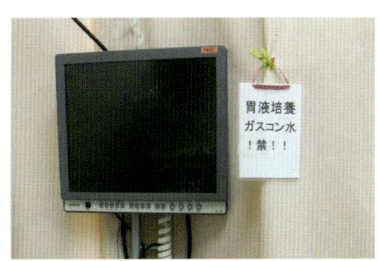
注意喚起の札

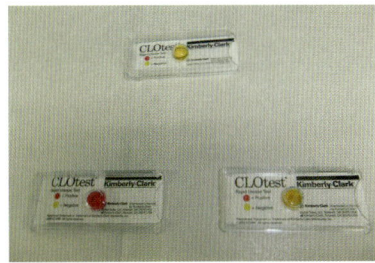
迅速ウレアーゼテスト．上は使用前，右下は「反応なし」，左下は「反応あり」（ピンクに変色）

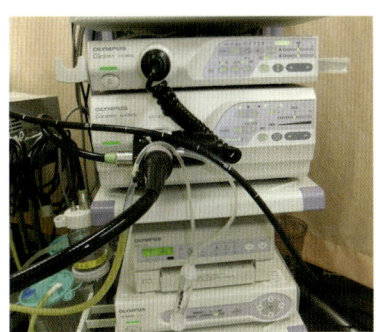
胃液培養容器のセッティング

鉗子チャンネル：内視鏡スコープ内の鉗子や処置具を出し入れする孔．
コイル鉗子：生検で用いる鉗子．ワイヤーがコイル状である．

❸検査後の手順

❶検査の終了を伝え,バイタルサインを測定する.

❷患者は唾液やキシロカインゼリーが頬や口唇周囲に付着し,顔や口腔内の不快感や疲労が強い.ねぎらいの言葉をかけながら不快感を取り除く.

❸含嗽する際は,誤嚥しないように口をすすぐ程度にすることを説明する.

患者への声かけ

喉の麻酔が残っていてむせてしまいますので,顔を上に向けてうがいはしないでください.水を含んだら,そのままやさしくゆすいで吐き出してください.

❹腹部膨満感や腹痛,咽頭痛の有無を観察する.腹部膨満時は曖気や排ガスを促す.

❺患者にパンフレット「内視鏡検査後のご注意」などをわたして説明を行う.

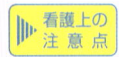 看護上の注意点

誤嚥性肺炎は,高齢者や咽頭麻酔影響下での含嗽,飲水などで起こりやすい.検査後の患者への説明が重要である.

〈説明の内容〉
①咽頭麻酔の影響があるため検査終了後1時間は絶飲食とする.咽頭のしびれ感が取れたか確認し,少量の水を飲んでむせなければ食事開始となる.
②生検後の食事は消化のよいもので刺激物を避ける.
③検査後の最初の食事は,あわてずゆっくりよく噛む.あわてて食事をすると胃内に空気が充満し,迷走神経反射症状(悪心・嘔吐,気分不快)が出ることがある.
④検査中の使用薬剤の影響について
- 抗コリン薬(ブスコパン)を使用した場合は,見え方や焦点が合っているかを確認する.症状が消失するまで,車,バイクや自転車の運転は避けるように説明する.口渇や動悸も薬剤によるもので,時間とともに消えることを説明する.
- グルカゴン使用時は,低血糖を起こす可能性があるため,注意して観察し,検査1時間後に糖分のある飴またはジュースなどをとるように説明する.
- インジゴカルミンを使用した場合は,尿や便が青く変化することがあるが,排泄されたあとは元に戻るので,心配しないよう説明する.
- ルゴールを使用した場合は,胸痛や胸がしみる感じが数時間から1日ほど続くことがある.乳製品をとると症状が緩和することもあることを伝える.

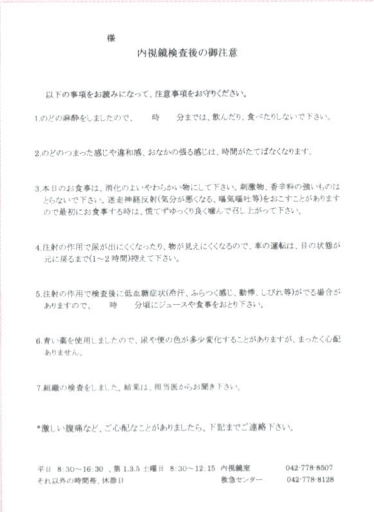

患者用パンフレット「内視鏡検査後のご注意」

❻抗凝固薬の再開について医師に確認し,患者に説明する.

❼患者を検査台から降ろす．

> **看護上の注意点** 検査台から降りるときの転倒・転落に気をつける．鎮静薬や鎮痛薬を使用した場合は，検査後に転倒の危険性が高まる．検査直後の意識の観察や移動時の介助が必要である．
> 腹部膨満感や悪心がある場合や，ルゴール散布後の胸やけがひどい場合は，症状が軽減するまで休めるよう配慮する．血圧が高い場合も休憩をとり，落ち着いてから帰宅するように声をかける．

●経鼻内視鏡検査の場合

通常の経口ルートは咽頭部に直接スコープが触れるため，咽頭刺激に敏感な患者にとっては苦痛が大きい．経鼻ルートはスコープが咽頭部に触れずに縦方向に通過し，反射が引き起こされることが少ないというメリットがある．また，検査中の会話が可能である．

検査の流れと看護の実際は，経口内視鏡検査と同様である．

経鼻内視鏡検査の目的

①経鼻的に電子スコープを挿入し，上部消化管の観察および生検を行う．
②経鼻スコープは5.5mmと細径であるため，色素散布チューブと細径の生検鉗子以外は，鉗子チャンネルから挿入できない．そのため，スクリーニングに適している．

経鼻内視鏡の麻酔方法

①鼻腔麻酔：血管収縮薬のナファゾリン硝酸塩（プリビナ0.05％）を鼻腔に噴霧する．
②局所麻酔薬（キシロカインビスカス3mL）をスコープ挿入する側の鼻腔に注入し，吐き出してもらう．

> **看護上の注意点** キシロカインアレルギーがある場合は，アナフィラキシーショックをきたすこともあるため，使用禁忌である．

③キシロカインゼリーを塗ったネラトンカテーテル18Fr（細径スコープ5.5mmと同径）を鼻腔に15cm挿入し，鼻腔を拡張し，腔内にキシロカインゼリーを塗布する．1分間留置後，カテーテルを抜去する．

> **看護上の注意点** キシロカインアレルギーがある場合は，カテゼリーを使用する．

④咽頭にキシロカインスプレーを2回噴霧して検査を開始する．

検査後の患者への注意点

経口内視鏡と同様であるが，経鼻内視鏡の場合は，鼻出血や鼻の痛みに注意してもらう．違和感が数日残ることもあることを説明する．また，鼻出血を予防するために，鼻を強くかまないように指導することが大切である．

●経鼻内視鏡の鼻腔麻酔の手順

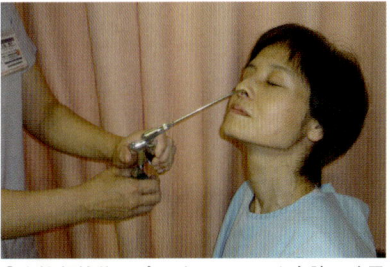
①血管収縮薬のプリビナ0.05％を鼻腔に噴霧する

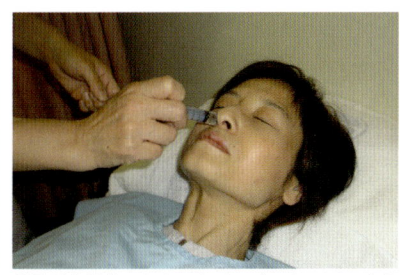
②局所麻酔薬のキシロカインビスカス3mLを鼻腔に注入し，喉まで落ちてきたら吐き出してもらう

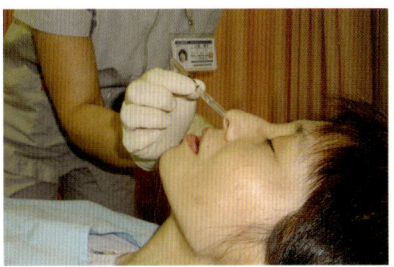
③キシロカインゼリーを塗ったネラトンカテーテル18Frを鼻腔に15cm挿入し，1分間留置する（鼻腔拡張と鼻腔内にキシロカインを塗布する）．その後，ネラトン抜去する

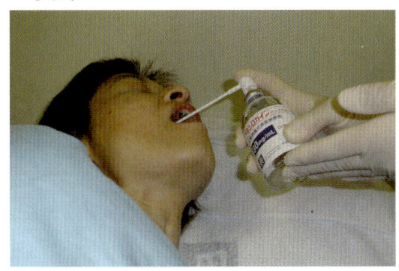
④咽頭にキシロカインスプレーを2回噴霧．検査を開始する

（梅川智華子，前澤美奈子）

内視鏡的粘膜切除術（EMR）

内視鏡的粘膜切除術（EMR）は，内視鏡を用いて，食道や胃の粘膜がんに対して生食などを粘膜下に注入して病変を持ち上げたうえでスネアをかけて，高周波の電流を流して病変部を焼き切る治療法である．
外科手術に比べ，治療侵襲が格段に少ない，治療後のQOLを損わない，入院期間が短い，治療費が安いという利点がある．

目的

- 早期胃がんや早期食道がんに対して，周囲の正常粘膜を含めて内視鏡的に病巣を切除する．

適応

- 早期がんで，かつリンパ節転移のない粘膜がん．

禁忌

- 全身状態が不良な患者．
- 粘膜下層より深く浸潤するがんのある患者．
- 出血傾向の強い患者．
- 抗凝固薬や抗血小板薬の休薬が不可能な患者．

必要物品

① スコープ
  - 上部処置用電子スコープ（2チャンネルスコープ）
② 処置具
  - EMR用：高周波スネア（病変分割の数を用意），把持鉗子，局注針
  - 止血用：アルゴンプラズマ凝固プローブ（APCプローブ）
③ 薬剤
  - 局注剤：生理食塩液
  - 内視鏡粘膜下注入材：ムコアップ，グリセオール，ボスミン
  - 鎮静薬：ドルミカム，プロポフォール
  - 鎮痙薬：ブスコパン，グルカゴンGノボ
  〈食道がんEMR〉
  - 色素剤：1.5％ヨウ素ヨウ化カリウム（ルゴール）
  - 中和剤：デトキソール
  〈胃がんEMR〉
  - 色素剤：0.1％インジゴカルミン液
  - 消泡剤：ガスコン水
④ 機器
  - 高周波焼灼電源装置，アルゴンプラズマ凝固装置（APC），対極板
⑤ その他
  - 酸素投与の準備，口腔吸引，患者監視モニター，SpO₂モニター，救急蘇生カート

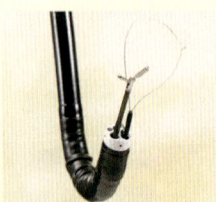

2チャンネルビデオスコープ
（GIF-2T240）
（写真提供：オリンパス）

3.7mmと2.8mmの2つのチャンネル装備した上部処置用スコープ．外径は11.8mm，有効長は1,030mm．片方の鉗子チャンネルから把持鉗子，片方の鉗子チャンネルからスネアを出すなど，同時に2つの処置具を術野で操作することができる

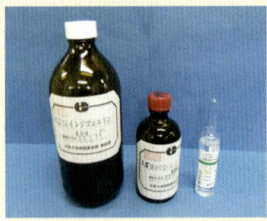

EMR用の薬剤．0.1％インジゴカルミン液，1.5％ヨウ素ヨウ化カリウム（ルゴール），チオ硫酸ナトリウム（デトキソール）

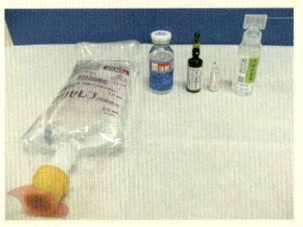

局注剤（グリセレブ，ムコアップ，インジゴ，ボスミン，生理食塩液）

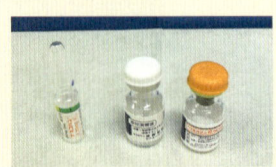

鎮痙薬（ブスコパン注射液，グルカゴンGノボ）

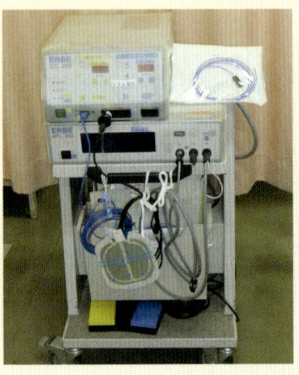

アルゴンプラズマ凝固装置APC300と高周波電源装置ICC200

EMR：endoscopic mucosal resection，内視鏡的粘膜切除術

●治療の流れと看護の実際

❶治療前の手順

❶ 患者に，医師より治療の目的や必要性およびリスクについて説明されていること，説明同意書の有無を確認する．

❷ 治療前の内服薬，インスリン使用の有無，貼付薬について医師に指示を確認する．

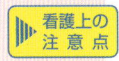 看護上の注意点

- 抗凝固薬内服中の場合は，休薬指示について確認する．
- 糖尿病治療薬，インスリン使用中の場合は，内服またはインスリン使用量について指示を確認する．
- 治療前に内服が必要な薬についての指示を確認する．
- ニトロダームTTS貼付時は，治療中の通電の際，熱傷の危険性があるため，医師に確認して治療前に除去する．

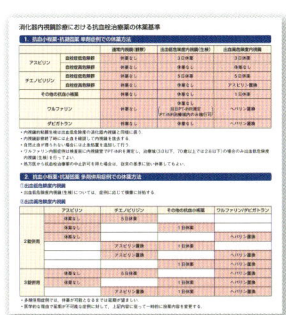

消化器内視鏡診療における抗血栓治療薬の休薬基準
→p.54〜55参照

❸ 前日の午後9時以降は固形物はとらないこと，飲水は当日朝まで可能であることを説明する．

❹ 内視鏡の看護師は，前日までに患者の情報収集を行う．

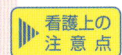 看護上の注意点

治療対象の病変（部位・大きさ・形状など）を前回の検査所見・画像で確認しておく．

〈情報収集のポイント〉
- 既往歴　・血液検査結果　・処方歴および抗凝固薬の休薬期間
- 前回内視鏡歴　・スコープの種類　・鎮静薬使用の有無
- 透析患者のシャント側の確認

❺ 植え込み型除細動器（ICD）やペースメーカーを埋め込んでいる患者の場合は，医師が事前に業者と連絡をとり，治療中の設定を調整するよう立会いを依頼する．

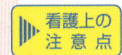 看護上の注意点

植え込み型除細動器やペースメーカーを装着している患者は，治療当日，高周波による機器への影響を排除した設定で行わなければならない．医師と患者状況の確認を行っておく．

❻ 内視鏡看護師は，❷❹❺の患者の情報を共有し，全員が患者の状態を把握する．

❼患者の出棟前に病棟の看護師と情報を共有する(ADL, 患者状態, 点滴の有無, 抗凝固薬の休薬確認, ヘパリン持続注入の中止時刻など)
❽患者入室前までに使用する機器と処置具の点検を行う. 介助の看護師は, 患者情報をもう一度確認する.
❾治療前に排尿を確認し, 義歯, 金属性の装飾品, コルセットなどをはずしたことを確認する.
❿医師の指示により, 静脈ルートを確保する.

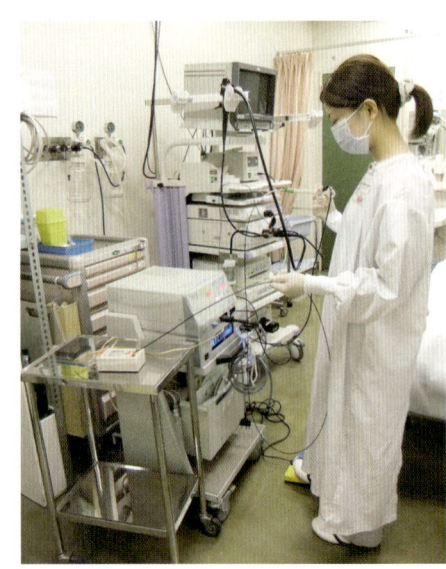
高周波電源装置ICC200の点検を行う

❷治療中の手順(食道EMRの場合)

❶患者を確認する.

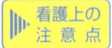 患者が自分で名乗れる場合は, 患者誤認予防のため必ず名乗ってもらう.
入院患者:【患者氏名呼称】および【患者氏名】と【患者識別バンド】の一致を確認する.
外来患者:【患者氏名呼称】および【患者氏名】と【診察券のID】【端末のID】【検査伝票のID】などの一致を確認する.

●入院患者の場合

お名前を教えてください. ○○○○さんですね. ありがとうございました. 患者識別バンドを確認させていただきます.

●外来患者の場合

お名前を教えてください. ○○○○さんですね. ありがとうございました. 診察券のIDを確認させていただきます.

※北里大学病院 診療の手引き「診療行為における患者の確認マニュアル」より抜粋

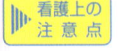 患者は緊張していることが多いため, 治療前の準備の説明をしながら, 緊張をほぐすような声かけを心がける.

今日はお薬を使って, ウトウトした状態で治療をします. お薬は点滴から注射されるので自然と眠くなります. ウトウトすると呼吸が浅くなることもあるので, 身体の酸素濃度を測るモニターをつけたり, 血圧を測ったりします. 鼻から酸素がすぐ吸えるように, これからチューブをつけます. 起きたときには治療は終わっていますので安心してください.

❷ 問診票を元に，既往歴を確認する．
❸ ガスコン水を服用させ，検査台に仰臥位で臥床させる．義歯，金属類，湿布薬，磁器絆創膏，ニトロダームTTSなどがないことを確認する．
❹ 患者を左側臥位にし，対極板を殿部または大腿部に密着するように貼る．
❺ 医師の指示により鎮痙薬を筋肉内注射する（静脈注射の場合もある）．

> **看護上の注意点** 鎮静薬や鎮痙薬を使用するため，患者の呼吸状態，意識状態を十分に観察する．

❻ 患者の咽頭部にキシロカインスプレーを噴霧する．

> **看護上の注意点** スプレー時の誤飲を防ぐため，患者に息を止めてもらい，スプレーする．

❼ マウスピースを軽くかませる．
❽ 患者監視モニター，SpO_2モニター，酸素カヌラを装着し，バイタルサインを測定する．吸引の準備をする．

> **看護上の注意点** 患者の状態を十分に把握して，治療や鎮静薬を用いることで起こりうる症状を予測することが重要である．
> 唾液を誤嚥する可能性があるため，吸引がすぐに行えるよう，準備をしておく．

❾ 機器のセッティングを医師とともに確認する．
❿ 鎮静薬を使用し，鎮静をはかる．

⓫ 医師がスコープを挿入する．
⓬ 病変部の粘液をガスコン水で洗い流して，病変を明らかにする．食道病変周囲にルゴールを散布する．

> **看護上の注意点** 胃がんEMRの場合も同様の手順で色素散布を行う．病変部にインジゴを散布する．胃がんの場合は，局注前にAPCで病変周囲をマーキングすることがあるが，食道がんの場合は行わない．

⓭ 目的とする粘膜下層に局注針を刺入し，病変部の粘膜を膨隆させるように局注を行う．
⓮ 2チャンネルスコープの一方の鉗子口からスネア，もう一方の鉗子口から把持鉗子を挿入する．開いたスネアの中に把持鉗子を通し，病変を把持鉗子で持ち上げる．病変基部にスネアをかけ，ゆっくり絞める．

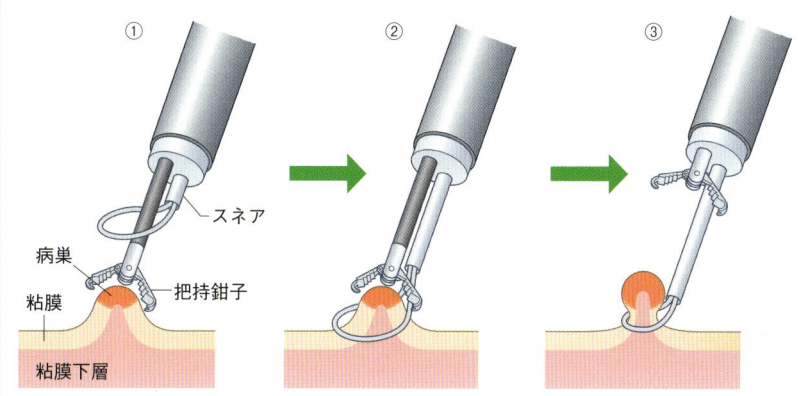

2チャンネルスコープを使って病変を切除する

内視鏡と看護

⓯ 高周波電源装置ICC200の設定値を医師に再確認し，エンドカットモードで切開する．
⓰ 切除病変は把持したままスコープを抜去して回収する．病変は生食カップに浸漬して，乾燥による組織の挫滅を防ぐ．分割切除の場合は，⓭〜⓰を繰り返す．

> 看護上の注意点
> ●鎮静効果が切れて，急に患者が動き出す場合があるので，患者が転落しないように身体を支え，医師に鎮静薬を追加してもらう．
> ●病変の大きさによっては分割切除するため時間がかかる．鎮静薬を追加して使用することもある．患者の意識状態や呼吸状態を十分に観察する．酸素飽和度が下がる場合は，医師の指示により酸素投与を行う．
> ●患者のバイタルサインに異常があれば，医師に報告し対処をする．
> ●口腔内にたまった唾液を誤嚥させないように適宜吸引する．

⓱ 切除部に出血がないか確認する．

> 看護上の注意点
> 切除後に創部からの出血が見られたときは，APCや止血薬（トロンビン）散布を行い，止血処置をするので，処置具や止血モードに設定を変更するなどの準備をする．

⓲ ルゴールを使用した場合は，中和するため，デトキソールを散布する．
⓳ 医師は，治療終了後，切除病変を発泡スチロールやゴム板に虫ピンで固定し，ホルマリンに漬けて固定し，病理検査に提出する．

❸ 治療後の手順

❶ 治療が終了したことを伝え，治療直後の患者の状態を観察する．

> 看護上の注意点
> ●バイタルサインが安定するまではモニター類（心電図モニター，SpO$_2$モニター，自動血圧計）は装着したまま，観察を継続する．
> ●口腔内の血液や唾液は十分に吸引する．
> ●鎮静薬を使用しているので，意識状態と覚醒状況を確認する．転倒や転落の危険性もあるため，観察や移動時の援助が必要である．

○○さん，治療が終わりましたよ．わかりますか？　まだ麻酔が残っていますので，そのまま動かないでください．

治療は無事に終わりました．あとで医師から説明があります．これから一緒に病室に戻りますので，しばらくベッドで安静にしてください．

❷ 抗凝固薬を使用している患者の場合，医師の指示により薬剤を再開する．
❸ 内視鏡室から病棟にストレッチャーで移送する．
❹ 病棟看護師は帰室後の患者の状態を観察する．

観察のポイント

●バイタルサイン
●悪心・嘔吐，腹部膨満感の有無
●腹痛，腹膜刺激症状の有無
●便の性状（治療後は病棟看護師が一緒に便を観察することを伝える）

❺治療後2時間前後はベッド上安静とし，医師の指示によりトイレ歩行が可能となる．

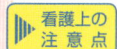治療中は鎮静薬を使用しているため，初回歩行時は看護師が付き添い，歩行状態を観察する．

❻治療部位や状態に応じて，医師の指示により飲水は治療の1時間後から開始になる．食事は翌日の血液検査と内視鏡の結果により，流動食から開始になる．問題がなければ固形化していく．

トラブル対応

❶出血

止血処置や急変時に備えた準備をしておくことが重要である．

また，治療前に患者・家族に対して，偶発的に起こる危険について十分に説明を行い，同意を得ておくことも必要である．

❷穿孔

穿孔は手技中だけでなく，治療翌日などに遅発性穿孔をきたすこともある．

また，内視鏡で確認可能なものから，X線検査やCT検査を行うことで確認される小さなもの(free air)もある．

穿孔時は，クリップで閉孔する場合や，経鼻胃管チューブを挿入し減圧をはかり，保存的に経過観察をする場合がある．

（梅川智華子，前澤美奈子）

内視鏡的粘膜下層剥離術（ESD）

内視鏡的粘膜下層剥離術（ESD）は，内視鏡を用いて，食道や胃の粘膜がんに対して，粘膜下層を剥離し切除する治療法である．

目的
- 早期消化管がんに対する，粘膜下層を含めた病変の一括切除を行う．

適応
- 原則，2cm以下の粘膜内がん．
- 組織は分化型，肉眼型は問わないが，陥凹型では潰瘍(−)にかぎる．
- 転移がない．

禁忌
- 出血傾向がある患者．
- 抗凝固薬を中止できない患者．
- 重篤な心疾患，肺疾患などのために，長時間の内視鏡処置に耐えられない患者．

必要物品

①スコープ
　副送水機能がついた処置用電子スコープ，マルチベンディングスコープ
②切開・剥離用の処置具
　ITナイフ，フックナイフ，フレックスナイフ，ホットバイト，止血用処置具コアグラスパー
③その他
　「内視鏡的粘膜切除術（EMR）」(p.14)に準ずる．

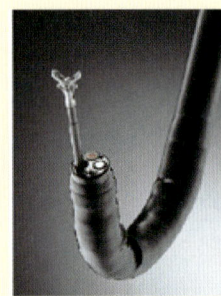

副送水孔がついた処置用スコープ「GIF-Q260J」ウォータージェット機能，3.2mmの鉗子チャンネル

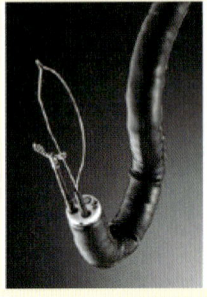

2チャンネルの処置用スコープ「GIF-2TQ260M」第1彎曲＋第2彎曲部の連携によるマルチベンディング機能

●切開・剥離用の処置具

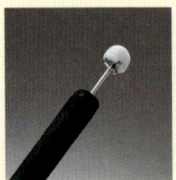

ITナイフ2

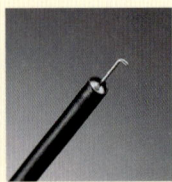

フックナイフ

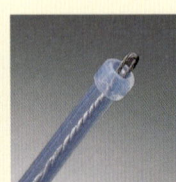

フレックスナイフ

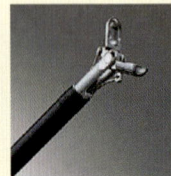

ホットバイト

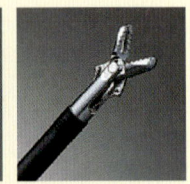

コアグラスパー

（写真提供：オリンパス）

ESD：endoscopic submucosal dissection，内視鏡的粘膜下層剥離術

● 治療の流れと看護の実際

❶ 治療前の手順

「内視鏡的粘膜切除術(EMR)」の手順(p.15)に準ずる.

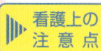
ESDは長時間左側臥位を保持しなければならないため、エアマットや大小の安楽枕などを使って、圧迫による血行障害、神経麻痺を予防する.

❷ 治療中の手順

※患者確認は,「内視鏡的粘膜切除術(EMR)」(p.16)に準ずる.

❶鎮静薬で患者が入眠したことを確認する. スコープを挿入する際は、左側臥位で喉を伸ばした状態になるよう患者の頭部を保持する. スコープが食道に入ったら、頭を元に戻す.

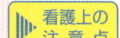
患者のバイタルサインに異常があれば、医師に報告し対処する.
口腔内にたまった唾液を誤嚥させないように、適宜、口腔内吸引をする.
鎮静効果が切れて患者が動き出す場合や、胃部膨満による不快から体動する場合がある. 患者が転落しないように身体を支え、医師に鎮静薬を追加してもらう.

❷医師が、オーバーチューブを装着した電子スコープを挿入し、オーバーチューブを口腔から食道へゆっくり挿入する.

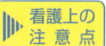
医師がオーバーチューブを食道に挿入する際、看護師は、患者の下顎をすこし伸展して頭をそらすような姿勢を保持する.
圧迫感を感じた患者が頭を動かしたり、マウスピースを口から吐き出そうとしたりすることがあるため、予防のために患者の下顎と頭を固定し、マウスピースもはずれないよう手で固定する.

❸病変に色素散布を確認したあと、病変の辺縁より約5mm程度外側に数mm間隔で全周性のマーキングを行う(アルゴンプラズマ凝固：APCまたは針状ナイフを使用).

❹マーキングのやや外側に局注針で、十分な粘膜膨隆を形成するように局注を行う.

❺針状ナイフでマーキングの5mm程度外側の粘膜に、ITナイフを挿入するための小切開(プレカット)を加える.

❻小切開にITナイフの先端を挿入し、病変外側の粘膜を全周性に切開する. 全周切開したあと、病変全体が膨隆するように再度局注を行う.

● 内視鏡的粘膜下層剥離術(ESD)の流れ

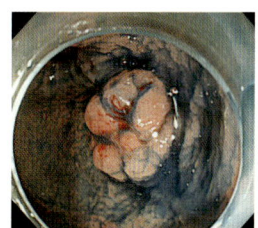
①病変の確認

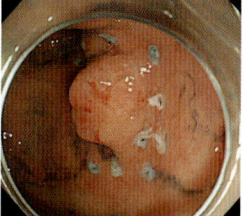
②病変の全周にマーキング

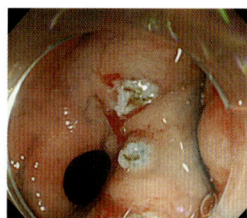
③局注し粘膜を膨隆

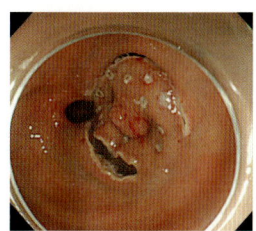
④プレカット

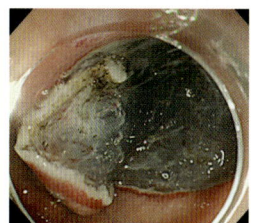
⑤粘膜下層の切開・剥離

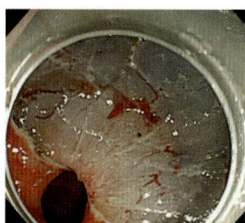
⑥剥離終了後, 止血

❼粘膜下層の切開・剥離を行う．出血があるときは，止血する．再度局注，切開・剥離，止血を繰り返し，ITナイフで粘膜下層を完全に剥離して，切除する．切除した標本（病変）は把持鉗子で回収する．最終的に，高周波止血鉗子やアルゴンプラズマ凝固（APC）を用いて止血する．

❽止血目的でトロンビン1万単位を散布し，スコープを抜去して終了する．

❾行った処置，使用薬剤，患者のバイタルサインを経時的に記録し，病棟看護師と情報を交換する．

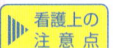 看護上の注意点

局注，切開・剥離，止血の処理を繰り返すので，医師の行為を予測しながら次に使用する処置具を準備する．

医師の指示により高周波焼灼電源装置のモードを切り替える場合は，変更した設定内容を読み上げて，医師とダブルチェックする．

観察のポイント

- 長時間の処置になるため，患者のバイタルサインや表情，体動に注意する．

※治療後の手順は，「内視鏡的粘膜切除術(EMR)」の手順(p.18)に準ずる．

（和知さとみ，前澤美奈子）

内視鏡的静脈瘤結紮術（EVL）

ゴムバンド（Oリング）で食道静脈瘤を機械的に結紮し，静脈瘤を壊死脱落させ，消失させる治療である．

目的

- 内視鏡的硬化剤注入療法（EIS）より侵襲が少なく手技が簡単であることから，緊急止血法として第一選択となることが多い．全身状態の不良な症例にも実施可能である．

適応

- 食道静脈瘤の破裂．
- 食道静脈瘤の待期治療．

禁忌

- 胃の穹窿部に大きな静脈瘤がある患者．

必要物品

① 上部消化管用電子スコープ
② EVLデバイス，Oリング
③ オーバーチューブ
④ 5mL注射器
⑤ テープ（EVLデバイス固定用）
⑥ 鎮静薬
⑦ その他：酸素，吸引セット，患者監視モニター，SpO_2モニター，救急蘇生カート，SBチューブ

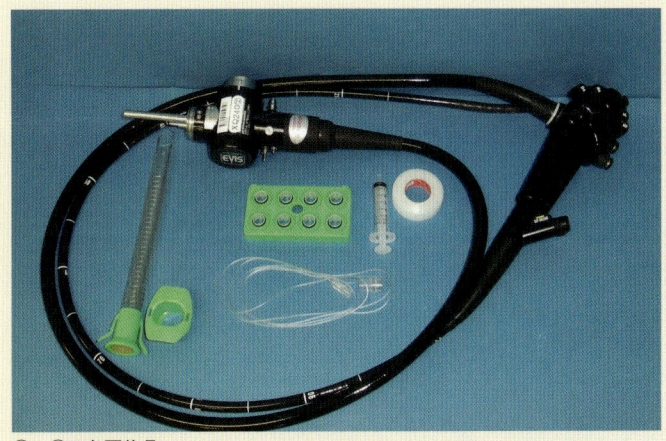
①〜⑤の必要物品

看護上の注意点

- 食道静脈瘤からの出血により，患者が急変する可能性があるため，緊急処置ができるように準備する．
- 大量の血液を嘔吐する可能性があるので，コアグラを吸引できるよう，口腔内吸引用カテーテルは20Fr以上のものを準備する．

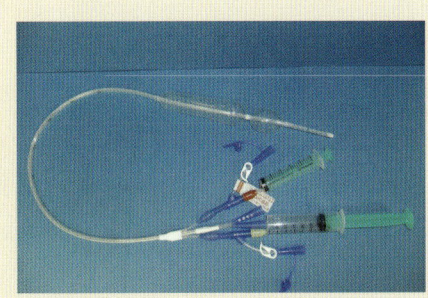
SBチューブ

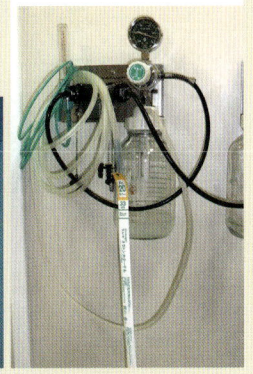
口腔内吸引用カテーテル 20Frを準備

EVL：endoscopic variceal ligation，内視鏡的静脈瘤結紮術
EIS：endoscopic injection sclerotherapy，内視鏡的硬化剤注入療法

●治療の流れと看護の実際

❶治療前の手順

❶患者を確認する.

> **看護上の注意点**
> 患者が自分で名乗れる場合は,患者誤認予防のため必ず名乗ってもらう.
> 入院患者:【患者氏名呼称】および【患者氏名】と【患者識別バンド】の一致を確認する.
> 外来患者:【患者氏名呼称】および【患者氏名】と【診察券のID】【端末のID】【検査伝票のID】などの一致を確認する.

●入院患者の場合

> お名前を教えてください.○○○○さんですね.ありがとうございました.患者識別バンドを確認させていただきます.

●外来患者の場合

> お名前を教えてください.○○○○さんですね.ありがとうございました.診察券のIDを確認させていただきます.

※北里大学病院 診療の手引き「診療行為における患者の確認マニュアル」より抜粋

❷患者に医師より,治療の目的・必要性およびリスクについて説明されていること,説明・同意書の有無を確認する.

❸バイタルサインを測定する(血圧,脈拍,呼吸,酸素飽和度,意識レベル,冷汗の有無,顔色など).

❹本人および家族に問診する.吐血・下血の有無と量,飲食状況,肝臓疾患,とくに肝硬変の有無と治療歴,その他,抗凝固薬内服の有無を含め「上部消化管内視鏡検査」(p.7参照)に準ずる.

❺処置前検査(末梢血,肝機能,腎機能,電解質,凝固機能,感染症,血液型など)の結果を確認する.

❻医師の指示で,静脈ルートを確保して,循環動態を安定させ,安全に止血治療を行う準備をする.

❼必要時,医師の指示で濃厚赤血球や新鮮凍結血漿などの投与を行う.

> **看護上の注意点**
> ●患者の全身状態を継続的にモニタリングして,急変などの変化を見逃さない.
> ●患者の自覚症状や訴えに注意する.

❽血液による感染防止のため,医師や介助者は手袋,マスク,ゴーグルや防水性予防衣をつける.枕元には,吸水性のあるディスポーザブルのシーツを敷く.

> **看護上の注意点**
> 血液による環境汚染を防ぐため,吸水性のあるディスポーザブルのシーツを,患者の枕元,胸元,ベッドやストレッチャーの側面,検査室の床にテープでとめる.

❾電子スコープにオーバーチューブを装着する．

❿処置用ワゴンの上に，EVLデバイスとOリングを用意する．

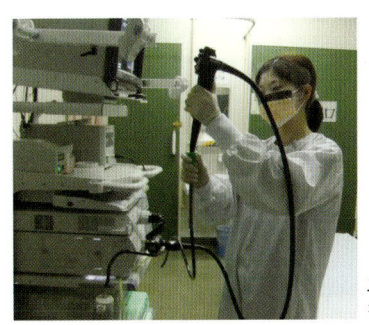
スコープにオーバーチューブを装着する

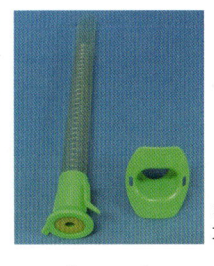
オーバーチューブ専用マウスピース

❷治療中の手順

❶キシロカインアレルギーがないことを確認して，キシロカインスプレーを咽頭部にスプレーする．その後，左側臥位で安楽な体位を整える．

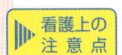看護上の注意点 胃内に血液が貯留している場合，体位変換の際に大量に吐血する可能性がある．吐き出した血液を誤嚥させないように，左側臥位をとってもらう．また，ショック状態になる可能性があるため，検査台まわりを片づけ，緊急処置に使用する物品を準備する．

❷モニター類を身体に装着し，酸素カヌラを鼻腔に挿入する．

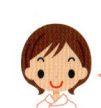患者への声かけ
静脈瘤の治療をするあいだ，○○さんに異常がないかみるために，血圧計や血液中の酸素濃度を測るクリップをつけます．治療の前に眠くなる薬を点滴から入れますから，眠った状態で治療を受けることができます．
静脈瘤の治療は，複数の医師がチームで行います．喉が圧迫されるような感じがあるかもしれませんが，治療によるものですので，心配ありません．治療が終わったら，目が覚める注射を使います．○○さんの目が覚めたときには，治療が終わっていますので安心してください．

❸患者の口にマウスピースを固定する．

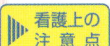看護上の注意点 スコープを複数回挿入することが必要なEVLでは，治療前にオーバーチューブを患者の口から食道に留置する．スコープはオーバーチューブの中を通過するので，患者の咽頭や食道を保護することができ，唾液や血液の誤嚥防止にも役立つ（外径18mm，チューブ長19.5mm，内腔はコイル補強されているため，屈曲してもつぶれにくい）．必ずオーバーチューブに固定できる専門のマウスピースを準備する．

患者への声かけ
血液が出て驚きましたね．これから，血管に輪ゴムのような器具をかけて止血します．薬を使って眠っているあいだに治療しますから，心配しないでください．治療中に口の中にたまったものは，細いカテーテルで吸引します．酸素が吸入できるよう鼻に管を入れますので，すこしがまんしてください．

❹医師が鎮静薬を投与する．

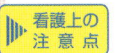看護上の注意点 患者のバイタルサインに注意し，血圧の変動や酸素飽和度の異常がないか確認する．

❺ 医師は,オーバーチューブを装着した電子スコープを挿入し,食道静脈瘤を確認後,オーバーチューブを口腔から食道へゆっくり挿入する.

| 看護上の注意点 | 医師がオーバーチューブを食道に挿入する際,看護師は,患者の下顎をすこし伸展して頭をそらすような姿勢を保持する.
圧迫感を感じた患者が頭を動かしたり,マウスピースを口から吐き出そうとしたりすることがあるため,予防のために患者の下顎と頭を固定し,マウスピースもはずれないよう手で固定する. |

| 看護上の注意点 | 口腔内やオーバーチューブから血液が流出してきたら,すみやかに吸引する. |

❻ 医師は,電子スコープを抜去し,スコープ先端にEVLデバイスを装着する.治療中にはずれないようスコープにテープで固定する.送気チューブもスコープにテープで3か所程度,固定する.

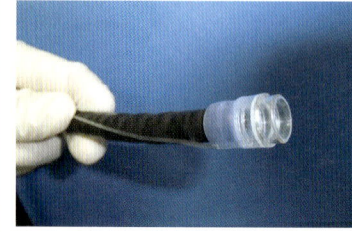
スコープ先端にEVLデバイスを装着する

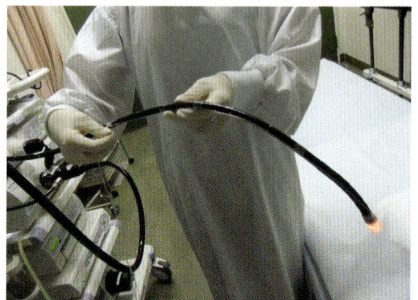
スコープに,EVLデバイスと送気チューブをテープで固定する

❼ Oリングプレートから,Oリングを内視鏡側に装着させ,再挿入する.

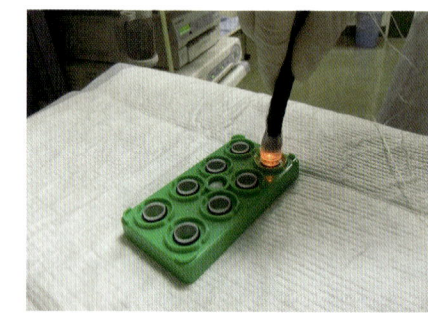
デバイスにOリングプレートからOリングを移す

❽ 静脈瘤出血部を見つけ,デバイスの先端フード部分を押しつけたら吸引して,デバイスの中に静脈瘤を引き込む.赤玉状態になったら,注射器で2mLの空気を一気に送気チューブに注入する.Oリングがはずれて静脈瘤にかかり,結紮される.

| 看護上の注意点 | 静脈瘤の結紮部位を記録する(例:切歯○cm,○時方向). |

❾ スコープを抜去して,Oリングを再装着して結紮を繰り返す.まず出血静脈瘤の出血点を結紮し,次いで肛門側と口側にOリングをかける.

| 看護上の注意点 | オーバーチューブを抜去するときの刺激で患者が咳込むことがあるので,すばやく口腔内の唾液を吸引して,誤嚥しないように注意する. |

❿ 結紮が終わったら,胃内の空気を吸引し,スコープをオーバーチューブとともに抜去する.抜去するときに,食道を傷つけていないか観察する.

⓫ 治療終了後は,覚醒状態やバイタルサインを観察し,病棟看護師と情報交換する.

❸治療後の手順

❶バイタルサインが安定するまで，患者監視モニター，SpO₂モニターは装着したまま，観察を継続する．

看護上の注意点
- 結紮したOリングがはずれ，再出血を起こす可能性もあるため，患者の安静，飲水，食事について医師の指示を確認する．
- 大口径のオーバーチューブを挿入するため，患者は咽頭部の痛みを訴えることが多い．できるだけ咽頭部の安静を保つことを説明する．
- 定期的にバイタルサインを測定し，異常の有無を観察する．

観察のポイント
- 治療後の悪心や便の性状は，再出血の大事な指標である．治療後の排便は看護師も一緒に観察することを患者に説明する．

❷口腔内の血液や唾液は十分に吸引する．
❸鎮静薬を使用しているため，意識状態覚醒状況を確認する．転倒や転落の危険性もあるため，観察や移動時の援助が必要である．
❹治療後の尿・便の性状は，看護師も一緒に観察することを伝える．
❺治療後3時間前後はベッド上安静とし，医師の指示によりトイレへの歩行が可能となる．
❻怒責を避けるよう説明する．

看護上の注意点
治療中，鎮静薬を使用しているため，初回歩行時は付き添い，歩行状態を観察する．

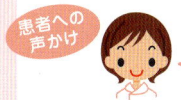

患者への声かけ
排便時は，おなかに力を入れないようにしてください．

❼治療当日は絶飲食で，翌日の血液データ（血中ヘモグロビン値）と場合によっては内視鏡の結果で飲水，食事が開始になる．食事は流動食から開始になる．問題がなければ徐々に固形化していく．
❽治療後より粘膜保護剤が開始になる．医師の指示があるまで内服を継続するように説明する．

看護上の注意点
- 治療後は，飲水，食事によりしみるような感じやつかえ感が出現することがあるため，そのような場合はゆっくりとすこしずつ摂取するように説明する．
- 熱いものは冷ましてから食べるように，刺激物は避けるように説明する．

トラブル対応

出血

　Oリングがはずれ，再出血を起こすことがある．
　EVL後は，再出血の可能性を考えて，バイタルサインの変化や悪心・嘔吐の有無などを観察し，異常の早期発見に努める必要がある．
　また，再出血した場合，SBチューブを挿入することがあるため，準備しておく．

（和知さとみ，前澤美奈子）

内視鏡的硬化剤注入療法(EIS)

内視鏡的硬化剤注入療法(EIS)は，内視鏡下で胃・食道の静脈瘤を注射針で穿刺し，静脈瘤の消失をはかる治療法である.

目的

- 胃・食道静脈瘤出血に対する止血，および静脈瘤の消失を目的として行う.
- 緊急例では出血死の回避，待機例では再出血の予防として行う.

適応

- 胃・食道静脈瘤のすべて.
- ただし，緊急の食道静脈瘤出血には，内視鏡的静脈瘤結紮術(EVL)が第一選択となりつつある.

禁忌

- 高度の肝機能障害(黄疸，肝不全，肝がん)の患者.
- 腎不全の患者.
- ヨード アレルギー，硬化剤にアレルギーのある患者.

必要物品

①硬化剤：オルダミン，エトキシスクレロール

②アロンアルファ，50%ブドウ糖，造影剤(リピオドールウルトラフルイド)

③局注針：静脈瘤穿刺針(23G)

④注射器：2.5mL注射器(筋注用)，20mLカラーシリンジ(カフエア用)，10mLカラーシリンジ(局注用)

⑤処置具：内視鏡装着用カフ

⑥スコープ：電子スコープ

⑦その他：酸素，口腔内吸引，患者監視モニター，SpO_2モニター，救急薬品，救急蘇生カート. 必要時，鎮静薬，内視鏡的静脈瘤結紮術用EVLデバイス，オーバーチューブ，SBチューブ，透視装置，X線防護プロテクター

硬化剤
・オルダミン
・エトキシスクレロール
・リピオドールウルトラフルイド
・アロンアルファ
・50%ブドウ糖

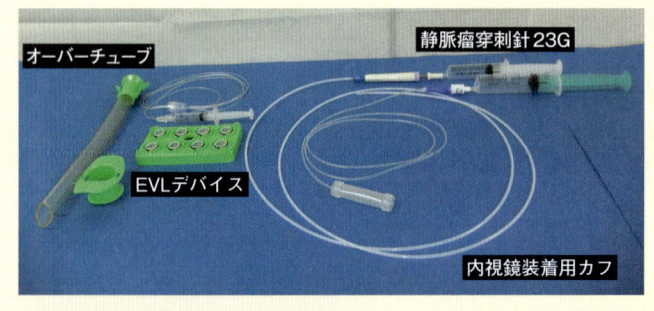

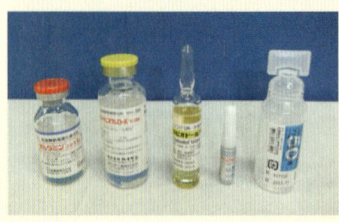

看護上の注意点

- 患者が急変する可能性があり，緊急処置ができる準備を整え，患者を迎え入れる.
- コアグラを吸引する場合のために，カテーテルは，20Fr以上を準備する.
- EIS以外の治療に変更する場合もあるので，EVLデバイスやSBチューブを準備しておく.

EIS：endoscopic injection sclerotherapy，内視鏡的硬化剤注入療法
EVL：endoscopic variceal ligation，内視鏡的静脈瘤結紮術

食道・胃静脈瘤とは

肝硬変により肝臓が萎縮して硬くなると肝内門脈血流量は減少し，それにより肝臓に流入する前の門脈系の内圧は上昇する．

その結果，肝臓内を通りにくくなった血液は，門脈系から胃静脈を経て大静脈系に入る（短絡路）．短絡路の血液が増加すると，食道あるいは胃の粘膜下層や粘膜固有層の静脈が怒張し，粘膜を押し上げて内腔に突出する．

これが食道・胃静脈瘤である．『門脈圧亢進症取扱規約，第2版』（2004年改訂）により，新しい食道・胃静脈瘤内視鏡所見記載基準が設けられ，この記載は普遍的なものとなった．

●食道・胃静脈瘤内視鏡所見記載基準

	食道静脈瘤（EV）	胃静脈瘤（GV）
占居部位 (location) [L]	Ls：上部食道にまでに認められる Lm：中部食道にまで及ぶ Li：下部食道のみに限局	Lg-c ：噴門部に限局 Lg-cf：噴門部から穹窿部に連なる Lg-f ：穹窿部に限局 （注）胃体部に見られるものはLg-b，幽門部に見られるのはLg-aと記載する
形態 (form) [F]	F_0：治療後に静脈瘤が認められなくなったもの F_1：直線的な比較的細い静脈瘤 F_2：連珠状の中等度の静脈瘤 F_3：結節状あるいは腫瘤状の静脈瘤	食道静脈瘤の記載法に準じる
色調 (color) [C]	Cw：白色静脈瘤 Cb：青色静脈瘤	食道静脈瘤の記載法に準じる
	（注）ⅰ）紫色・赤紫色に見える場合はviolet(v)を付記してCbvと記載してもよい ⅱ）血栓化された静脈瘤はCw-Th，Cb-Thと付記する	
発赤所見 (red color sign) [RC]	RCにはミミズ腫れ（red wale marking：RWM），チェリーレッドスポット（cherry red spot：CRS），血マメ（hematocystic spot：HCS）の3つがある	
	RC_0：発赤所見を全く認めない RC_1：限局性に少数認めるもの RC_2：RC_1とRC_3の間 RC_3：全周性に多数認めるもの	RC_0：発赤所見を全く認めない RC_1：RWM，CRS，HCSのいずれかを認める
	（注）ⅰ）telangiectasiaがある場合はTeを付記する ⅱ）RCの内容RWM，CRS，HCSはRCの後に付記する ⅲ）F_0でもRCが認められるものはRC_{1-3}で表現する	（注）胃静脈瘤ではRCの程度を分類しない
出血所見 (bleeding sign)	出血中所見 湧出性出血 gushing bleeding 噴出性出血 spurting bleeding 滲出性出血（にじみ出る）oozing bleeding 止血後間もない時期の所見：赤色栓（red plug），白色栓（white plug）	食道静脈瘤の記載法に準じる
粘膜所見 (mucosal finding)	びらん（erosion）[E] ：認めればEを付記する 潰瘍（ulcer）[UI] ：認めればUIを付記する 瘢痕（scar）[S] ：認めればSを付記する	

日本門脈圧亢進症学会：門脈圧亢進症取扱い規約．第2版，金原出版，2004．より

● 治療の流れと看護の実際

❶ 治療前の手順

❶患者を確認する．

▶患者確認における〈看護上の注意点〉と〈患者への声かけ〉は，「内視鏡的静脈瘤結紮術（EVL）」（p.24）に準じる．

❷バイタルサインを測定する（血圧，脈拍，呼吸，酸素飽和度，意識レベル，冷汗の有無，顔色など）．

❸本人および家族に問診する．問診内容は，吐血・下血の有無と量，飲食状況，肝臓疾患，とくに肝硬変の有無と治療歴，その他，抗凝固薬内服の有無など，「上部消化管内視鏡検査」（p.7）に準ずる．

❹処置前検査（末梢血，肝機能，腎機能，電解質，凝固機能，感染症，血液型など）の結果を確認する．

❺血液による感染防止のため，医師や介助者は手袋，マスク，ゴーグルや防水性予防衣をつける．

❻枕元には，吸水性のあるディスポーザブルのシーツを敷く．

❼胸部を透視して硬化剤の流れを確認するため，金属製品をはずし，検査着に更衣させる．

❽静脈ルートを確保して，循環動態を安定させ，安全に止血治療を行う準備をする．

❾必要時，医師の指示で濃厚赤血球や新鮮凍結血漿などの投与を行う．

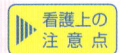看護上の注意点
- 患者の全身状態を継続的にモニタリングして，急変などの変化を見逃さない．
- 患者の自覚症状や訴えに注意する．

患者への声かけ

静脈瘤の治療をするあいだ，○○さんに異常がないかみるために，血圧計や血液中の酸素濃度を測るクリップをつけます．治療の前に眠くなる薬を点滴から入れますから，眠った状態で治療を受けることができます．

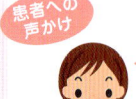患者への声かけ

静脈瘤の治療は，複数の医師がチームで行います．すこし胸が圧迫されるような感じがあるかもしれませんが，治療操作によるものですので，心配ありません．治療が終わったら，目が覚める注射を使います．○○さんの目が覚めたときには，治療が終わっていますので安心してください．

❷治療中の手順（治療処置は透視下で行う）

❶内視鏡装着用カフを，スコープ先端に装着しテープで固定する．縫合糸（絹糸）でずれないようにスコープに固定する．

❷カフバルンが破損していないか，エアを入れて確認する．

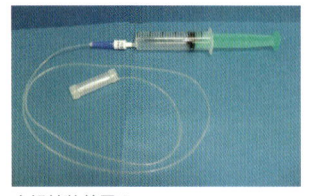
内視鏡装着用カフ

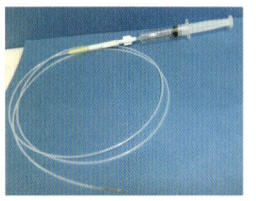
局注針

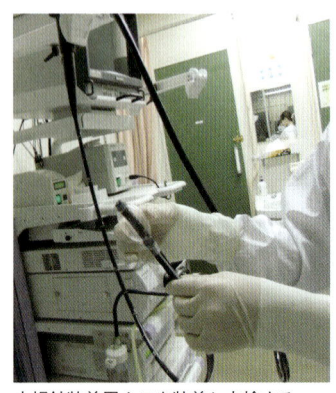
内視鏡装着用カフを装着し点検する

❸キシロカインアレルギーがないことを確認して，キシロカインスプレーを咽頭部にスプレーする．
❹静脈麻酔を開始する前に患者の体位を左側臥位で安楽な体位に整え，モニター類を身体に装着する．
❺酸素カヌラを鼻腔に挿入する（酸素は医師の指示にて開始）．
❻患者の口にマウスピースを固定する．
❼電子スコープを操作する医師，硬化剤を注入する医師，薬剤や機材を準備し，治療内容記載，透視・X線撮影機器の操作などを分担する．
❽静脈瘤の穿刺部位を決定したら，血流を遮断するためにバルンに空気を注入し膨らませる．このときバルンが移動することがあるので，介助者はスコープが動かないよう保持する．
❾穿刺針をスコープの鉗子チャンネルから挿入，先端から出たところで針を出す．
❿医師が穿刺したら，血液の逆流があるか確認し，少量の造影剤で静脈瘤内か外かを確認し，硬化剤を注入し，X線撮影する．
⓫穿刺部針孔からの出血がないことを確認して，終了する．

> **看護上の注意点** 胃内に血液が貯留している場合，体位変換で大量に吐血する可能性がある．吐き出した血液を誤嚥させないように，左側臥位をとってもらう．

> **看護上の注意点**
> ●治療中は，治療内容を見ると同時に，患者のバイタルサインと体動，表情を観察する．とくに，治療中の送気による腹満・穿刺時の胸痛による患者の体動，血圧の変動などに注意する．覚醒状態や苦痛の表情がある場合は，医師に報告し，鎮静薬を追加してもらう．
> ●呼吸状態に注意し，口腔内吸引をするときは咳を誘発しないよう穏やかに吸引する．また，硬化剤を注入中に口腔吸引をしてはいけない．必要なときは，必ず医師に声をかけて口腔内吸引を行う．

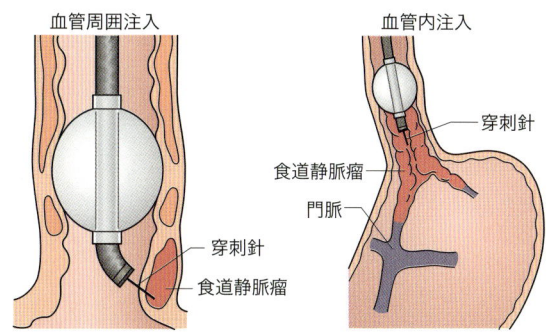

終了時には，穿刺部針孔からの出血がないことを確認する

❸治療後の手順

❶バイタルサインが安定するまで，患者監視モニター，SpO₂モニターは装着したまま，観察を継続する．
❷口腔内の血液や唾液は十分に吸引する．
❸鎮静薬を使用しているため，意識状態，覚醒状況を確認する．転倒や転落の危険性があるため，観察や移動時の援助が必要である．
❹治療後の尿・便の性状は，看護師も一緒に観察することを伝える．

> **看護上の注意点** 硬化剤を大量に注入した場合は，溶血を起こし，血尿になる場合があるため観察が必要である．治療時は出血も伴うため，治療後タール便をみとめる場合が多い．再出血との鑑別は難しく，血圧の変動や血中ヘモグロビン値を併せて観察する必要がある．

❺治療後3時間前後はベッド上安静とし，医師の指示によりトイレへの歩行が可能となる．

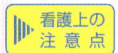 治療中は鎮静薬を使用しているため，初回歩行時は付き添い，歩行状態を観察する．

❻怒責を避けるよう説明する．

 排便時は，おなかに力を入れないようにしてください．

❼治療当日は絶飲食で，翌日の血液データ（血中ヘモグロビン値）と場合によっては内視鏡の結果で飲水，食事が開始になる．食事は流動食から開始になる．問題がなければ徐々に固形化していく．

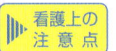 治療後は，飲水，食事によりしみるような感じやつかえ感が出現することがある．そのような場合はゆっくりとすこしずつ摂取するように説明する．
熱いものは冷ましてから食べるように，刺激物は避けるように説明する．

❽治療後より粘膜保護剤が開始になる．医師の指示があるまで内服を継続するように説明する．

トラブル対応

❶再出血

出血後の間もない時期や止血直後の検査では再出血が起こりやすい．モニター類，救急蘇生カート，SBチューブ（p.23）を準備するなど，急変時に備え準備しておくこと必要である．

❷肝硬変の悪化

静脈瘤の破裂後には，肝性脳症や黄疸など肝硬変の悪化がみられることが多い．意識状態の変化や血液データに注意が必要である．

❸溶血による腎障害

EIS時，オルダミンを血管内に大量に注入された場合は，溶血による腎障害が起こる可能性があるため，尿性状に注意して観察する．また，その場合はハプトグロビン（血液製剤）が投与されることがある．

（梅川智華子，前澤美奈子）

内視鏡的食道拡張術（食道ブジー）

内視鏡的食道拡張術とは，内視鏡を用いて食道を拡張する治療方法である．拡張の方法には，バルン拡張術，硬性ブジー法，狭窄部の切開・焼灼・凝固壊死による方法，局所注入による方法がある．

目的

- 食道狭窄に伴う通過障害の緩和．
- 経口摂取の維持．
- 誤嚥リスクの軽減．

適応

- 食物の通過困難症状がある患者．
- 外径10mmの内視鏡が通過困難な患者．
- 治療に関連した狭窄の発生が予測される患者．

※北里大学病院における適応である．

禁忌

- 通常の内視鏡検査に耐えられないような全身状態にある患者．
- 食道拡張後に経口摂取や嚥下がまったく望めない患者（意識障害，高齢，脳梗塞後遺症，認知症，反回神経麻痺，全身衰弱などの患者）．
- 拡張部に瘻孔が存在する患者（瘻孔が疑われる場合は，拡張術の直前に非イオン性造影剤で消化管造影が行われる）．
- 化学放射線治療により，高度の食道炎がある患者．
- 出血傾向のある患者．
- 拡張部に食道静脈瘤が存在する患者．
- 食道狭窄をきたしやすい腫瘍性病変が気道狭窄をきたしている患者（気道狭窄がある場合や瘻孔が疑われる場合は，事前に病態を十分に把握する必要がある．腫瘍による気道狭窄は拡張術後の浮腫や腫瘍の変位などにより気道の確保が保証されないため，施行前にあらかじめ気道切開による気道確保を行っておく必要がある）．

必要物品

1. 非血管系バルン用加圧器（アライアンス・インフレーションシステム），アライアンス用ゲージ付きシリンジ，拡張用バルンチューブ
2. 造影剤（60％ウログラフイン）20mL，蒸留水20mL（バルン内が透視に写るようにバルン内に吸って使用）
3. 18G針，20mL注射器，ガスコン水
4. 処置用内視鏡，光源
5. 膿盆，マウスピース，キシロカインゼリー，8％キシロカインスプレー，ガーゼ
6. ディスポーザブルの防水シーツ，バスタオル，安楽枕，鈴
7. 自動血圧計，SpO₂モニター，救急蘇生カート，心電図（必要時），吸引セット，酸素配管

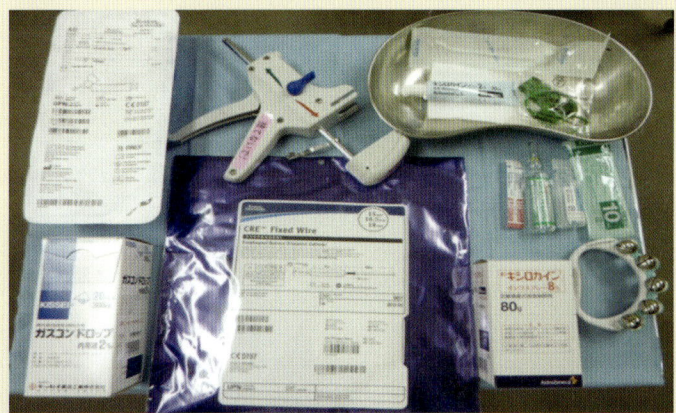

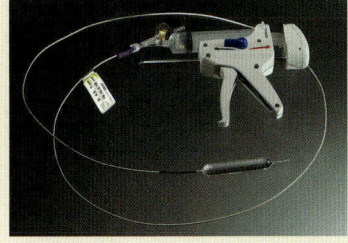

非血管系バルン用加圧器，ゲージ付きシリンジ，拡張用バルンチューブ
（写真提供：Boston Scientific社）

食道狭窄をきたしうる疾患および病態

食道狭窄は、良性疾患を原因とする「良性食道狭窄」と、がんなどの悪性疾患を原因とする「悪性食道狭窄」に分類される。狭窄をきたす原因はさまざまであるが、安全かつ効果的に狭窄を解除するためには病態を正しく把握することが大切である。

❶良性の食道狭窄

良性の食道狭窄は、先天性のもの、胃から胃酸が逆流することで食道が炎症を起こす逆流性食道炎によるもの、食道にできた潰瘍によるもの、酸・アルカリなどによる腐食性食道炎に伴って起こる瘢痕性(傷あとのような状態)の狭窄などがある。また、迷走神経の異常によって下部食道噴門部(胃の入口付近)が弛緩不全を起こした「食道アカラシア」とよばれる症状も良性の食道狭窄に含まれる。

❷悪性の食道狭窄

悪性食道狭窄の多くは、進行性の食道がんである。早期の食道がんは、症状がほとんどないことが多いが、進行がんでは腫瘍が食道を閉塞するほど大きくなり、食物の通過が困難になる。

❸食道がんの治療後の狭窄

内視鏡下の手術や外科手術、抗がん薬による治療など、食道がんを切除したり小さくする治療を行ったあとに起こる食道狭窄があり、これらは大きく3つに分類される。

①内視鏡的粘膜切除術(EMR)、内視鏡的粘膜下層剝離術(ESD)後の瘢痕狭窄

食道早期がんの一部は、内視鏡を用いて粘膜および粘膜下層を切除して根治させるEMRやESDが行われる。この方法は、外科手術に比べて身体への負担が少なく安楽に治療できるうえ、後遺症も少なく治療後のQOLの向上が期待できる。しかし、大きな病変を治療した場合には、切除した傷痕の部分が正常に戻る過程で狭窄が発生することがある。

②外科的切除術後の吻合部狭窄

食道がんの標準的手術形式として、食道の大部分を切除して胃を筒状に形成し、食道の代わりに用いる方法が用いられる。しかし、術後に吻合部狭窄を起こすことがある。

③放射線療法、化学療法(抗がん薬治療)後の狭窄

放射線がもつ電離作用を利用して悪性腫瘍に照射し、がん細胞を死滅させる放射線治療に対し、化学療法は抗がん薬を使用して治療する。放射線療法は単独で行われることは少なく、化学療法を併用した化学放射線療法が根治療法として行われている。治療後にがんが縮小しない場合、治療によって炎症を起こす場合では、食道狭窄を起こすこともある。

食道拡張術の種類

わが国では、バルン拡張術と硬性ブジー法での拡張方法が主流である。

①バルン拡張術:内視鏡を狭窄部の手前まで挿入し、内視鏡で見ながらバルンのついた拡張機器を狭窄部に当たるように固定し、風船を膨らませることによって狭窄部を広げる方法である。

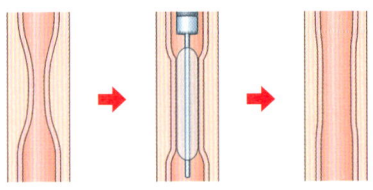

狭窄部 → バルンによる拡張 → 拡張後の狭窄部

②硬性ブジー法:内視鏡下で狭窄部にガイドワイヤーを通しておき、これを利用してブジーとよばれる円錐状の筒を、細いものから順次太いものに交換しながら狭窄部を拡張する方法である。

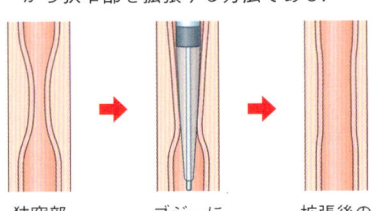

狭窄部 → ブジーによる拡張 → 拡張後の狭窄部

〈拡張用バルンとTTS〉

バルン拡張術と硬性ブジー法は狭窄の原因や程度によって使い分けられているが、現在ではより安全で身体的負担の少ないバルン拡張術が施行されるケースが多くなっている。

拡張用バルンはTTS(through-the-scope:内視鏡を通した状態)で使用するように設計されており、ワイヤーガイドタイプと非ワイヤーガイド(固定ワイヤー)タイプが用意されている。バルンの拡張は液体(滅菌蒸留水、滅菌生理食塩水、X線造影剤など)の圧入式になっており、単一の拡張径に固定されたものと、いくつかの拡張径に調節できるものがある。

TTS式バルンダイレーターは内視鏡検査中に狭窄が確認でき、内視鏡を抜去することなく拡張術が可能であり、観察しながらの手技は簡便かつ安全である。

〈TTS式バルンダイレーターの特徴〉

①1本のバルンで3段階の拡張が可能。
②レクティリニアー形状バルンを採用。バルン長と有効長の差を少なくしたことで、安全・迅速・確実にアプローチおよび拡張が可能。
③両端がテーパー処理*されていないため、バルンカテーテルを収縮抜去せず、容易に内視鏡下から狭窄部の拡張状態の確認が可能。
④強度の高い素材を採用した高耐圧バルンにより、狭窄部位での効果的なバルン拡張が可能。
⑤広いカテーテル径を確保することにより、迅速なデフレーションが可能。

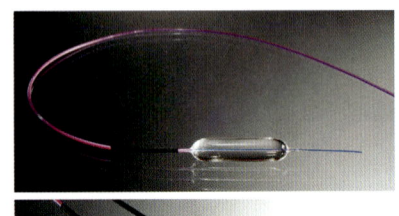
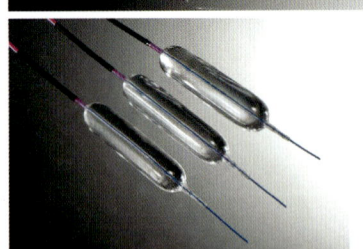

(写真提供:Boston Scientific社)

*テーパー処理:先端を細く円錐状に加工すること

●治療の流れと看護の実際（バルン拡張術の場合）

❶治療前の手順

❶検査台に防水の処置シーツを敷き，患者の吐物や手技上での汚染を防止する．
❷吸引・酸素を準備する．
❸鈴を用意する．
❹膿盆にマウスピース，キシロカインゼリー，ガーゼ，8％キシロカインスプレーをのせ，患者の枕元にあらかじめ置いておく．
❺内視鏡と光源の作動を確認する．
❻作業台ワゴンに，拡張用バルンチューブなどの必用物品をセットする．
❼バイタルサイン測定用モニターを設置する．
❽患者の情報を得る．

> **看護上の注意点** 左側臥位で治療を行うため，検査台の向かって右側に頭部用の❶❷❹の準備を行う．

> **看護上の注意点** 出血の可能性があるため，治療の前に必ず救急薬品の確認と物品の点検を行っておくことが重要である．

〈得ておくべき情報〉
●既往歴，感染症，通常のバイタルサイン，薬剤アレルギーの有無．
●抗凝固薬の内服の有無．
●入院患者の場合，コミュニケーションがとれるか，制止ができる状態であるかなど（必要時，病棟看護師と事前に情報交換を行う）．
●拡張術が初回か否か（以前にも拡張術を行ったことがある患者の場合は，現在までの治療内容を把握する）．
●狭窄の部位，長さ，程度．
●狭窄部より遠位側の消化管の状況．
●悪性食道狭窄の場合は，瘻孔形成の有無，気管・気管支狭窄の有無と程度．

> **看護上の注意点** 医師，診療放射線技師，看護師が連携して治療にあたるが，合併症に対しての早期発見や，患者の訴えを早期に理解し対処ができるように心がけることが大切である．これにより治療がスムーズに施行でき，安全が保証できるよう，普段からの調整が大切である．

内視鏡と看護

❾ 患者を確認する.

> **看護上の注意点**
>
> 患者が自分で名乗れる場合は,患者誤認予防のため必ず名乗ってもらう.
> 入院患者:【患者氏名呼称】および【患者氏名】と【患者識別バンド】の一致を確認する.
> 外来患者:【患者氏名呼称】および【患者氏名】と【診察券のID】【端末のID】【検査伝票のID】などの一致を確認する.

●入院患者の場合

> お名前を教えてください.○○○○さんですね.ありがとうございました.患者識別バンドを確認させていただきます.

●外来患者の場合

> お名前を教えてください.○○○○さんですね.ありがとうございました.診察券のIDを確認させていただきます.

患者への声かけ

※北里大学病院 診療の手引き「診療行為における患者の確認マニュアル」より抜粋

❿ 医師より患者に,治療の目的・必要性およびリスクについて説明されていること,説明・同意書の有無を確認する.
⓫ 患者の状態を把握する.

〈把握する項目〉
● 初回の患者の場合には,治療に対する受け止め方や不安の有無を把握する.
● 2回目以降の患者には,前回からの変化や食事,体調の把握と継続して治療に臨めるかなどを治療の前に聞く.

> **看護上の注意点**
>
> さまざまな原因で起きてしまっている食道狭窄に対しての治療で来院している患者は,治療に期待する反面,治療の選択肢が少なく不安も大きい.すでに食事もままならず,飲水が精一杯という患者も多い.患者とかかわる時間が短いため,信頼関係が重要である.時間の許すかぎり,患者とかかわる時間を大切にする.

⓬ 検査着に更衣させる.
⓭ 入れ歯,眼鏡,時計など治療に危険なものをはずしたことを確認する.

❷治療中の手順

❶ 検査台に左側臥位にさせる.

❷ バイタルサインを測定し,記録を行う.

❸ 医師が咽頭麻酔を行う(マウスピースを装着).

❹ 鈴を持たせる.

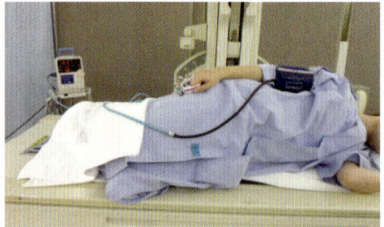

背中や膝の間に安楽枕を挿入したり体位の工夫をする

> **看護上の注意点**
>
> 内視鏡中は会話ができないため,鈴を鳴らしたり,患者の表情やアイコンタクトなどの方法で患者の訴えを聞けるように,明確なサインをあらかじめ患者と話しておく必要がある.拡張中の痛みも重要なサインのひとつであることを,治療前に伝えておくことが大切である.

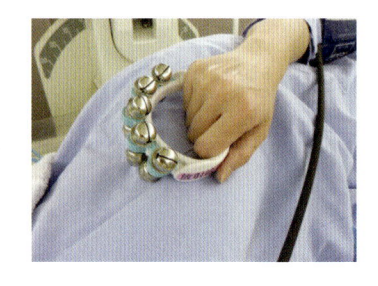

❺ 内視鏡を食道狭窄部の直前まで進め，狭窄の程度を確認し，拡張用バルンを選択する．
- 狭窄部位が下部食道の場合は，カテーテルの先端が胃粘膜を損傷する可能性があるため注意が必要である．
- 狭窄部に潰瘍がある場合や狭窄が高度でバルンダイレーターの挿入が困難な場合は，穿孔を起こす可能性がある．したがって，狭窄部の連続性が確認されない場合は，イオパミロンなどの非イオン製剤で造影しバルンダイレーターを挿入すべき方向を確認する．
- 瘻孔が疑われる場合は拡大をまねくので，拡張術はただちに中止される．

❻ 内視鏡の鉗子口からバルンを挿入し，狭窄部に留置する．その際，狭窄部がバルンの中央部となるように配置する．拡張中はバルンの位置がずれやすいので，X線透視下で必ず位置を確認する．大きくずれた場合は，拡張せずに一度しぼませ，位置を修正したあとに拡張を行う．

❼ 狭窄の正常や拡張効果を確認するため，蒸留水20mLと60％ウログラフィン20mLを溶解したものを非血管系バルン用加圧器に入れ，バルンカテーテルと連結したあとに透視下および内視鏡下でバルン圧を確認しながら徐々に拡張させる．透視下では造影剤が写って見えるので，バルンの拡張様子を見ることができる．

❽ 透視下で，狭窄部位のバルンのnotch（バルンのくぼみ）が消失する程度の拡張を目安に加圧する．患者が疼痛を耐えたら，穿孔のリスクを考慮し，すみやかに減圧する．加圧を止めるタイミングは，疼痛が出現したとき，バルンが最大径に達するような十分な拡張が得られたときである．また，notchが残る場合には，疼痛が出現しない程度の加圧で，1分程度拡張を保持する．

> **看護上の注意点**　内視鏡挿入開始後，口腔内の唾液の吸引をタイミングをみはからい行う．とくに食道狭窄が強い場合は，狭窄部にたまった唾液が治療中に多量に分泌されることもある．治療の妨げにならないよう，かつ患者の不快をすみやかに取り除くために吸引を行う．

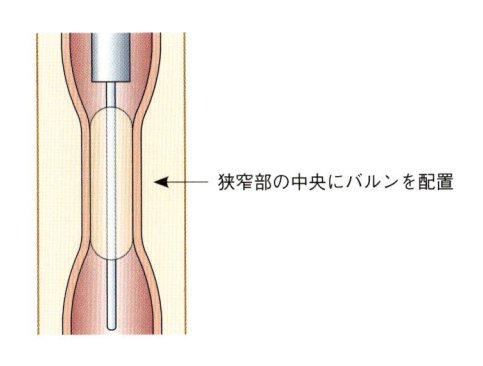

← 狭窄部の中央にバルンを配置

> **看護上の注意点**　治療は繰り返し行われるため，バルンのサイズとバルン拡張時の圧，疼痛の有無，バイタルサインの観察を行うとともに記録に残し，継続看護に生かす．

患者への声かけ：（いま風船でふくらませています）痛みはありませんか？　痛かったらがまんしないで鈴を鳴らしてください．

> **看護上の注意点**　疼痛の程度によってバルンの拡張圧を加減するため，患者の疼痛を代弁できるように，患者の表情にはとくに注意して医師に報告する．

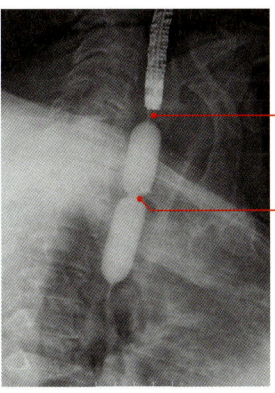

内視鏡よりバルンが出ている様子
notch（バルンのくぼみ）

透視下でのバルン拡張の様子

⑨ バルン内の造影剤を完全に抜き，バルンを完全にしぼませてから，ファイバーからバルンを抜く．
⑩ ファイバーで狭窄部の拡張状態および出血，穿孔のないことを確認し，終了とする．治療はおおよそ15～20分で終了する．痛みなどの症状がなければ，そのまま帰宅となる．

❸ 治療後の手順

❶ 治療終了後，痛みを確認し，ふらつきなどがなければ更衣後に帰宅が可能となる．

> **看護上の注意点**　患者にねぎらいの言葉をかけ観察する．
> 最終バイタルサインに変化がないこと，患者が動ける状態であることを見極め，検査台から降りる動作を介助する．

❷ 帰宅後の留意点について説明する．

> **看護上の注意点**　咽頭麻酔を行っているため，しばらくは喉の違和感は残ることを説明する．飲水と食事の開始時間についても説明する．
> ● 飲水開始：拡張治療後1時間後
> ● 食事開始：拡張治療後2時間後

〈説明の内容〉
- **発熱** 38℃以上の発熱がある場合，穿孔の可能性を念頭に，すみやかに病院に連絡するように説明をする．
- **咳き込み** 気道気管瘻形成の可能性があるため，病院にすみやかに連絡するように説明する．
- **食事** 狭窄の改善程度により摂取可能な食事を指示する．固形食が通過すると判断される場合は，治療当日は刺激のある食事は避け，消化のよいものを摂取するように指導する．流動食の場合は，エンシュアリキッドなどの経腸栄養剤が補助食品として処方される．固形食の摂取困難が長期的になる可能性がある場合は，在宅中心静脈栄養の導入を検討する．

> **看護上の注意点**　拡張術は劇的に効果をあげる治療ではなく，継続して通院する必要がある．1クール1～2週間おきにファイバーが通過するまで，長い場合，1年半ほどかかる症例もある．検査室だけではなく，外来看護師との連携した看護が重要である．

トラブル対応

❶ 出血

軽度の粘膜損傷は必発であり，少量の出血は見られるがほとんど自然止血する．大出血の場合は状態に応じて止血薬の散布やクリッピングによる処置を行う．または，外科的手術が必要となる可能性も視野にいれ，治療を担当する必要がある．

❷ 穿孔

拡張術を行ううえで，最も起こしてはならない合併症は穿孔である．とくに，拡張前の食道がpin holeである患者には，とくに注意が必要である．穿孔が確認された場合は，ただちに治療は中止される．穿孔後に縦隔膿瘍の形成の危険もある．偶発的合併症に備え，万全な準備が大切である．

（原 優花）

超音波内視鏡検査（EUS）

超音波内視鏡検査（EUS）は，内視鏡機器と超音波探触子が一体化した超音波内視鏡専用機を用いる方法と，細径超音波プローブを用いる方法が主として行われている．
EUS画像のみによる診断には限界があるため，補助手段として，病変やリンパ節，胸水や腹水などをEUS下で穿刺して生検や細胞診を行う超音波内視鏡下穿刺吸引法（EUS-FNA）が併用されることがある．

目的

- 消化管や胆管，膵管などの内腔から，疾患の壁深達度診断および病変臓器と周囲の脈管との関係，周囲のリンパ節などの情報を得る．

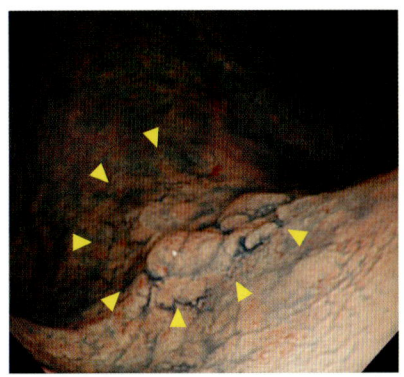

胃内視鏡画像：胃体上部後壁に，中央はわずかに陥凹しその辺縁が結節状に隆起した病変を認める．早期胃がんの所見である

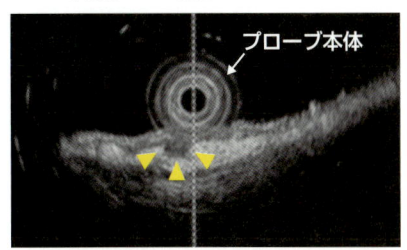

超音波内視鏡画像：胃がんの深達度診断を目的に細径超音波プローブで検査を行った．胃内腔側から第3層目の高エコー層（粘膜下層）にがんの浸潤を認める．粘膜下層に浸潤した早期がんと診断できる

適応

- 消化管
  - 消化管悪性腫瘍：食道がん，胃がん，大腸がんの深達度診断．
  - 粘膜下腫瘍の鑑別診断および組織診．
  - 食道胃静脈瘤の治療法の選択，再発予測および治療効果の判定．
  - その他：消化性潰瘍，食道アカラシア，炎症性腸疾患などの診断，縦隔疾患や腹腔内腫瘍．
- 胆膵領域
  - 胆道系悪性腫瘍の進展診断と治療効果の判定：胆嚢がん，胆管がんの深達度診断，周囲臓器への浸潤，リンパ節転移診断など．
  - 胆道系良性腫瘍の診断：胆石症，胆嚢ポリープ，胆嚢炎，総胆管結石，胆管炎，胆のう腺筋腫症など．
  - 膵悪性腫瘍の鑑別および進展度診断と治療効果の判定：膵腫瘍と腫瘤形成性膵炎の鑑別診断，のう胞性膵腫瘍や神経内分泌腫瘍の診断．
  - 膵良性疾患の診断：膵胆管合流異常，慢性膵炎，膵管狭窄など．

※根治が期待できる悪性疾患や消化管壁外の悪性嚢胞性腫瘍の穿刺に対しては，現状では，播種も可能性が完全に否定できないため，慎重に対応すべきである．

禁忌

- 全身状態がきわめて不良な患者，イレウス，手術直後や消化管穿孔．
- 基礎疾患に重篤な循環器疾患や呼吸器疾患がある患者（ただし，いずれの場合においても，検査を行う有用性が危険性を上まわる場合には，患者と家族の十分な同意を得たうえで検査を施行する）．

EUS：endoscopic ultrasonography，超音波内視鏡検査
EUS-FNA：endoscopic ultrasound guided fine needl aspiration，超音波内視鏡下穿刺吸引法
ERCP：endoscopic retrograde cholangiopancreatography，内視鏡的逆行性膵胆管造影

必要物品

① 超音波専用スコープ（ラジアル型，リニア型，コンベックス型）
② 超音波観測装置
③ 細径超音波プローブ
④ 通常内視鏡診断装置，2チャンネルスコープ
⑤ バルン：超音波探触子にバルンを被せたあと，脱気水を注入してバルンの破損のないこと，バルン内に気泡が入ってないことを確認する．
⑥ 脱気水注入装置：脱気水充満法で使用する．
⑦ 記録装置：ビデオプリンター，デジタル画像記録装置，ビデオテープ（DV, HD, DVD）
⑧ 鎮静薬（胆嚢，膵臓の検査時は，基本的に鎮静下で施行する）
　・催眠鎮静薬：ドルミカム10mg
　・麻酔導入薬：プロポフォール200mg
　・アネキセート
⑨ その他：「上部消化管内視鏡検査」（p.6）に準ずる．

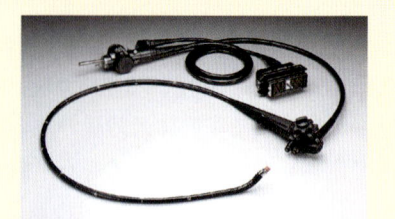

超音波内視鏡（UE260）

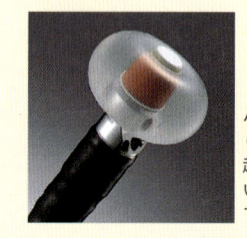

バルンを脱気水で膨らませ，観察部位と超音波振動子とのあいだに水を介在させて超音波検査を行う

（写真提供：オリンパス）

●検査の流れと看護の実際

❶検査前の手順

❶患者を確認する．

看護上の注意点

患者が自分で名乗れる場合は，患者誤認予防のため必ず名乗ってもらう．
入院患者：【患者氏名呼称】および【患者氏名】と【患者識別バンド】の一致を確認する．
外来患者：【患者氏名呼称】および【患者氏名】と【診察券のID】【端末のID】【検査伝票のID】などの一致を確認する．

●入院患者の場合

お名前を教えてください．○○○○さんですね．ありがとうございました．患者識別バンドを確認させていただきます．

●外来患者の場合

お名前を教えてください．○○○○さんですね．ありがとうございました．診察券のIDを確認させていただきます．

患者への声かけ

※北里大学病院　診療の手引き「診療行為における患者の確認マニュアル」より抜粋

❷医師より，患者に検査の目的，必要性，前処置，合併症などが説明されていること，説明・同意書の有無を確認する．

> **看護上の注意点**
> 「また同じ検査をするのでは？」と患者が疑問に感じる場合があるので，通常の内視鏡検査との違いや必要性について十分に説明する．

〈説明のポイント〉
- 上部消化管疾患に対して脱気水充満法でEUS，細径超音波プローブを使用する場合には，誤嚥の可能性について説明する．
- 細径超音波プローブを使用する胆管・膵管の検索は，X線透視下で内視鏡的逆行性膵胆管造影（ERCP）に引き続き行われる．ファーター乳頭から胆管，膵管末端まで細径超音波プローブが挿入されるため，その刺激や損傷，胆汁による逆行性感染などから重篤な胆管炎，膵炎を起こす危険性があることを説明する．
- EUS-FNAを実施する場合，穿刺の目的とその必要性を理解してもらい，合併症としての出血，感染の可能性についても説明する．

> **患者への声かけ**
> ○○さん，きょうはスコープに超音波の出る装置のついた内視鏡を使います．胃の壁の表面からもっと奥の深いところの病変を断面図で見ることができて，病気の進み具合を診断する検査です．以前行った内視鏡よりすこし太い感じがするかもしれません．通常の検査よりすこし長くかかることもありますが，今後の治療方針を決めるうえでとても大事な検査ですから，がんばりましょう．

❸既往歴を確認する．

❹検査時間が長くなるため，鎮静薬を用いる場合が多い．

> **看護上の注意点**
> 検査後2時間くらいは安静の必要があり，付き添い者が必要であること，当日は自動車等の運転は禁止であることを説明する．
> また，鎮静薬の作用で呼吸状態が変化する可能性があり，必要時は対応処置を行うことを説明する．

❺機器を準備・点検する．

> **看護上の注意点**
> 超音波専用スコープは通常のスコープと同様，吸引，アングルのかかり具合，光源の状態などを確認しておく．
> 超音波の観測装置では，画像の記録が正しく行われるか確認しておく．

❻静脈ルートを確保する．

※その他の看護上の注意点は，「上部消化管内視鏡検査」（p.7）に準ずる．

❷検査中の手順

❶患者を検査室に誘導後，SpO₂と自動血圧計などのモニターを装着する．呼吸状態の変化に備えて，酸素吸入や吸引の準備をしておく．

❷鎮痛薬使用開始前に左側臥位をとり，枕などで体位を保持する．咽頭麻酔のキシロカインをスプレーして，マウスピースを固定する．

❸左側臥位または仰臥位で検査を開始する．

❹医師が，口腔よりスコープを挿入し，食道，胃，十二指腸球部まで観察する．所要時間は15～30分である．

> **看護上の注意点**
> バイタルサインの変化に注意して観察する．バイタルサインの測定間隔は，患者の状態に合わせて設定する．

❸検査後の手順

❶ 検査終了後，覚醒状況，SpO₂値を医師に報告し，必ず医療者の付き添いのもと，回復室に移動する．

❷ 2時間の安静後，意識状態，ふらつきを確認する．医師の指示により帰宅となる．

❸ 帰宅時には，パンフレットなどを使用しながら，再度，運転などが禁止であること，眠気やふらつきが起こることがあり，転倒に十分注意するよう説明する．

看護上の注意点 入院患者はストレッチャーで移動し，看護師による移送が望ましい．安静中はSpO₂モニターを装着し，必要時，酸素吸入や点滴の内容について医師に報告する．

看護上の注意点 安静時間内のトイレ移動は，転倒予防のため必ず付き添う．

看護上の注意点 鎮静薬に対する拮抗薬を使用しているが，拮抗薬の半減期が49〜52分と鎮静薬の半減期2時間より短いため，覚醒しても眠気を生じることもある．

●検査終了後

○○さん，わかりますか？　検査が終わりました．まだ眠い感じが残っていると思いますので，眠気がなくなるまで，おおよそ2時間ぐらい回復室で休んでいただきます．

●安静時間終了時

このあと，起き上がっていただいて，ふらつかないことを確認します．薬を出すために水分を多めにとっていただきます．薬の影響で注意力が低下しています．再び眠気が戻ることがありますので，危険ですから，今日は車やバイク，自転車は運転しないでください．ふらつきが出ることがありますので，階段や小さな段差，スロープに気をつけて，転ばないようにしてください．なるべく無理をしないでお休みください．

〈超音波内視鏡穿刺術を施行する場合〉

❶主な適応疾患

消化管粘膜下腫瘍，縦隔や腹部の腫大リンパ節，膵や膵周囲の腫瘍性嚢胞性病変，少量の胸・腹水．

❷検査後の看護

① 出血，穿孔，感染などの合併症が起こる可能性があるため，自覚症状（悪心・嘔吐，腹痛）とバイタルサインに注意して観察する．

② 飲水，食事については，医師の指示によるが，基本的には当日は禁食で，翌日の採血結果（Hb，WBC，CRP）により問題がなければ開始となる．

鎮静薬を使用した患者様へ
次のことに注意してください．

1. 検査終了後，2時間は内視鏡室で休んでいただきます．
    （　：　）〜（　：　）
    意識の状態を確認して，帰宅となります．
2. 薬の影響で注意力が低下することがあります．
    本日は，車・バイク・自転車の運転は禁止です．
3. 薬の影響でふらつくことがありますので，転倒にはご注意ください．
    家庭でも，階段やスロープに十分気をつけてください．
4. 再び，眠気を感じるときがあります．無理をしないで，お休みください．

北里大学病院　内視鏡室

トラブル対応

❶出血・穿孔

超音波専用スコープは先端硬性部が長いことから，食道入口部に穿孔を起こしやすい．また，進行がんで狭窄がある場合は，スコープ操作により粘膜の損傷を起こしやすい．検査後の胸痛，腹痛とバイタルサインの変化，吐血や下血に注意して観察する必要がある．

超音波内視鏡穿刺術では腫瘍内出血や，縦隔内，腹腔内出血の可能性がある．検査前は，凝固系の異常がないか，出血時間などを確認しておく．また，穿刺後は止血状況について医師から情報を得ておくことも必要である．

❷誤嚥

咽頭麻酔や鎮静薬を使用すると誤嚥の危険は高まるが，脱気水充満法で行う場合には嘔吐反射を誘発するとさらに誤嚥の原因となりやすい．検査中は，呼吸状態の変化に注意し吸引を十分行うことが必要である．

❸急性膵炎・胆管炎

ERCP時にIDUSを行った場合には，急性膵炎・胆管炎を起こしやすい（「ERCP」p.63参照）．

（倉石まゆみ，前澤美奈子）

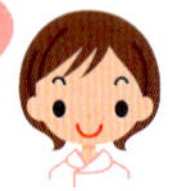

下部消化管内視鏡検査

肛門から直腸・結腸内に電子スコープを挿入し，病変部の観察と撮影を行う検査である．
同時に，大腸ポリープ摘除術が行われることもある．

目的

- 直腸と結腸，一部小腸の観察と撮影を行い，病理病変部組織を採取する．
- 消化器疾患および他疾患の大腸に及ぼす影響を精査し，確定診断を行う．

適応

- 腹痛，便秘，下痢，血便などから大腸疾患を疑い精査が必要なもの．
- 治療効果の評価・経過観察と術前精査．
- 内視鏡治療が必要と考えられるもの．

禁忌

- 腹膜刺激症状がある患者．
- 消化管穿孔例の疑いがある患者．
- イレウスの疑いがある患者．
- 中毒性巨大結腸症．

必要物品

① 機器：内視鏡システム一式，大腸電子スコープ，二酸化炭素送気装置
② 処置具：生検鉗子
③ 薬剤
- 前処置薬：マグコロールP，ニフレック，ビジクリア，プリンペラン，ガスコンドロップ
- 鎮痙薬：ブスコパン，グルカゴンGノボ
- 色素剤：0.1％インジゴカルミン液
- ゼリー

④ その他：患者監視モニター，SpO_2モニター

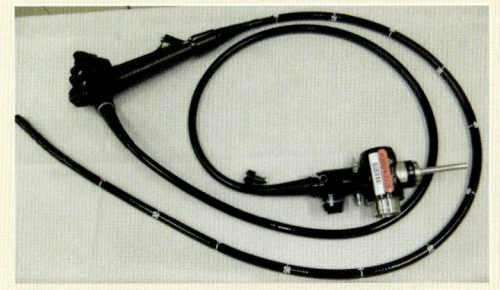

大腸ビデオスコープ（CF-H260AZI）．外径13.6mm，有効長1,330mm，約70倍の拡大観察が可能

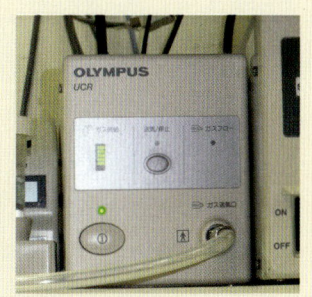

二酸化炭素送気装置

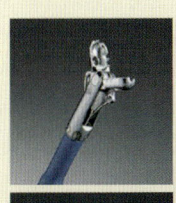

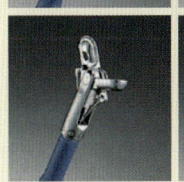

生検鉗子　（写真提供：オリンパス）

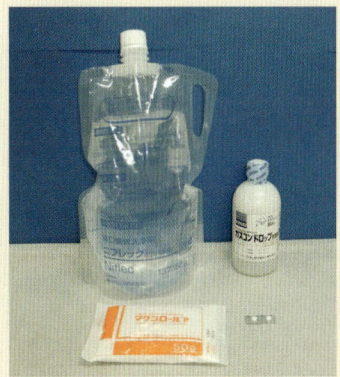

大腸前処置薬（ニフレック，ガスコンドロップ，マグコロールP，プリンペラン）

内視鏡と看護

●検査の流れと看護の実際

❶検査前の手順

❶検査準備の説明をする．

〈検査準備の説明例〉

検査前日	夕食	午後8時まで．それ以降は絶食とするが，水分は飲んでもかまわない（お茶，残渣のないジュースも可）．
	午後9時	マグコロールP1包を水150mL以上に溶かして服用する．
	午後9時～就寝時	コップ2～3杯（300～500mL）以上の水またはお茶，残渣のないジュースを飲む．飲水制限のある患者は，医師に確認する．
検査当日	朝食	禁食とする．水，お茶，残渣のないジュースは摂取可である．
	午前6時～7時	プリンペラン2錠と水200mLを服用する．

❷検査前の内服薬，インスリン使用の有無について医師の指示を確認する．

看護上の注意点 抗凝固薬を内服中の場合は，休薬指示について確認する．
糖尿病治療薬，インスリン使用中の場合は，内服またはインスリン使用量について指示を確認する．
糖尿病治療薬やインスリンを投与した場合は，低血糖症状の有無を確認し，必要時は血糖測定を行い，医師からブドウ糖や輸液の指示を受ける．

消化器内視鏡診療における
抗血栓治療薬の休薬基準
→p.54～55参照

❸下部消化管内視鏡検査歴がある場合は，内視鏡検査の情報（ニフレック量，追加処置，使用スコープ，ポリペクトミー歴，苦痛の程度，鎮静薬使用の有無など）を確認する．

❹患者を確認する．

看護上の注意点 患者が自分で名乗れる場合は，患者誤認予防のため必ず名乗ってもらう．
入院患者：【患者氏名呼称】および【患者氏名】と【患者識別バンド】の一致を確認する．
外来患者：【患者氏名呼称】および【患者氏名】と【診察券のID】【端末のID】【検査伝票のID】などの一致を確認する．

●入院患者の場合

> お名前を教えてください．○○○○さんですね．ありがとうございました．患者識別バンドを確認させていただきます．

●外来患者の場合

> お名前を教えてください．○○○○さんですね．ありがとうございました．診察券のIDを確認させていただきます．

※北里大学病院　診療の手引き「診療行為における患者の確認マニュアル」より抜粋

患者への声かけ

❺ 医師より，患者に検査の目的，必要性，前処置薬，およびリスクについて説明されていること，説明・同意書の有無を確認する．
❻ 未成年者や高齢者の場合は，家族に対して説明を行い，同意を得る．
❼ 問診（心疾患，緑内障，前立腺肥大，糖尿病，喘息，アレルギー，腹部手術の有無，排便習慣，透析患者のシャント側など）と既往歴を確認する．
❽ 前日のマグコロールＰ服用からの排便回数，最終排便の性状を確認する．
❾ ニフレック１包を2,000mLの水で溶かし，1,000mLを30～60分で服用する．この際，500mL服用した時点でガスコンドロップ内用液10mLを飲む．
❿ 患者が大腸内視鏡を初めて受ける場合，ニフレックへの異常反応がないか確認する．

> **看護上の注意点** 前処置薬は，腸管閉塞や腸管穿孔，中毒性巨大結腸症患者には禁忌である．とくにマグコロールＰは腎障害患者には禁忌である．医師に前処置薬の指示を確認する．

> **看護上の注意点** ニフレック服用により腸管内圧が上昇し，腸管穿孔を起こす可能性があるため，症状が出現したときは，バイタルサインの測定や観察を行い，医師の指示を確認する．ニフレックを服用後の排泄を促すため，歩行や腹部マッサージを行い，頻繁に排便する．

> **患者への声かけ** ニフレックは，500mLを30分のペースで飲みましょう．飲みながらおなかをへこませたり膨らませたり，足踏みをすると，腸が動いて便が出やすくなります．

⓫ パンフレット『どのような便でしたか』を基準に，便性状がカスのない黄色透明になったことを確認する．

> **看護上の注意点**
> - ニフレック服用後は，便の回数や性状を確認する．黄色透明になった場合でも排便回数が少ない場合は，便が残っていることがあるため，性状だけでなく回数の把握も重要である．
> - ニフレック服用後，しばらくたっても排便がない場合には，医師に報告し追加指示を受ける．
> - 胃切術後や糖尿病の患者は，消化管運動が悪い可能性があるため，腹満感と排泄状態を同時に観察して，ニフレックの必要量をアセスメントする必要がある．
> - イレウス患者に対するニフレックの過剰投与に注意する．

> **患者への声かけ** ニフレックをたくさん飲むのは大変ですが，事前に腸の中をきれいにしておくことで検査もスムーズにできます．まずは1L飲んでいただきます．おなかが張ったり，痛くなったらすぐに教えてください．

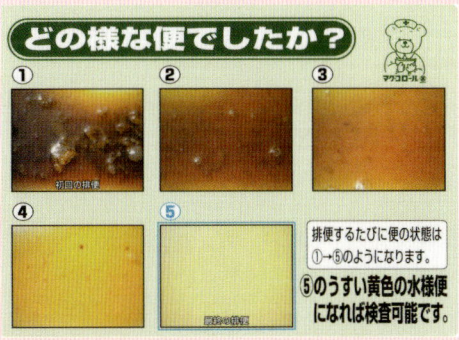

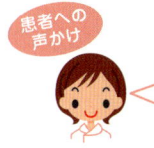

便性状がカスのない黄色透明（④～⑤）になったことを，パンフレットを使って確認する

⓬ニフレック服用状況と便の性状および回数を確認する．

看護上の注意点 便の性状が茶色から濁った黄色で，追加処置が必要な場合は医師から追加指示を受ける．

患者への声かけ がんばって飲めましたね！ 腸も大分きれいになりました．あとひと息です．

⓭前処置が完了後，金属製の装飾品や金属部分のある下着ははずし，更衣させる．

患者への声かけ 前処置が終わりましたので，検査ができます．お疲れさまでした．

❷検査中の手順

❶患者の入室を援助し，検査着への更衣と金属製品をはずしているか最終確認する．

❷検査台に臥床してもらい，血圧と脈拍の測定を行い，問題がなければ測定を5分ごとに設定する．

観察のポイント
- 腹部膨満感，腹痛の有無
- 迷走神経反射による血圧低下，悪心・嘔吐，末梢冷感や意識消失の有無
- 患者からのサイン（顔をゆがめる，身体をねじる，腹部に手を当てるなど）

❸検査着の腹部ひもをゆるめ，患者に左側臥位になってもらう．

❹患者に検査中の注意点を説明し，検査に対する協力が得られるようにする．

看護上の注意点 検査中は，患者のそばについてリラックスできるように声をかける．腹痛のために過換気症候群を引き起こした患者，痛みからトラウマになった患者の場合は，状況を問診して鎮静の適応か否かをアセスメントし，医師に報告する．

❺医師の指示により，ブスコパンまたはグルカゴンGノボを筋肉内注射する．

❻医師の直腸診を介助する．患者に力まず口呼吸するように声をかける．

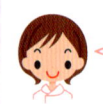

患者への声かけ おしりから大腸にスコープを入れます．大腸は細長いチューブのような臓器ですので，中に空気を入れて膨らませながら進めます．○○さんのおなかが張ってくると思いますが，遠慮なくガスを出してください．大腸は80cmから1mくらいですが，伸び縮みするので伸ばされたり，引っ張られたりするように感じることがあります．苦しいときはおっしゃってくださいね．まずは，大腸と小腸のつなぎ目までスコープを進めます．その後，スコープを抜きながら大腸の壁に病気がないかよく見ていきますので，30分くらいかかります．

❼ 検査開始後は，患者には腹圧をかけず全身の力を抜くことを説明する．また送気による腹満があればガスの排出を促す．

> **看護上の注意点** バイタルサイン，患者の表情や体動などから痛みのサインをとらえて医師に報告し，スコープからの吸引操作で腸管内の減圧をはかる．

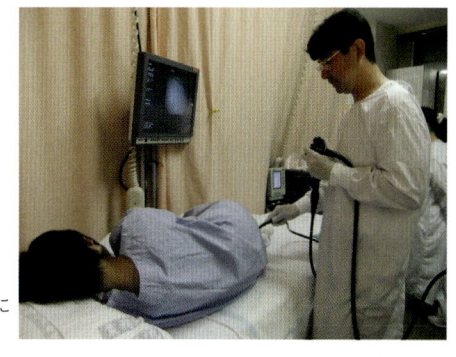

検査が開始されたら，患者に全身の力を抜くように話す

❽ 医師の指示に従い，用手圧追法などの介助をする．

> **看護上の注意点** S状結腸部，脾彎曲部，肝彎曲部はスコープの通過が困難なことが多いため，医師の指示で腹部の圧迫や体位変換を患者に説明しながら行う．

❾ 終末回腸または回盲部に到着したら，患者にスコープを抜きながら観察することを伝える．

> **看護上の注意点** 患者が痛がるときにがまんをさせて，無理にスコープを進めない．慢性閉塞性肺疾患や慢性心疾患の患者には，二酸化炭素の送気を避ける．

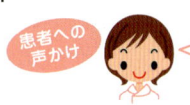

患者への声かけ：がんばりましたね．奥まで届きましたので，あとは器具を抜きながら観察していきます．もう，押された感じや痛みはないと思います．楽にしていてください．空気も徐々に抜けてきています．楽になりましたか？ もうすこしで終わります．

❿ 病変を観察時，医師の指示でインジゴカルミン 20mL を準備する．
⓫ 病変の生検を採取する場合は，「上部消化管内視鏡検査」(p.11)に準ずる．
⓬ 肛門部はスコープを反転させて観察する場合があるので，患者に違和感があるが力を抜くように説明する．

> **看護上の注意点** 腹部の手術歴がある患者は癒着による腸管のねじれにより，痛みが激しいことが予測される．医師の指示で，検査前または検査途中から，腸管からすみやかに吸収される二酸化炭素送気に切り替えることで腹部膨満による苦痛を軽減できる．また，使用する電子スコープも細径でやわらかい機種が選択される．

❸ 検査後の看護

❶ 患者にねぎらいの言葉をかけ，バイタルサインを測定，異常がないことを確認する．
❷ 腹部膨満感，腹痛の観察をする．腹部膨満時はガスの排出を促す．
❸ 医師の指示により，検査終了1時間を目安に，腹部膨満が消失すれば食事が開始される．
❹ 生検したときは，消化のよい食事をとり，刺激物やアルコールは避けるように説明する．

❺検査中の使用薬剤の影響を観察する.

看護上の注意点 ブスコパンを使用した場合は,目の見え方に変化がないか,焦点が合っているかを確認する.とくに自動車の運転は避けるように説明し,しばらく休憩してもらう.
グルカゴン使用時は,低血糖を起こす可能性があるため注意して観察し,検査1時間後に糖分のある飴またはジュースなどをとるように説明する.
検査中に色素散布(インジゴカルミン)を行った場合は,青い水が排泄されるが心配しなくてよいことを説明する.

❻抗凝固薬の再開について医師に確認し,内視鏡後の患者への説明書をわたし,患者に説明する.

```
                          様
              大腸内視鏡検査後のご注意

以下の○印の項目をお守りください。
1. 検査前の注射の影響により、目がチラチラしたり、心臓がドキドキしたり、
   口が渇くことがあります。
   車・オートバイ・自転車で来院した方は、このような症状がなくなってから運
   転してください。
   口渇を潤す程度の飲水はかまいません。
2. 検査前の注射の影響により低血糖症状(冷汗・ふらつく感じ、動悸、しびれな
   ど)が出る場合がごくまれにあります。予防のため検査終了後、早めにあめ
   玉やジュースなどをお取りください。
3. 食事は    時    分頃、お腹が楽になってからとってください。
4. 検査中に空気を入れて観察します。検査終了時には空気をできるだけ抜きま
   すが、残っている空気のために検査後にお腹が張ったり痛むことがあります。
   このようなときにはガスを出すと楽になります。
   半日くらいの間、腹部に違和感が残ったり、水のような残りが何回も出るこ
   とがあります。
5. 検査のため青い色素薬を使用しました。青い水のようなものが出ることがあ
   りますが、色素薬の影響ですので心配はありません。
6. 組織検査をしました。今日の食事は、消化のよい軟らかいものにし、刺激物と、
   アルコール類は控えてください。組織検査の結果は、外来担当医師よりお聞
   きください。
7. 本日の入浴、シャワーは、体調に合わせて行ってください。
8. ポリープ切除術を行いました。…別紙をごらんください。
   帰宅後、強い腹痛や出血、ご心配なことがありましたら下記へご連絡くださ
   い。
   平日 8:30〜16:30
        第1・3・5土曜日 8:30〜12:15   内視鏡室    000(000)0000
        上記以外の時間帯、休診日        救急センター 000(000)0000
                                              北里大学病院内視鏡室
```
「大腸内視鏡検査後のご注意」を患者にわたし,注意を促す

トラブル対応

❶出血

スコープ挿入に伴い,出血を生じることがある.検査前に便に血液が混じることがないかを確認しておくことが必要である.

❷穿孔

スコープ操作により,穿孔を起こす可能性がある.患者が激しい腹痛や腹部膨満を訴えたときは,バイタルサインの変化にとくに注意する.穿孔が疑われる場合は,X線検査(立位,臥位で撮影)でfree airを確認し,穿孔が確認された場合には,胃チューブによる減圧と絶飲食,輸液,抗菌薬投与をして経過観察をする.状態悪化時には外科手術に移行することもあるため,症状やバイタルサインの観察を行い,異常の早期発見に努める.

(小島博子,前澤美奈子)

大腸ポリープ摘除術

大腸内視鏡を使って大腸ポリープにスネアをかけ，高周波電流によってポリープを切除する治療法である．
腫瘍の形態により，ポリープ摘除術（隆起型を呈する大腸腫瘍，早期がん）や
粘膜切除術（表面型を呈する大腸腺がん）が選択される．

目的

- 大腸ポリープを切除する．

適応

- 腺腫，粘膜がん，粘膜下層への軽度浸潤がん．
- リンパ節転移がない．
- 腫瘍が一括切除できる大きさ（2cm未満）と部位であること．

禁忌

- 出血傾向がある患者．
- 抗凝固薬内服中または休薬不足の患者．
- ポリープ摘除術後の安静，食事制限，禁酒などが守れない患者．

必要物品

① スコープ：大腸用電子スコープ
② 処置具：高周波スネア，ホットバイオプシー鉗子，クリップ，ポリープトラップ，三爪・五爪鉗子，留置スネア，局注針
③ 薬剤
- 前処置薬は「下部消化管内視鏡検査」(p.43)に準ずる．
- 鎮痙薬：ブスコパン，グルカゴンGノボ
- 鎮静薬：ドルミカム，プロポフォール
- 鎮痛鎮静薬：オピスタン
- 前投薬：ガスコンドロップ
- 色素剤：0.1％インジゴカルミン液
- 局所剤：グルセオール，生理食塩液
- 内視鏡粘膜下注入材：ムコアップ

④ 機器：高周波発生電源装置，対極板，二酸化炭素送気装置
⑤ その他：患者監視モニター，SpO_2モニター，酸素，吸引セット

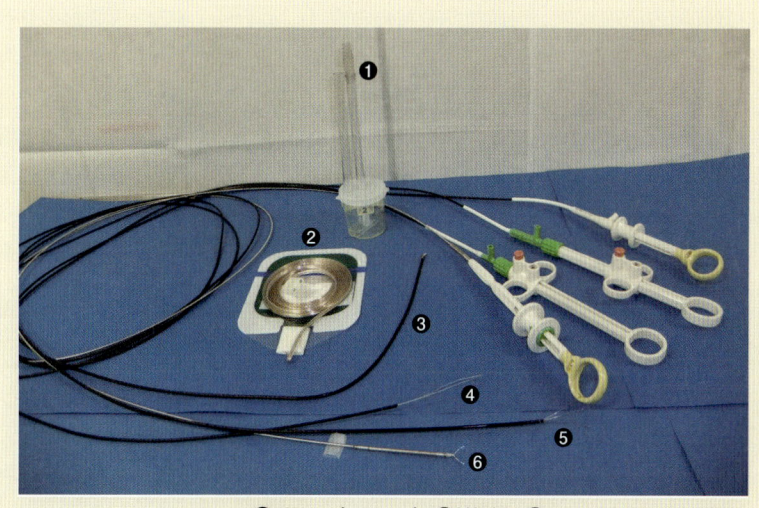

❶ポリープトラップ，❷対極板，❸ホットバイオプシー鉗子，❹高周波スネア，❺三爪(把持)鉗子，❻クリップ

●治療の流れと看護の実際

❶治療前の手順

❶医師より，ポリープ摘除術の必要性，危険性，偶発症，その後の注意について説明されていること，説明・同意書の有無を患者に確認する．

❷術前情報として，ポリープの位置と個数を確認する．

❸患者の腹部手術歴の有無，出血傾向や貧血の有無を確認する．

❹患者に検査前の注意事項と処置について説明する．

❺植え込み型除細動器（ICD），恒久的ペースメーカー植え込み患者は，高周波による影響を排除した設定でポリープ摘除術を行わなければならない．事前に医師から業者に連絡し，ポリープ摘除術当日の設定変更を依頼しておく．

❻抗凝固薬内服の有無，出血傾向や貧血の有無を確認する．

> **看護上の注意点** 抗凝固薬内服の有無，休薬期間の確認をする．確認基準は，「消化器内視鏡診療における抗血栓治療薬の休薬基準」(p.54～55)を参考にする．

❼治療薬の内服薬，インスリン使用の有無についての指示を，医師に確認する．

> **看護上の注意点**
> ●ポリープ摘除術当日は禁食となる．そのため，インスリン使用あるいは血糖降下薬内服患者は，血糖コントロール不良，低血糖の危険があり，医師から糖尿病治療薬とインスリン投与について指示を受ける．
> ●患者の既往歴（心疾患，高血圧，緑内障，前立腺肥大症，糖尿病）を問診して，前処置薬の指示を医師から受ける．

❽ポリープ摘除術前日の食事や前処置は，通常の大腸内視鏡検査と同様である．

> **看護上の注意点** ●腸管狭窄のある患者に必要量以上のニフレックを服用させてはならない．

❾医師の指示で静脈ルートを確保し，輸液を行う．

❿金属のついた装飾品（ヘアピン，ピアス，指輪，眼鏡，時計，補聴器など）をはずして保管する．湿布薬，磁器絆創膏，ニトロダームTTS，コルセットは除去する．

> **看護上の注意点** 通電中に熱傷の危険があるため，金属類を除去する．

⓫必要物品を準備し，高周波電源発生装置の点検を行う．

⓬二酸化炭素送気装置を作動させ，大腸スコープと接続する．

❷治療中の手順

❶患者を確認する.

> **看護上の注意点**
> 患者が自分で名乗れる場合は,患者誤認予防のため必ず名乗ってもらう.
> 入院患者:【患者氏名呼称】および【患者氏名】と【患者識別バンド】の一致を確認する.
> 外来患者:【患者氏名呼称】および【患者氏名】と【診察券のID】【端末のID】【検査伝票のID】などの一致を確認する.

●入院患者の場合

> 患者への声かけ: お名前を教えてください. ○○○○さんですね. ありがとうございました. 患者識別バンドを確認させていただきます.

●外来患者の場合

> 患者への声かけ: お名前を教えてください. ○○○○さんですね. ありがとうございました. 診察券のIDを確認させていただきます.

※北里大学病院 診療の手引き「診療行為における患者の確認マニュアル」より抜粋

❷治療前のバイタルサインを測定し,大腸内視鏡の介助をする. 手順は,「下部消化管内視鏡検査」(p.44)に準ずる.

> 患者への声かけ: これからポリープを取るために,おしりから大腸にスコープを入れます. まずは,大腸と小腸のつなぎ目までスコープを入れていき,その後,スコープを抜きながらポリープを取りますので,30分から1時間ぐらいです. ポリープを取るときは高周波といって,身体にびりびりこない周波数の電流で止血しながら切ります. 痛みはありませんので,心配しないでください.

❸医師が,患者にポリープを取ることを説明する.

> 患者への声かけ: ○○さん,おなかは張ってないですか? ポリープを取るとき,痛みはないと思いますが,変わったことがあったらすぐおっしゃってください. 取ったあとの止血処置もクリップという器具で傷を縫い合わせていくので,心配ありません.

❹対極板を,患者の殿部や大腿部の広い面に貼る.

> **看護上の注意点**
> 対極板は術野に近く,接着面が完全に密着する部位を選んで貼付する. 関節や患者の身体の下になる部位は避ける. 患者の皮膚が乾燥していて落屑がみられるときは,清拭して水分を拭き取ったあとに貼付する.

❺患者にベッド柵や点滴棒などの金属から手を離して,通電中は触れないよう説明する.

❻高周波発生電源装置の設定を読み上げ,医師とダブルチェックする.

❼医師がスコープを操作し，鉗子チャンネルに挿入したスネアをポリープの辺縁に持っていき，スネアを開閉し，ポリープを把持する．スネアの位置と周辺の粘膜を巻き込んでいないかを確認したあと，通電し，スネアを絞扼し，最後まで閉じきる．

看護上の注意点
- 医師は通電を始め，絞扼部が白く変色し始めたらスネアを閉じる．スネアを閉じるのが早いと出血し，遅いと凝固が進み穿孔を起こすリスクが高いため，注意して観察する．
- 処置中は患者に声をかけ，一緒に処置を行っているという意識をもってもらう．
- 腸内に気体を注入するため，副交感神経刺激症状が現れる場合がある．バイタルサイン，SpO_2，意識状態を定期的に観察する．
- 鎮静を行う場合は呼吸状態をモニタリングし，観察することが必要である．医師の指示により，酸素吸入が行われる．

❽切除面からの出血を予防するため，医師は創面を縫縮する止血クリップを装着する．

●**大腸ポリープ摘除術の流れ**

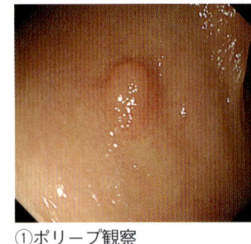

①ポリープ観察 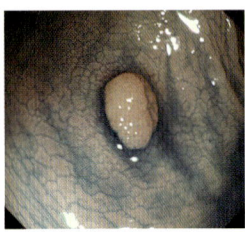　②色素散布 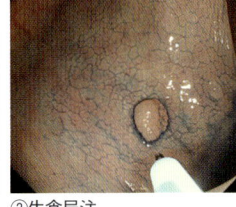　③生食局注

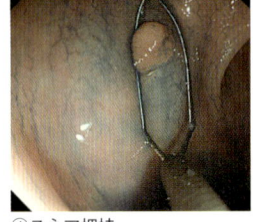

④スネア把持 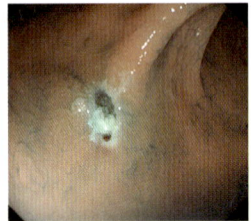　⑤ポリープ摘除 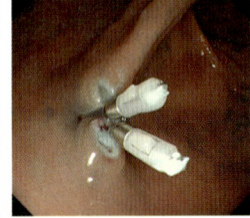　⑥止血クリップ装着

❾ポリープトラップや把持鉗子を用いて検体を回収する．

❿ポリープの部位や切除手技を記録し，ホルマリン入り組織検体容器に入れる．

看護上の注意点
ポリープ検体の部位や検体の患者間違いに十分注意する．

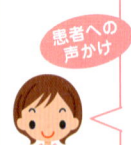

患者への声かけ
○○さん，ポリープを取りました．このあとは1時間，ベッドで安静にしてください．おなかが張っていると思いますので，ガスが出そうなら力まずに出すと楽になります．

ポリープを取ったあと，出血を止めるためにクリップで傷を止めていきます．出血することもありますので，便が出たら看護師が一緒に確認しますのでお知らせください．クリップは傷が治ると自然に便と一緒に出ることが多いのですが，出なくても心配はありません．ただし，おなかが急に激しく痛くなったり，血液が混じった便が出たら，すぐにお知らせください．

⓫検査室看護師と病棟看護師は情報交換する．

❸治療後の看護

❶ バイタルサインの測定，症状の有無，とくに便の性状の観察を行う．治療後の排泄物は，看護師が観察することを伝える．

観察のポイント
- バイタルサイン
- 悪心・嘔吐，腹部膨満感の有無
- 腹痛，腹膜刺激症状の有無
- 便の性状

❷ 治療後1時間前後はベッド上安静とし，医師の指示により歩行が可能となる．

看護上の注意点
- 治療中に鎮静薬を使用した場合は，初回歩行時は看護師が付き添い，歩行状態を観察する．

❸ 医師の指示により，治療後の食事が開始になる．治療当日は禁食で，翌日の検査結果により低残渣食が開始になる．食事開始と同時に，緩下薬の服用が開始になる．

看護上の注意点
- 抗凝固薬を使用していた場合，医師の指示により薬剤の投与が再開される．

患者への声かけ
食事はやわらかいものから開始になります．全粥くらいの固さになったら退院できます．

便が硬いと出血の原因になりますので，緩下薬で便が軟らかくなるように調整します．

トラブル対応

❶ 出血

ポリープの摘除部位から出血や止血目的のクリップがはずれることにより，再出血が起こることがある．出血した場合は，再度大腸内視鏡を行い，止血処置をすることが多い．バイタルサインの変化に注意しながら，出血の有無を把握するために便の性状を観察することが重要である．同時に，便の性状を観察することの重要性を説明する．

❷ 穿孔

ポリープの大きさや摘除の状況により，穿孔を起こすことがある．穿孔を起こすと，便汁が腹腔内に漏れて腹膜炎を併発する危険性が高い．

腹膜刺激症状などの腹部症状，炎症反応やバイタルサインなどを観察するとともに，外科的手術または保存療法（クリップによる縫縮，絶飲食，減圧，輸液，抗菌薬投与）が検討される．

（小島博子，前澤美奈子）

消化器内視鏡診療における抗血栓治療薬の休薬基準

内視鏡検査・治療前，抗凝固薬内服中の場合は，休薬指示について確認しなければならない．
当院における，「消化器内視鏡診療における抗血栓治療薬の休薬基準」を紹介する．　　　　　　　　　　　　　　　（猪又克子）

消化器内視鏡診療における抗血栓治療薬の休薬基準

1. 抗血小板薬・抗凝固薬 単剤症例での休薬方法

		通常内視鏡（観察）	出血低危険度内視鏡（生検）	出血高危険度内視鏡
アスピリン	血栓症低危険群	休薬なし	3日休薬	3日休薬
	血栓症高危険群	休薬なし	休薬なし	休薬なし
チエノピリジン	血栓症低危険群	休薬なし	5日休薬	5日休薬
	血栓症高危険群	休薬なし	休薬なし	アスピリン置換
その他の抗血小板薬		休薬なし	休薬なし	1日休薬
ワルファリン		休薬なし	休薬なし 当日PT-INR測定 （PT-INR治療域内のみ施行可）	ヘパリン置換
ダビガトラン		休薬なし	休薬なし	ヘパリン置換

- 内視鏡的粘膜生検は出血低危険度の消化器内視鏡と同様に扱う．
- 内視鏡診察終了時には止血を確認して内視鏡を抜去する．
- 自然止血が得られない場合には止血処置を追加して行う．
- ワルファリン内服症例は検査前に内視鏡室でPT-INRを測定し，治療域（3.0以下，70歳以上では2.6以下）の場合のみ出血低危険度内視鏡（生検）を行ってよい．
- 処方医から抗血栓治療薬の中止許可を得た場合は，従来の基準に従い休薬してもよい．

2. 抗血小板薬・抗凝固薬 多剤併用症例での休薬方法

①出血低危険度内視鏡
- 出血低危険度内視鏡（生検）については，症例に応じて慎重に対処する．

②出血高危険度内視鏡

	アスピリン	チエノピリジン	その他の抗血小板薬	ワルファリン/ダビガトラン
2剤併用	休薬なし	5日休薬		
	休薬なし		1日休薬	
	休薬なし			ヘパリン置換
		アスピリン置換	1日休薬	
		アスピリン置換		ヘパリン置換
			1日休薬	ヘパリン置換
3剤併用	休薬なし	5日休薬		ヘパリン置換
	休薬なし		1日休薬	ヘパリン置換
		アスピリン置換	1日休薬	ヘパリン置換

- 多剤併用症例では，休薬が可能となるまでは延期が望ましい．
- 医学的な理由で延期が不可能な症例に対して，上記内容に従って一時的に投薬内容を変更する．

●内視鏡診療の出血リスク分類

①通常消化器内視鏡
 （事前に観察のみであることを患者に説明）
- 上部消化管内視鏡（経鼻内視鏡を含む）
- 下部消化管内視鏡（観察のみ）
- 超音波内視鏡検査
- カプセル内視鏡検査
- 内視鏡的逆行性膵胆管造影（切開なしで造影のみ）

②内視鏡的粘膜生検（超音波内視鏡下穿刺吸引術を除く）

③出血低危険度の消化器内視鏡
- バルーン内視鏡
- マーキング（クリップ，高周波，点墨など）
- 消化管，膵管，胆管ステント留置法（事前の切開なし）
- 内視鏡的乳頭バルーン拡張術

④出血高危険度の消化器内視鏡
- ポリペクトミー（ポリープ切除術）
- 内視鏡的粘膜切除術
- 内視鏡的粘膜下層剥離術
- 内視鏡的乳頭括約筋切開術
- 内視鏡的十二指腸乳頭切除術
- 超音波内視鏡下穿刺吸引術
- 経皮内視鏡的胃瘻造設術（経皮経食道も含む）
- 内視鏡的食道・胃静脈瘤治療
- 内視鏡的消化管拡張術
- 内視鏡的粘膜焼灼術
- その他

●血栓症高危険群

①抗血小板薬関連
- 冠動脈ステント留置後2か月内
- 冠動脈薬剤溶出性ステント留置後12か月内
- 脳血行再建術（頸動脈内膜剥離術，ステント留置）後2か月内
- 主幹動脈に50％以上の狭窄を伴う脳梗塞または一過性脳虚血発作
- 最近発症した虚血性脳卒中または一過性脳虚血発作
- 閉塞性動脈硬化症でFontaine3度（安静時疼痛）以上
- 頸動脈超音波検査，頭頸部磁気共鳴血管画像で休薬の危険が高いと判断される所見を有する場合

②抗凝固薬関連
抗凝固薬の休薬に伴う血栓塞栓症は一度発症すると重篤であることが多いことから，抗凝固薬療法中の症例は全例を高危険群として対応することが望ましい．
- 心原性脳塞栓症の既往
- 弁膜症を合併する心房細動
- 弁膜症を合併していないが，脳卒中高リスクの心房細動
- 僧房弁の機械弁置換術後
- 機械弁置換術後の血栓塞栓症の既往
- 人工弁設置
- 抗リン脂質抗体症候群
- 深部静脈血栓症，肺塞栓症

●代表的な抗血栓治療薬

	商品名	一般名
アスピリン	バイアスピリン	アスピリン
	バファリン	〃
チエノピリジン系	パナルジン	チクロピジン
	プラビックス	クロピドグレル
その他抗血小板薬	プレタール	シロスタゾール
	エパデール	イコサペンタエン酸
	エパデールS	〃
	アンプラーグ	塩酸サルポグレラート
	ドルナー	ベラプロストナトリウム
	プロサイリン	〃
	オパルモン	リマプロストアルファデクス
	プロレナール	〃
	ロコルナール	トラピジル
	コメリアン	ジラゼプ塩酸塩水和物
	ペルサンチン	ジピリダモール
抗凝固薬	ワーファリン	ワルファリンカリウム
	プラザキサ	ダビガトラン
	イグザレルト	リバーロキサバン

日本消化器内視鏡学会『抗血栓薬服用者に対する消化器内視鏡診療ガイドライン』を参考に作成

内視鏡と看護

内視鏡的逆行性膵胆管造影検査（ERCP）

内視鏡的逆行性膵胆管造影検査（ERCP）は，内視鏡を用いて十二指腸下行部にあるファーター乳頭より造影用カテーテルを挿入し，造影剤を膵・胆管内に注入してX線造影する検査法である．

目的

- 膵臓・胆道（胆管・胆嚢）の形態学的診断（狭窄，閉塞，結石の有無など）を行う．
- 症例により，膵液，胆汁の採取や細胞診断，膵胆管内圧の測定を行う．
- 治療として，内視鏡的胆道ドレナージ術（ERBD），内視鏡的経鼻的胆道ドレナージ（ENBD），内視鏡的乳頭括約筋切開術（EST），内視鏡的乳頭バルン拡張術（EPBD），総胆管結石除去術などが，検査に引き続き行われる（p.64）．

適応

- 膵臓・胆道の形態学的変化をきたす腫瘍，炎症，外傷，発生異常のすべての検索が適応となる．
  ①膵疾患：膵臓がん，慢性膵炎，粘液産生腫瘍，膵管癒合不全など．
  ②胆道疾患：胆管がん，胆嚢がん，総胆管結石，胆管狭窄，膵・胆管合流異常など．

禁忌

- 全身状態が極端に不良な患者と，造影剤アレルギー（アナフィラキシーショック）の既往がある患者は禁忌となる．軽い蕁麻疹程度のアレルギーがある患者は，術前から副腎皮質ステロイド薬を点滴静脈内注射としたり，造影剤の使用量を少なくするなど慎重に対応することで実施可能である．
- 急性膵炎などの強い炎症を生じている病態では，増悪させる危険があるため禁忌となる．ただし，総胆管結石が原因の胆石膵炎や急性閉塞性化膿性胆管炎などでは適応となる．

●まずは非侵襲的な検査から

胆膵疾患の診療では最も精度の高い検査法の1つであるが，侵襲的な検査であり偶発症も比較的多い．症状や血液検査などから胆膵疾患が疑われる場合，まず非侵襲的な検査である腹部超音波検査，CT検査，MRCP（磁気共鳴胆道膵管造影）を行い，異常所見に応じて超音波内視鏡（EUS）やERCPでの精査を施行する．

必要物品

①光源，電子スコープ，各種処置具，マウスピース，注射器，注射針，アルコール綿，潤滑ゼリー，生理食塩液，滅菌ボール，クランプ用鉗子，おむつ，安楽枕，膿盆，雑ガーゼ
②表面局所麻酔ゼリー，ジメチコン製剤，鎮静薬，鎮静解除薬（必要時）
③EST時：EST装置，電極コード，対極板，パピロトーム
④ERBD時：各種ステント
⑤截石術時：バスケット，砕石具，造影バルンなど

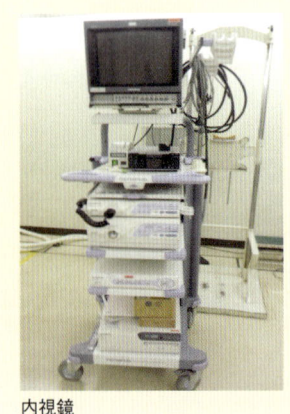

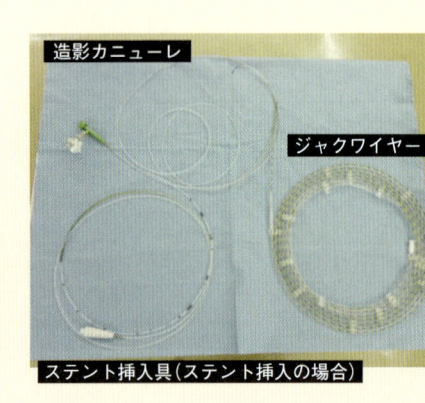

ERCP：endoscopic retrograde cholangiopancreatography，内視鏡的逆行性膵胆管造影検査
ERBD：endoscopic retrograde billiary drainage，内視鏡的逆行性胆道ドレナージ術
ENBD：endoscopic nasobiliary drainage，内視鏡的経鼻的胆道ドレナージ
EST：endoscopic sphincterotomy，内視鏡的乳頭括約筋切開術

検査の流れと看護の実際

❶検査前の手順

❶患者に，医師より治療の目的・必要性，およびリスクについて説明されていること，説明・同意書の有無を確認する．

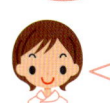

患者への声かけ：口からカメラを入れて，造影剤で胆管膵管を造影する検査です．検査日は朝から飲んだり食べたりできません．必要な薬は看護師がご説明します．入れ歯やメガネなどは，はずして行きます．膵炎予防のため治療後は医師の指示があるまでベッド上安静になります．

❷検査の当日は，朝から禁飲食であることを説明する．

❸既往歴（とくに心疾患，緑内障，前立腺肥大，甲状腺機能亢進症）の有無を確認する．

看護上の注意点：内視鏡施行時に消化管の蠕動運動を抑制する目的で使用するブスコパンは，心疾患，緑内障，前立腺肥大，甲状腺機能亢進症の患者の場合には，症状を増悪させる危険があるため，禁忌となる．これらの疾患がある場合は，グルカゴンを使用するなどの指示が必要となるため，既往歴の有無の確認は重要である．

❹治療前のインスリン，内服薬（とくに抗凝固薬・抗血小板薬），金属を含む貼用薬（ニトロダームTTSなど）について医師の指示を確認する．

看護上の注意点：ESTなど観血的処置を行う場合は，抗凝固薬・抗血小板薬は検査・治療前に休薬しておく必要がある．ESTで電気メスを使用する場合は，対極版を体表面に装着する．このため，金属を含むものが身体に触れることで熱傷の危険がある．金属を含む貼用薬（ニトロダームTTSなど）は，医師や放射線科に確認し，必要時は休止する．

❺感染症・出血時間の確認，バイタルサインの測定や全身状態の観察を行う．

❻医師の指示により静脈ルートの確保を行う．

看護上の注意点：検査は左側臥位あるいは腹臥位で行うため，点滴は右上肢に留置することが望ましい．

❼治療前に排尿確認と義歯，装飾品などをはずし，検査着に更衣させる．

❽カルテなどの必要物品を持参し，検査室へ出棟する．

EPBD：endoscopic papillary balloon dilatation，内視鏡的乳頭バルン拡張術
MRCP：magnetic resonance cholangiopancreatography，核磁気共鳴胆道膵管造影
EUS：endoscopic ultrasonography，超音波内視鏡

❾ 検査室の看護師は，検査室内の準備をする．
- 内視鏡の準備：光源の準備
- 検査台の準備：マウスピース，表面麻酔薬スプレー，潤滑ゼリーを患者の枕元に膿盆と一緒にまとめて置く．シーツ，タオル，酸素吸入，吸引器も準備する．
- 心電図モニター，血圧計，SpO_2モニターを検査台の近くに配置する．
- 患者急変時に備え，いつでも使用できるように救急カートを整備しておく．
- 医師より使用する薬剤の指示を受け，準備する．

❿ 病棟看護師と情報を交換する．

〈情報交換のポイント〉
- 既往歴，現病歴，造影剤を含むアレルギー歴，一般状態，バイタルサイン
- 内服中の薬剤と抗凝固薬が中止されているか
- 心疾患，緑内症，糖尿病，ニトロダームTTS使用の有無
- ICD，ペースメーカーの有無

▶看護上の注意点　ERCPは造影検査のため，X線透視室で行う．検査室内では複数の医師と看護師，診療放射線技師が作業をするため，それぞれが作業しやすいようにスペースをとり，内視鏡装置や処置台の配置を工夫する．

▶看護上の注意点　検査に支障のないように，内視鏡の作動点検を行う．

▶看護上の注意点　鎮静に使用する薬剤と鎮静解除薬は，誤注射を防ぐため，それぞれ別のトレイに入れて分けておく．

▶看護上の注意点　心疾患，緑内障，糖尿病がある場合は鎮痙薬によっては使用禁忌となることがあるため，十分注意をはらい，医師に報告し，鎮痙薬の種類を検討する．
　EST実施予定の場合は，ニトロダームTTSの有無（通電して熱傷を起こす）や，体内にICDや心臓ペースメーカーが留置されていないことを（高周波発生装置を使用するため，誤作動を起こす可能性がある）確認する．

❷ 検査中の手順

❶ 患者を確認する．

▶看護上の注意点　患者が自分で名乗れる場合は，患者誤認予防のため必ず名乗ってもらう．
入院患者：【患者氏名呼称】および【患者氏名】と【患者識別バンド】の一致を確認する．
外来患者：【患者氏名呼称】および【患者氏名】と【診察券のID】【端末のID】【検査伝票のID】などの一致を確認する．

●入院患者の場合
　患者への声かけ：お名前を教えてください．○○○○さんですね．ありがとうございました．患者識別バンドを確認させていただきます．

●外来患者の場合
　患者への声かけ：お名前を教えてください．○○○○さんですね．ありがとうございました．診察券のIDを確認させていただきます．

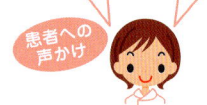

※北里大学病院　診療の手引き「診療行為における患者の確認マニュアル」より抜粋

▶看護上の注意点　検査に伴う緊張を和らげるため，顔を見せ，挨拶をしてから検査担当看護師として自己紹介する．

患者への声かけ：検査を担当する看護師の○○です．よろしくお願いします．

❷ 患者の入室を介助し，検査台に移動させる．移動時は，転落のないように注意しながら，必ず複数人で介助する．腹臥位のとれない患者は，左側臥位～左半側臥位で実施する．

> **看護上の注意点** 検査は左（半）側臥位または腹臥位で実施するので，体幹へルート類が絡まないように注意して移動させる．

> **看護上の注意点** 内視鏡を進めていく際，あるいは透視下で内視鏡が目的の管腔内に到達しているかを確認するときに，仰臥位で実施していると術者から見て左右が逆転しているため，位置がわかりづらいので腹臥位で行う．このため，患者が腹臥位をとれるか確認をする．

患者への声かけ：検査台は高くなっていますので，お手伝いします．検査はうつ伏せで行います．ゴロンと検査台にうつ伏せになるように移りますので，バンザイをしてください．

❸ 輸液静脈ルートを確認する．

> **看護上の注意点** 検査中に急速注入できる輸液か，急速注入禁止の薬剤が混注されていないかを確認する．点滴ボトルから末梢刺入部までのルートを確認する．刺入部痛や腫脹・発赤がみられる際は別のルートを確保する．

患者への声かけ：点滴の針が入っているところに痛みがあるようでしたら教えてください．

❹ 体位を整える．ルート類を整理し，顔は内視鏡を操作する医師のほうに向くようにする．必要時は患者に説明をして抑制をする．

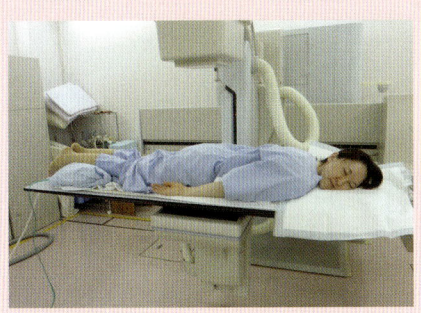

腹臥位の例

患者への声かけ：つらいところはありませんか？

> **看護上の注意点**
> ● 体位によっては疼痛などを誘発させることがあるため，患者の状況に配慮しながら，内視鏡を挿入しやすく，かつ患者が呼吸をしやすい体位をとらせる．安楽枕を使用するとよい．
> ● 誤嚥予防のために流涎させながら検査を行うので，膿盆を口元に置く．
> ● EST予定の場合は，対極板を大腿部に貼るためズボンを脱がせる．

内視鏡と看護

❺バイタルサインを測定し，血圧計，SpO₂モニターを装着する．

看護上の注意点
- 血圧計は基本的に点滴が挿入されていない側の上肢で測定する．シャントや麻痺，手術やリンパ節郭清の既往がある場合は，点滴ルートに逆流防止弁を装着して点滴側で測定するか，下肢で測定する．
- バイタルサインが安定していない患者や，心疾患の既往がある患者には，心電図モニターを装着する．
- 血圧，脈拍は5分ごとに測定する．

患者への声かけ：これから検査の準備をします．血液中の酸素濃度を測定する機械のクリップを指につけます．血圧計を腕に巻きますが，こちらの腕は手術などをした腕ではないですか？ 医師から，こちらの腕では血圧を測らないようにと言われていますか？

● 心電図モニターを装着する場合
胸に心電図のシールを貼ります．冷たい感じがします．

❻内視鏡を誤って噛まないようにするため，マウスピースを口にくわえさせる．

患者への声かけ：内視鏡を噛まないよう，マウスピースという器具を口に入れます．軽く噛んでいてください．唾が出ても飲み込まないでください．

❼鎮静薬使用による呼吸抑制に備えて，酸素カヌラを装着する．医師から指示が出た場合，酸素投与を開始する．

❽医師が鎮静薬を投与する．

〈鎮静薬投与時の注意点〉
- バイタルサインがモニタリングされていることを確認する．
- 患者氏名，薬剤名，指示量，溶解の必要な薬剤は，溶解方法と「1mLあたり何mgか」を医師とともに確認する．
- 患者に鎮静を開始することを伝える．
- 医師が鎮静薬を投与した時間を記録する．
- 呼吸抑制・鎮静薬投与後の急激な血圧低下がないことを，モニターで確認する．

看護上の注意点：鎮静薬，鎮痙薬，造影剤を使用するため，患者の全身状態を十分把握し，検査中のバイタルサインの変動，呼吸状態を常にモニタリングし観察することが必要である．

患者への声かけ：これから眠くなるお薬を使います．検査は眠っているあいだに終わります．

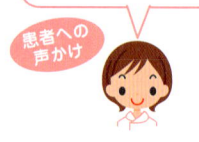

❾十分な鎮静がはかれたら検査を開始する．患者の名前を呼ぶ，身体を揺するなどして，返答や体動があれば，鎮静が不十分であるため鎮静薬が追加される．

患者への声かけ：（大きな声で身体を揺すりながら）○○さん，わかりますか？

❿医師が内視鏡を十二指腸下行部まで挿入し，ファーター乳頭を確認する．

看護上の注意点：誤嚥のないことを観察しながら，必要時，口腔内の吸引を施行する．

⓫ 胃内に内視鏡が挿入されたら，蠕動運動を抑制するために鎮痙薬が投与される．

看護上の注意点 十二指腸の蠕動運動が出現した際は，指示された薬剤を準備し，医師が追加投与を行う．

⓬ 内視鏡下で，ファーター乳頭に造影用カニューレを挿入し，造影する．

看護上の注意点 医師は検査に集中しているので，バイタルサインの変動に注意しながら適宜報告し，検査内容を記録する．

看護上の注意点
- 胆石の有無や位置・大きさ，胆道の狭窄や腫瘍の有無などを観察する．
- 造影時に膵管・胆道内に気泡が入り，結石と誤認される可能性があるので注意する．

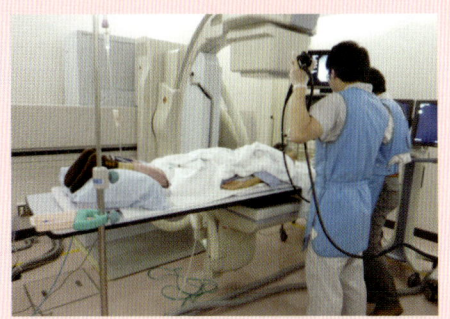

内視鏡下で，ファーター乳頭に造影用カニューレを挿入する

⓭ 状況により，治療に移行する．截石術や胆道ドレナージ術などを行う場合には，ESTやEPBDを行うことがある．

看護上の注意点
- EST，EPBD，截石術など各種手技を行うが，これらに伴う偶発症や鎮静により，バイタサインや患者の状態に変化がないことを観察し，医師に報告する．
- 次に施行する手技は何かを予測し，患者の状態やモニターの観察を行うことで，状態が変化したときに対応しやすくなる．

⓮ 医師が内視鏡を抜去する．誤嚥に注意し，必用に応じて，口腔内の吸引を行う．

⓯ 身体を揺らして名前を呼び，覚醒状況を確認する．検査が終わったことを伝え，労いの言葉をかける．

看護上の注意点 検査終了時に，呼吸状態の悪化や血圧低下がある場合には，医師の判断により，鎮静解除薬を使用することがある．

患者への声かけ ○○さん，わかりますか．検査は終わりました．お疲れさまでした．痛かったり，気持ちが悪かったりしませんか？

⓰ ストレッチャーに移動させる．

看護上の注意点
- バイタルサインに異常がないことを確認して，医師に報告してから移動する．
- 鎮静解除薬の使用直後は意識が清明ではないため，医師や技師と協力して，必ずひとりは患者のそばに付き添う．
- 必要時，病棟看護師が迎えに来るまで，モニター類を装着したまま観察を継続する．

患者への声かけ これからストレッチャーへ移ります．こちらで介助しますので，楽にしていてください．

内視鏡と看護

⓱ 輸液・酸素投与などの指示変更の有無を医師に確認する．変更があれば，投与方法や量を変更し，変更した時間を記録する．
⓲ 検査室看護師と病棟看護師は情報を交換し，持参物品を返却する．

〈情報交換と確認内容〉
- 実施した内容
- 結果と今後の方針
- 使用薬剤
- バイタルサインの変化
- 検査中のエピソードの有無
- 指示変更の有無

❸ 検査・治療後の手順

❶ 患者に，病室へ戻ることを伝え，移送する．
❷ ストレッチャーからベッドに移動させる．
❸ 意識状態，バイタルサインの測定，出血，腹痛，悪心・嘔吐の有無などを観察する．

観察のポイント
- 意識状態（覚醒状態）
- バイタルサイン（呼吸状態，血圧，発熱）
- 腹痛の有無と部位
- 悪心・嘔吐の有無
- データ（血中・尿中アミラーゼ値，血中・尿中クレアチニン値，白血球，ヘモグロビン値，炎症反応，胆道系酵素）
- 便の性状（ESTを行った場合は下血に注意する）

❹ ナースコールや必要な身のまわりのものを整える．

看護上の注意点
- 偶発症予防のために安静が必要となるため，安静が守れるように援助すること，偶発症の早期発見と対応が重要となる．
- 検査中は麻酔薬を使用するため，覚醒が不十分な場合は，転倒・転落などの危険が高い．覚醒状況に合わせてベッド柵を使用するなど安全対策に努める．また，初回歩行時は転倒予防のために付き添い歩行し，歩行状態を確認する．

❺ 医師に，安静度，飲水，食事，内服の指示を確認し，患者に説明する．

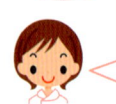

患者への声かけ
膵炎を予防するためにベッド上での安静が必要です．排泄は看護師がお手伝いします．症状があるときやお手伝いが必要なときは遠慮なく声をかけください．採血の結果で安静度が決まりますので，お知らせします．最初に歩くときは，麻酔の影響でふらついたり転ぶ危険がありますので一緒に歩きます．

トラブル対応

ERCPの偶発症として急性膵炎，胆道炎，疼痛，出血などがある．重症膵炎などの偶発症で死亡する例も報告されている．

❶急性膵炎

膵炎は，ERCP後の偶発症のなかでは最も多い．ファーター乳頭部に挿入したカテーテルの物理的刺激や，注入した造影剤の化学的刺激により生じる．検査後の自覚症状，データの観察により異常の早期発見が重要である．

重症化を予防するためには，軽症・中等症では絶飲食で膵臓の安静を保ち，呼吸・循環動態の維持改善，疼痛コントロール，合併症予防が必要である．また，十分な輸液，蛋白分解酵素阻害薬，抗潰瘍薬，抗菌薬（感染が疑われる場合）の使用など，医師の指示のもと適切に輸液管理を行う．

重症例では多臓器障害や感染を併発しやすく死亡率も20〜30％となる．状態によってICU管理にするなど治療環境を整えることも必要である．

> 患者への声かけ
> 膵炎を予防するお薬を点滴します．点滴がもれると強い炎症を起こしやすいので，点滴入っているところに痛みや赤みや腫れが出てきたら，がまんせずに教えてください．

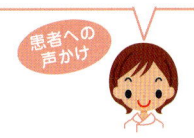

❷腸管穿孔

内視鏡挿入時に強い嘔吐・咳嗽反射が起きた場合や，腫瘍などにより消化管の位置関係が正常と大きく異なる場合，過去に受けた開腹手術による癒着がある場合などに生じることがある．検査後の症状とバイタルサインの変化に注意する．

❸出血

生検，ESTを施行した場合に起こる可能性がある．データ（血中ヘモグロビン値）の変化や便性状に注意する．

❹ショック

検査で使用する薬剤や造影剤によるアレルギー反応（アナフィラキシーショック）を生じる可能性がある．検査前の情報収集が重要である．また，急変時に対応できるように準備しておく．

❺血管外漏出

検査後膵炎の予防のために膵酵素阻害薬（メシル酸ガベキサート，メシル酸ファモスタットなど）が使用される．組織障害性が高い薬剤であるため，血管外漏出により壊死を起こす危険が高い．投与前には針が血管内に留置されているか確認を行い，投与中は刺入部の皮膚変化（発赤や腫脹など）を継続して観察し，患者にも説明しておく．

（千保綾美，布川妙子，村山友美，大野裕美子，高橋かおる）

内視鏡的逆行性胆道ドレナージ（ERBD）
内視鏡的経鼻胆道ドレナージ（ENBD）

内視鏡的逆行性胆道ドレナージ（ERBD）は，さまざまな疾患により引き起こされた胆道閉塞に対して，内視鏡を用いて行われる内瘻術である．
内視鏡的経鼻胆道ドレナージ（ENBD）は，経鼻的にチューブを総胆管内に挿入し，胆汁を鼻から体外に出す治療法である．

目的

- 胆道の閉塞・狭窄を解除し，胆汁のうっ滞を改善する目的でERCPとあわせて行われる．

適応

- 膵臓がん・胆嚢がん：胆管への圧迫，浸潤による胆管の狭窄・閉塞．
- 胆管がん：腫瘍による胆管の狭窄・閉塞．
- 結石や炎症による胆管の狭窄・閉塞．
※閉塞性黄疸は放置しておくと胆管炎を併発し，敗血症，播種性血管内凝固症候群（DIC）など重篤な病態に移行する危険がある．

禁忌

- 内視鏡検査に耐えられないほど全身状態が不良な患者．
- 著明な出血傾向がある患者．
- 造影剤アレルギーの既往のある患者：「内視鏡的逆行性膵胆管造影検査（ERCP）」の項（p.56）参照．
- 急性膵炎などの炎症を生じた患者：「内視鏡的逆行性膵胆管造影検査（ERCP）」の項（p.56）参照．

●内瘻法と外瘻法
内瘻用ステントを留置させる内瘻法と，経鼻的に外瘻チューブを留置させる外瘻法がある．
・内瘻法：狭窄部を越え，胆管ステントを体内に留置する．
・外瘻法：狭窄部を越えて外瘻用チューブを留置し，鼻腔からチューブを誘導して体外に固定する．排泄された胆汁の状態が肉眼的に確認できる．さらに，感染や黄疸が治まったあとにX線造影による検査も可能である．

必要物品
「内視鏡的逆行性膵胆管造影検査（ERCP）」の必要物品（p.56）に準ずる．

■ERBDとENBD

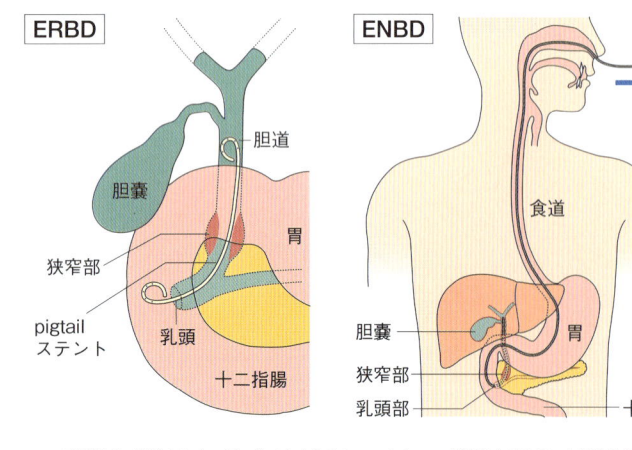

（ERBD図：胆道、胆嚢、狭窄部、pigtailステント、胃、乳頭、十二指腸）
（ENBD図：食道、胆嚢、狭窄部、乳頭部、胃、十二指腸）

石黒保直：胆道ドレナージ．見てわかるドレーン＆チューブ管理（永井秀雄，中村美鈴編），p.80，学習研究社，2006．より改変．

■ERBDステントの長所と短所

ステントの材質	長所	短所
ポリエチレンステント	・値段が安い ・交換が容易 ・内部増殖が防止できる	・閉塞が生じやすい ・脱落や迷入が起こる ・開存期間がやや短い
メタリックステント	・挿入時の外径が小さい ・内腔が大きい ・開存期間がやや長い	・値段が高い ・交換が不可能 ・内部増殖を防止できない
カバーメタリックステント	・挿入時の外径が小さい ・内腔が大きい ・内部増殖が防止できる ・開存期間が長い	・値段が高い ・留置後の位置調整が困難

文献4）より引用

ERBD：endoscopic retrograde billiary drainage，内視鏡的逆行性胆道ドレナージ
ENBD：endoscopic naso-billiary drainage，内視鏡的経鼻胆道ドレナージ
ERCP：endoscopic retrograde cholangiopancreatography，内視鏡的逆行性膵胆管造影検査

治療の流れと看護の実際

❶ 治療前の手順

「内視鏡的逆行性膵胆管造影検査(ERCP)」の手順(p.57)に準ずる.

❷ 治療中の手順

ERBD

胆管がん,胆囊がん,膵がん,乳頭部がん,リンパ節転移などの悪性疾患や,胆管結石,良性胆道狭窄などの良性疾患により引き起こされた胆道閉塞に対して,内視鏡を用いて行われる内瘻術である.

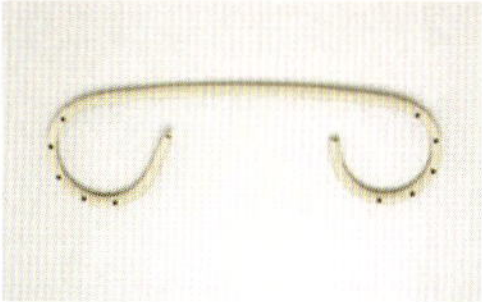

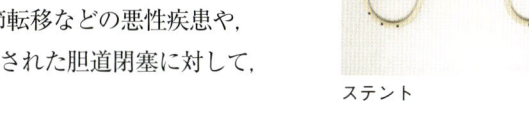

❶ 内視鏡をファーター乳頭部まで挿入し,胆管内挿管カニューレを介し,造影剤を注入して胆管を造影する.
❷ ガイドワイヤーを残したまま,造影カニューレを抜去する.
❸ 症例によっては,バルンカテーテルで狭窄部位を拡張する.
❹ 必要に応じて胆汁吸引細胞診やブラッシング細胞診,胆管生検を行う.
❺ 病態,胆管形態に合わせたステントを選択し,留置する.

ステント

●上部胆管がんに対するERBD

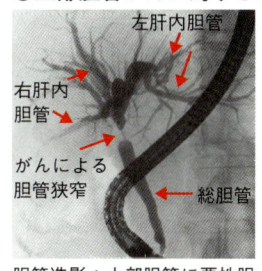

胆管造影:上部胆管に悪性胆道狭窄を認める

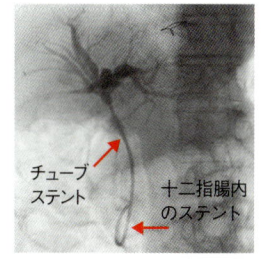

ERBD:胆管狭窄の上流側の左肝内胆管までチューブステントを留置した.狭窄の上流側に停滞した胆汁はステント内腔を通り十二指腸へ流出する

●下部胆管がんに対するERBD(メタリックステント)

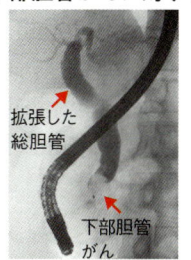

胆管造影:下部胆管に内腔を占める腫瘍性病変を認める.同腫瘍による胆管狭窄のため,上流側の胆管は拡張している

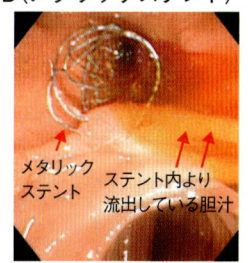

メタリックステント留置:胆管内に留置されたメタリックステントを十二指腸より観察.ステント内より胆汁が流出している

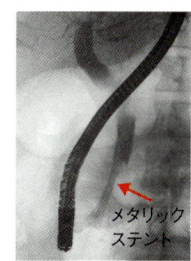

メタリックステント留置後の胆管造影

内視鏡と看護

ENBD

　胆管内に留置したチューブを十二指腸→胃→食道→鼻腔に誘導して，胃に固定したチューブより胆汁を体外に排泄するドレナージ方法である．胆汁の性状や量を正確に把握できる，チューブの取りはずしが簡単である，チューブの洗浄が可能である，胆管の造影ができるなどのメリットがある．

　しかし，チューブを鼻から出すことで患者に苦痛を与える，抜去の危険性があるなどのデメリットがある．

1. 内視鏡をファーター乳頭部まで挿入する．
2. 造影剤を注入して胆管を造影する．
3. ガイドワイヤーを残したまま造影チューブを抜去する．
4. ガイドワイヤーに沿わせながらENBDチューブを挿入する．
5. ENBDチューブの先端が目的とする部位に達したら，ENBDチューブを留置したまま，X線透視下でENBDチューブが逸脱しないように内視鏡を抜去する．
6. 内視鏡抜去後，口腔より出たENBDチューブを鼻腔へと誘導し，鼻腔から出す．

EST

　十二指腸スコープ直視下で，高周波電気メスを用いてファーター乳頭括約筋を切開する方法である．乳頭狭窄におけるドレナージ，ERBD，ENBD，截石のための前処置として行う．

1. ESTを行うことが決まったら，対極板を大腿部に貼布する．
2. アースを内視鏡に接続する．
3. ESTナイフに接続するコードを医師にわたす．フットペダルを施行医の足元に置く．
4. 高周波装置の設定条件を確認する．
5. ESTを行うときは漏電しないよう，患者に触れないようにする．
6. 合併症として出血（ファーター乳頭周囲は血管に富んでいる），穿孔などが考えられるため，急変時の準備をしておく．

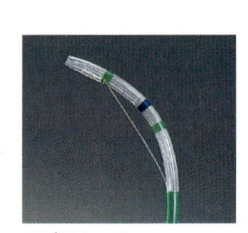

パピロトーム
（写真提供：オリンパス）

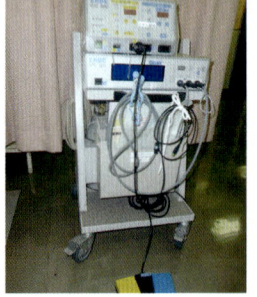

高周波装置

●胆管結石：EST

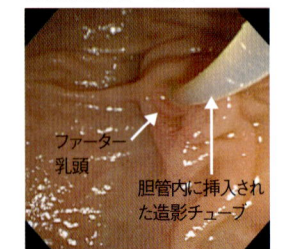

ファーター乳頭
胆管内に挿入された造影チューブ

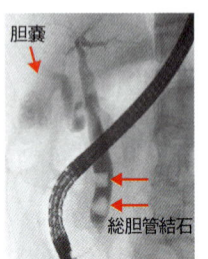

胆嚢
総胆管結石

胆管造影：総胆管内に2個の結石を認める

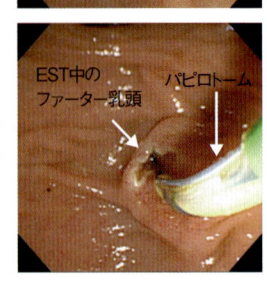

EST中のファーター乳頭
パピロトーム

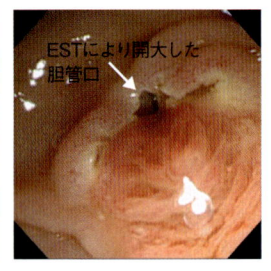

ESTにより開大した胆管口

EST後のファーター乳頭：ESTにより胆管内に採石用バスケットカテーテルなどの種々の処置具が胆管内へ挿入可能となる

EST：endoscopic sphincterotomy，内視鏡的乳頭括約筋切開術
EPBD：endoscopic papillary balloon dilatation，内視鏡的乳頭バルン拡張術

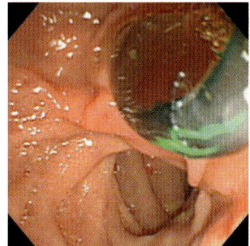

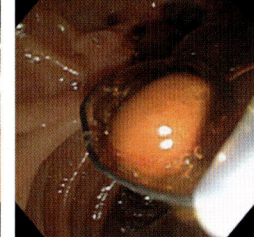

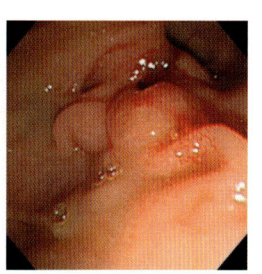

EPBD

　乳頭部にバルンカテーテルを留置し，バルンを膨張させることで乳頭を拡張し，開口部を広げる方法である．
　EPBDは，ESTに比べて出血のリスクが低く，ある程度の乳頭機能の温存を期待することができる．その反面，術後膵炎の発症頻度が高いという報告もある．
　手順は，「EST」に準ずる．

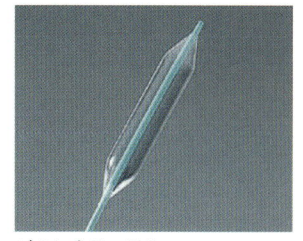

バルンカテーテル
（写真提供：オリンパス）

総胆管結石：EPBD

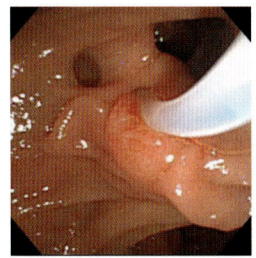

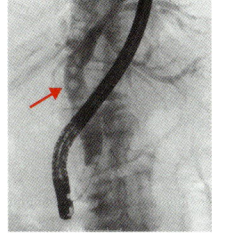

カニュレーション　　胆管造影

EPBD　　採石　　終了後のファーター乳頭

截石術

　総胆管結石を砕石具の使用により砕石し，それを採石する方法である．

- 小結石の場合は，バスケットにより採石する．大結石の場合は，機械式砕石具で砕石し，バスケットで採石する．
- バルンカテーテルを胆管の奥まで挿入し，バルンを拡張し造影しながら，胆道内を掃除するようにファーター乳頭まで引き出すことで，結石を除去する方法もある．
- 内視鏡砕石術では，把持した結石が破砕できず，結石が胆管内に嵌頓する場合がある．その場合は，緊急処置として外科的処置を必要とする．

●胆管結石の採石

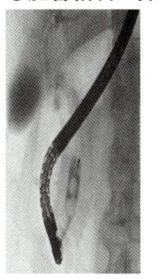

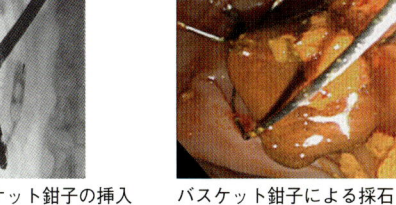

バスケット鉗子の挿入　　バスケット鉗子による採石

❸治療後の手順

「内視鏡的逆行性膵胆管造影検査（ERCP）」の手順（p.62）に準ずる．

ERBD 観察のポイント

- 発熱：悪寒・戦慄を伴う発熱，黄疸，右上腹部痛を「シャルコーの3主徴」といい，胆管炎に特徴的な症状である．
- 黄疸：血清ビリルビン値や眼球結膜．
- 悪心・嘔吐．
- 尿・便性状：内瘻ステントの場合は十二指腸に胆汁が排泄されるようになるため，便の色は正常化してくる．

ENBD 観察のポイント

- ドレーンからの排液の量と性状（胆汁様）．
- ドレーン固定による皮膚状態．

看護上の注意点　排液が逆流しないよう，排液バッグは常に腰よりも低い位置にあるように設置する．また，屈曲したりほかのルートと絡まない，体動などで引っ張られないように整理する．

患者への声かけ　排液のバッグは，流れをよくするために腰よりも低い位置に下げましょう．
チューブが引っ張られて抜けないように気をつけましょう．テープがはがれたときは，すぐに教えてください．

トラブル対応

❶ERBD閉塞・逸脱

胆汁は粘稠度が高く，血液や胆泥・胆砂，挿入期間やステントの種類により閉塞・逸脱を起こしやすい．採血データやの変化に注意し，黄疸の増強や血液検査の変化，腹部X線写真でステント位置に変化があれば入れ替えを行う．

❷ENBD抜去

体動や固定状況により，自然抜去の危険がある．ドレーンは鼻翼，または鼻の下と頬にテープで固定し，衣類にも固定するとよい．患者の意識状態や理解力により，自己抜去のリスクがある場合は，ミトンや上肢抑制などの身体抑制の検討が必要となる．
身体拘束は患者のストレスが強く，倫理的な観点からも，必要性を患者や家族に十分に説明し，安全かつ最小限の抑制となるような方法を検討する．

❸ENBD固定による皮膚障害

ドレッシング材による皮膚トラブルを起こさないよう，必要時は皮膚保護剤を使用する．

（千保綾美，布川妙子，村山友美，大野裕美子，高橋かおる）

経皮内視鏡的胃瘻造設術（PEG）

胃瘻造設術とは，腹壁外と胃内腔とのあいだに瘻孔を形成する方法である．
胃瘻は開腹手術または内視鏡を用いて造設されるが，手技が簡便で侵襲が少ないことから，近年では経皮内視鏡的胃瘻造設術（PEG）が標準的な手術法として定着している．

目的

- 消化管機能は維持されているが，経口摂取が困難な場合の栄養補給経路．
- 幽門狭窄や小腸の閉塞などの場合の減圧ドレナージ．

適応

- 嚥下・摂食障害（脳血管障害，認知症，神経・筋疾患，頭部・顔面外傷，喉咽頭・食道・胃噴門部狭窄，食道穿孔）．
- 誤嚥性肺炎予防．
- 炎症性腸疾患．
- 減圧治療（幽門狭窄，上部小腸閉塞）．

禁忌

- 高度の腹水貯留．
- 腸管の閉塞（減圧目的の場合には適応となる）．
- 出血傾向がコントロールできない患者．
- 内視鏡検査の不可能な患者．

※近年，胃切除後や腹水のある患者に，左頸部よりチューブを挿入する経食道的な胃瘻造設術（PTEG：ピーテグ）が行われ始めている．

必要物品

① 内視鏡の準備：光源の準備，マウスピース，咽頭局所麻酔薬（8％キシロカインスプレー），潤滑ゼリー，ジメチコン製剤（内視鏡時の胃内有泡性粘液の除去）
② PEG必要物品：指示されたPEGキット，皮膚消毒薬（ポビドンヨード），皮膚局所麻酔薬（1％キシロカイン），潤滑ゼリー，シーツ，タオル，紙オムツ
③ 薬剤の準備：麻薬，鎮静薬，鎮静の解除薬
④ 心電図モニター，自動血圧計，SpO₂モニター，酸素，吸引セット
⑤ バッグバルブマスクや救急蘇生カートなど急変時対応用具

● 検査室内の配置と施行者の位置

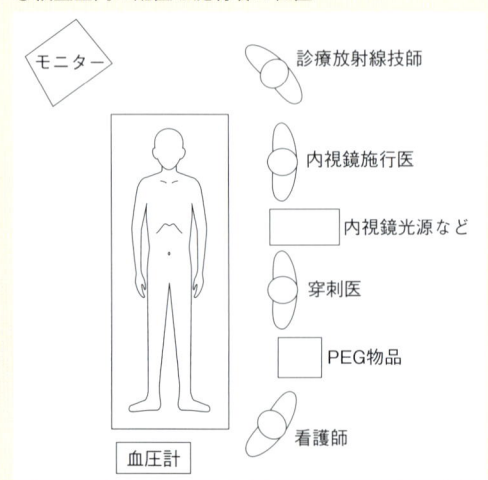

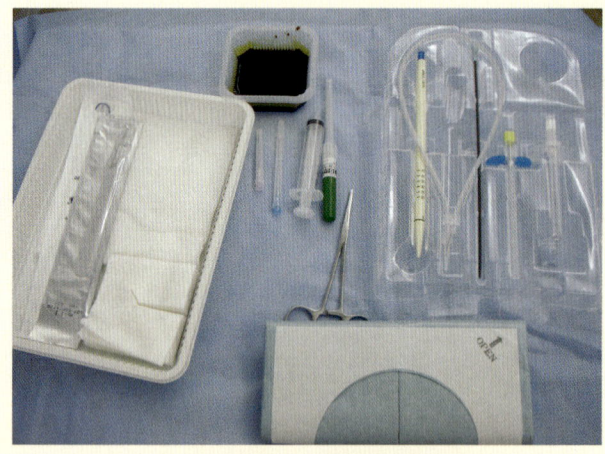

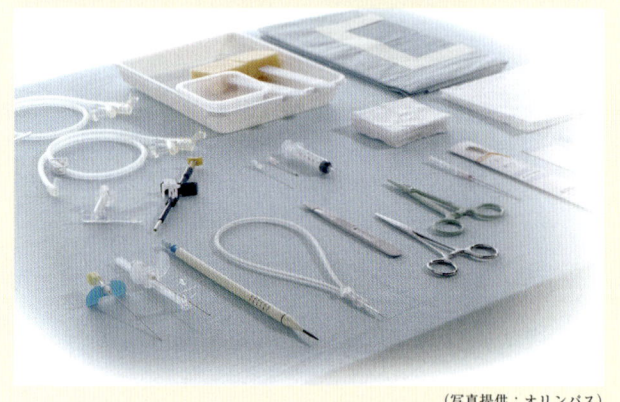

モニター / 診療放射線技師 / 内視鏡施行医 / 内視鏡光源など / 穿刺医 / PEG物品 / 看護師 / 血圧計

（写真提供：オリンパス）

PEG：percutaneous endoscopic gastrostomy，経皮内視鏡的胃瘻造設術
PTEG：percutaneous trans-esophageal gastro-tuging，経食道的胃瘻造設術

PEGの造設法と胃瘻カテーテルの種類

(イラスト提供：オリンパス)

造設法

① Pull法　　② Push法　　③ Introducer原法　　④ Introducer変法

カテーテルの種類

	栄養チューブの取りはずし	
	可（ボタンタイプ）	不可（チューブタイプ）
胃の内部の固定方法 — バンパー型（4〜6か月ごとの交換）	バンパー型ボタンタイプ	バンパー型チューブタイプ
胃の内部の固定方法 — バルン型（毎月交換）	バルン型ボタンタイプ	バルン型チューブタイプ

NPO法人PEGドクターズネットワーク：胃ろう手帳. 第4版, p.9, NPO法人PEGドクターズネットワーク, 2012. より改変

●バンパー型とバルン型の特徴

	バンパー型	バルン型
利点	・耐久性が高い ・交換の頻度が少ない ・事故抜去の危険性が少ない	・交換時の苦痛がほとんどない ・交換手技がやさしい ・交換時に瘻孔損傷や腹腔内誤挿入の危険性が少ない
欠点	・交換時の苦痛がある ・交換手技が難しいものもある ・交換時に瘻孔損傷や腹腔内誤挿入の危険性がある	・耐久性が低い ・交換の頻度が多い ・不慮の抜去の危険性がある

●ボタンタイプとチューブタイプの特徴

	ボタンタイプ	チューブタイプ
利点	・不慮の抜去の危険性が少ない ・清潔保持がしやすい	・接続しやすい
欠点	・シャフトの長さの調節がきかない ・接続しにくい	・不慮の抜去の危険性が高い ・清潔保持がしにくい

内視鏡と看護

●治療の流れと看護の実際

❶治療前の手順

❶患者に，医師より治療の目的・必要性およびリスクについて説明されていること，説明・同意書の有無を確認する．

❷治療前の食事，インスリン，内服薬（とくに抗凝固薬，抗血小板薬など）について医師の指示を確認する．

❸医師に手技（Pull法かIntroducer変法かなど）を確認し，物品の準備をする．また，検査中に必要な薬剤の指示を受ける（麻薬，鎮静薬，局所麻酔薬，鎮静解除薬）．

❹患者を確認する．

> **看護上の注意点**　観血的処置を行う場合は，抗凝固薬，抗血小板薬は治療前に休薬しておく必要がある．内服・食事については患者の病態や目的により異なるが，一般的には内視鏡検査に準じる．

> **看護上の注意点**　検査室への患者の入室時には，検査に伴う緊張を和らげるため，出迎えるスタッフは顔を見せ，挨拶をしてから患者確認をする．

> **看護上の注意点**　患者が自分で名乗れる場合は，患者誤認予防のため必ず名乗ってもらう．
> 入院患者：【患者氏名呼称】および【患者氏名】と【患者識別バンド】の一致を確認する．
> 外来患者：【患者氏名呼称】および【患者氏名】と【診察券のID】【端末のID】【検査伝票のID】などの一致を確認する．

●入院患者の場合

> お名前を教えてください．○○○○さんですね．ありがとうございました．患者識別バンドを確認させていただきます．

●外来患者の場合

> お名前を教えてください．○○○○○さんですね．ありがとうございました．診察券のIDを確認させていただきます．

※北里大学病院　診療の手引き「診療行為における患者の確認マニュアル」より抜粋

❺患者に，治療の流れと治療前後の食事・飲水・内服，治療後の安静などを説明する．

> **看護上の注意点**　胃瘻を管理する患者・家族を含めてオリエンテーションを行う．治療直後の状態だけでなく，パンフレットなどを使用して，胃瘻造設後の生活がイメージできるように早期からオリエンテーションを行う必要がある．胃瘻の管理は，患者・家族にとって生活の一部となる．不安が最小限になり，安全に治療が進められるように，患者情報の把握，十分なオリエンテーション，医師の指示を確実に伝える必要がある．

> 内視鏡で胃の中を見ながら，皮膚から胃に管を挿入します．管を挿入して数日間は，出血の確認のためにパックをつけます．傷の状況に合わせて，栄養剤を注入できるようになります．状況に合わせてすこしずつ管理する方法を覚えていただけるように説明していきます．

❻ シャワー浴などで全身を清潔に保つことを促す．必要時，胸から臍までの除毛を行う．
❼ 口腔ケアを行う．

> **看護上の注意点** Pull法やPush法の場合，チューブは口腔内を通過して留置されるため，口腔内の常在菌による創感染を起こしやすい．洗口液（塩化ベンゼトニウム，グルコン酸クロルヘキシジン液）による含嗽なども効果的である．

❽ 医師の指示により，輸液を持続投与する．

> **看護上の注意点** 鎮静薬投与後や急変時に対応できるよう，原則として細胞外液の輸液を投与する．

❾ 検査着に更衣させる（腹部が露出できるよう，上半身裸の上に検査着を更衣する）．

❿ 必要に応じて浣腸を実施する．

> **看護上の注意点** 横行結腸に便やガスなどがたまり，拡張していると誤穿刺を起こす危険があるため，腸管内圧を下げておく必要がある．

⓫ 感染症，出血時間の確認，バイタルサインの測定や全身状態の観察を行う．
⓬ 治療前に排尿確認と義歯，装飾品などをはずしたことを確認する．
⓭ 病棟看護師と検査室看護師は情報を交換する．

〈情報交換のポイント〉
- 医師記録
- 看護記録
- 診察券
- 説明同意書
- 内服薬指示実施記録票
- 点滴指示実施記録票
- 特殊検査記録用紙
- 血液型と感染症が記載されている用紙
- 患者のバイタルサイン
- その他エピソード　など

❷ 治療中の手順

❶ 医師，看護師，診療放射線技師など複数名で検査台へ移動させる．

> **看護上の注意点** 移動後は検査台が狭いため，医師が検査を開始するまで患者のそばに付き添い，転落防止に努める．申し送りや準備などで看護師が離れるときは，診療放射線技師や医師とコミュニケーションをはかり，付き添いを依頼する．

❷ 検査部位である上腹部を露出し，消毒液で汚れないよう両脇に処置用シーツを敷く．必要以上の露出をしない．
❸ 医師が腹部エコーを行い，肝臓の位置を確認し，マーキングする（肝臓の誤穿刺予防のため）．
❹ 鎮静前のバイタルサインを測定する（主に血圧，呼吸回数，酸素飽和度）．
❺ 指示に応じて酸素投与を開始する．

❻鎮静薬投与後は声かけをし，鎮静されていることを観察する．

❼手術を開始する（今回はIntroducer変法に沿って記載する）．

❽内視鏡を挿入し，指サインならびにイルミネーションサインで確認しながら瘻孔部位を決定する．

❾皮膚を消毒し，局所麻酔を行う．

❿胃壁固定具の手順に沿って，胃壁固定を行う．

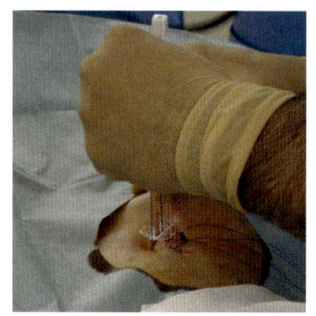

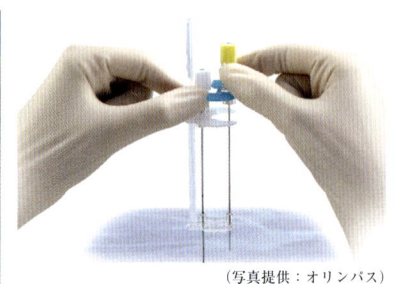

> **看護上の注意点** 呼吸抑制，舌根沈下などがないか，胸郭の動きは正常であるか，急激な血圧低下などがないかを観察する．

胃壁固定を行う　（写真提供：オリンパス）

⓫メスで皮膚切開を行い，18Gの穿刺針を瘻孔選定部位に穿刺する．内針を抜き，外筒からガイドワイヤーを挿入する．瘻孔周囲に潤滑ゼリーを塗布し，ガイドワイヤーに沿ってダイレーターを挿入．ダイレーターが胃内に挿入されたことを内視鏡で確認する．ダイレーターを抜去し，オブチュレーターにセットした胃瘻のボタンをガイドワイヤーに沿って挿入する．

⓬ガイドワイヤーとオブチュレーターをボタンから抜去する．ボタンを上下に動かし，体表とのあいだにゆとりがあることを確認する．ボタンと体表のあいだにガーゼを挟み，圧迫する．

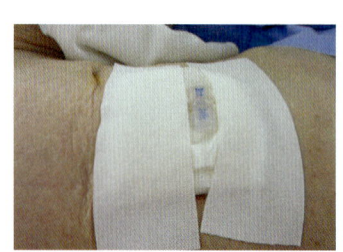

⓭胃瘻周囲の消毒液を，デトキソールやエタノールなどで拭き取り，胃瘻をテープで固定する．

⓮鎮静解除薬を医師が投与する．患者に声をかけ，意識レベルを確認する．バイタルサインを測定し，医師に報告する．指示により酸素を中止する．

> **看護上の注意点** 医師は手技に集中しているため，看護師は痛み刺激で患者が動いたりしないか，鎮静薬によるバイタルサインの変化（血圧低下や呼吸抑制）を観察し，適宜報告する．

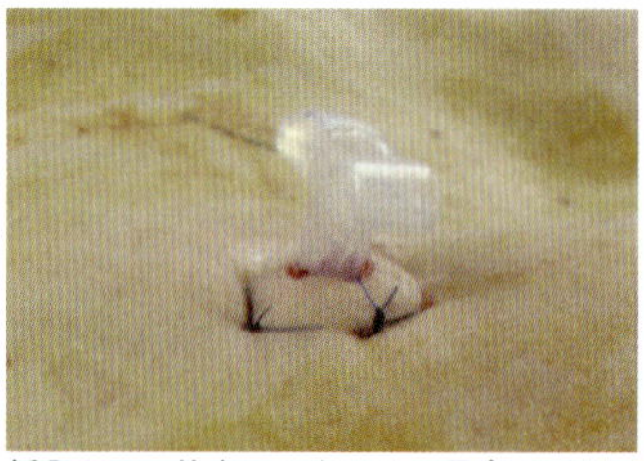

挿入されて体表面に出ている胃瘻のボタン 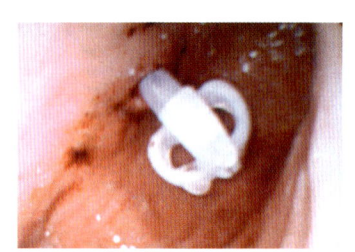　　胃内に挿入された胃瘻のボタン

ボタンと体表のあいだにガーゼを挟む

⑮ バイタルサインに異常がなければ寝衣を整え，ストレッチャーに移動させる．

> **看護上の注意点** 覚醒不十分のことがあるため，転倒・転落などに留意する．

⑯ 検査室看護師と病棟看護師は情報交換する．栄養チューブやパンフレットなどを，病棟看護師にわたす．

〈情報交換のポイント〉
- 検査中のバイタルサイン
- 使用薬剤
- 造設した胃瘻チューブの種類とサイズ
- PEGカード
- その他エピソード　など

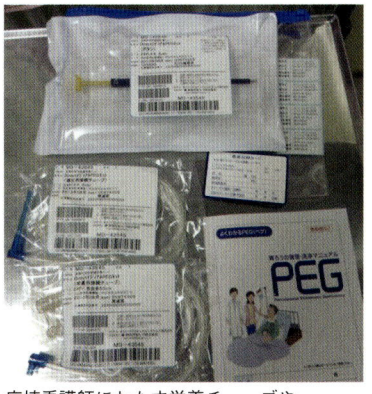

病棟看護師にわたす栄養チューブやパンフレットなど

❸ 治療後の手順

❶ 患者に病室へ戻ることを伝え，ストレッチャーからベッドに移動させる．

❷ 意識状態，バイタルサインの測定と出血・腹痛・吐き気の有無を観察する．

観察のポイント
- 意識状態（覚醒状態）
- バイタルサイン（呼吸状態，血圧）
- 腹痛，腹部膨満感の有無
- 悪心・嘔吐の有無
- 胃瘻チューブ周囲の皮膚状況（発赤，腫脹，疼痛，固定糸の過度な食い込み，ゆるみ，はずれなど）
- 便性状（タール便の有無）

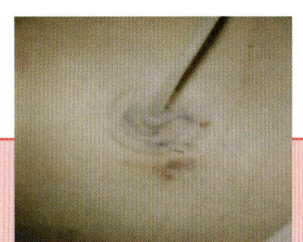

胃瘻刺入部の皮膚状態を観察する

❸ 排液バッグを装着し，ドレナージを行う．

> **看護上の注意点** 術操作により胃内の出血を起こす危険があるため，医師の指示により，帰室後から胃瘻をオープンドレナージとし，排液の性状や量から出血の状況を確認する．胃壁と腹壁の圧迫をゆるめたときは，出血する危険が増すため注意して排液の性状やバイタルサイン，血中ヘモグロビン値を観察する．血中ヘモグロビン値の低下や出血徴候がなければ，医師の指示により排液は中止する．

❹ ナースコールや必要な身のまわりのものを整える．

> **看護上の注意点** 治療中は麻酔薬を使用するため，覚醒が不十分な場合は，転倒・転落などの危険が高い．覚醒状況に合わせてベッド柵を使用するなど，安全対策に努める．また，初回歩行時は，転倒予防のために付き添い歩行し，歩行状態を確認する．

患者への声かけ：麻酔の影響でふらつき，転ぶ危険があるので，最初に歩くときはご一緒しますね．

❺ 医師に安静度，飲水・内服開始の指示を確認し，患者に説明する．

> **看護上の注意点** 治療後は，麻酔薬の影響や創部の安静のために数時間ベッド上安静になる場合がある．

内視鏡と看護

トラブル対応

❶他臓器損傷

内視鏡検査と同様の穿孔や，造設時の誤穿刺による腸管穿孔や肝損傷を生じることがある．バイタルサインや自覚症状に注意して，観察を行い異常の早期発見に努める．

❷出血

胃壁は血流が多く，術操作による出血の危険性は高い．術中のバイタルサインの変化や術後に胃瘻をオープンドレナージし，排液の性状や量を確認する．また，便の性状やデータ（血中ヘモグロビン値）に注意して観察する．出血時は，チューブを挿入後に腹壁との固定をきつくして止血を試みたり，場合によっては手術が必要となる．

❸呼吸抑制

麻酔薬使用による呼吸抑制を起こすことがある．呼吸回数や胸郭の動き，SpO_2などのバイタルサインに注意して観察を行い，異常の早期発見に努める．呼吸抑制時にすぐに対応できるよう，救急カートやバックバルブを準備しておく．

❹疼痛によるワゴトニー（迷走神経反射）

PEG造設時の穿刺や胃壁固定（縫合）など，痛み刺激によるワゴトニー（迷走神経反射）を生じることがある．徐脈や血圧低下などに留意し，点滴を急速投与できる準備と硫酸アトロピンなどをあらかじめ準備しておく．

❺創痛

術後は，術操作の影響で瘻孔部の痛みを伴う場合が多い．痛みにより苦痛であるばかりか，体動困難などQOLの低下にもつながる．また，痛みのために胃瘻チューブ周辺をさわることで，チューブ抜去の危険が生じるため，医師の指示により鎮痛薬を使用して痛みの軽減に努める．

❻皮膚のトラブル

胃瘻造設後，瘻孔からの感染や栄養剤の漏れによる皮膚炎，細菌感染，瘻孔周囲の不良肉芽の可能性がある．周囲の皮膚の感染の兆候の有無（発赤，腫脹，熱感，浸出液など），皮膚のトラブル（出血，ただれなど）がないかを毎日観察する必要がある．また，周囲の皮膚を清潔に保ち，チューブや固定具の圧迫を避けるようにする．

栄養剤の漏れによる皮膚炎の場合には，原因を鑑別し，必要に応じて，固定具をゆるめたり，胃瘻チューブの入れ替えや栄養剤の変更（固形栄養剤）を検討することも必要である．

不良肉芽に対しては硝酸銀棒による焼灼や，それでも対応ができない場合は外科的切除が行われる場合もある．

❼胃瘻チューブのトラブル

①**チューブの汚れ，閉塞**

留置が長期化するとチューブの内腔に経腸栄養剤が付着し，チューブの汚れや細菌，カビの繁殖，閉塞が起こる場合がある．栄養剤投与後は，チューブ内に十分な白湯を流して栄養剤が残らないように注意する．酢水を使用する場合は，蛋白質と変性を起こすため十分に白湯を流したあとに注入する．瘻孔完成後は，長くても3～6か月でチューブ交換を行うのがよい．

②**チューブの事故抜去**

胃瘻は，取り扱いの不慣れや意識障害による自己抜去の危険がある．胃壁と腹壁が癒着し瘻孔が完成するまでは，チューブが抜けないようにとくに注意する．この時期にチューブが抜けると，胃内容物が腹腔内に漏れて腹膜炎を起こす危険がある．必要に応じて，テープ固定や腹帯などで保護する．意識障害のある患者には状態や状況に合わせて抑制用具による身体抑制を検討する必要がある．

自己・自然抜去が起きたときには，瘻孔の完成前であれば，腹膜炎症状や腹部X線写真で確認し，場合によっては禁食や抗菌薬の投与，外科的治療が検討される．瘻孔完成後であれば，ネラトンチューブを挿入し，閉鎖予防が行われる．また，再挿入時には誤挿入に注意する．

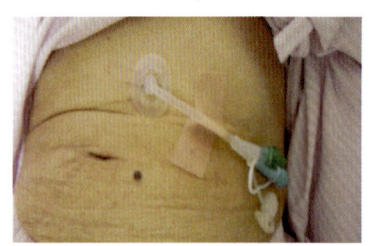

胃瘻チューブの固定．テープや腹帯などで保護する

③**バンパー埋没症候群**

胃瘻は胃壁と腹壁が密着されるように，胃壁側のバンパーと皮膚側のストッパーはきつく締められているため，胃壁も皮膚も圧迫により虚血となり，壊死を生じやすい．術後にストッパーをゆるめたり，造設時に

あらかじめ1cm程度の割ガーゼをストッパーと体表のあいだに挟んでおき，そのガーゼを除去することで圧の調整をはかるなどの処置が行われる．

❽消化器症状

経腸栄養剤投与による下痢，便秘，腹痛，腹部膨満感，悪心・嘔吐の可能性がある．栄養剤の種類や投与時間，速度や量の調整を医師と検討する．

❾誤嚥性肺炎

造設手技に関連した誤嚥性肺炎と，経腸栄養剤の逆流と誤嚥による誤嚥性肺炎がある．術後は，呼吸状態や胸部X線写真，バイタルサインの観察を行い，異常の早期発見に努める．

栄養剤による逆流と誤嚥による誤嚥性肺炎の場合には，投与時の体位や速度，量の調整を検討する．

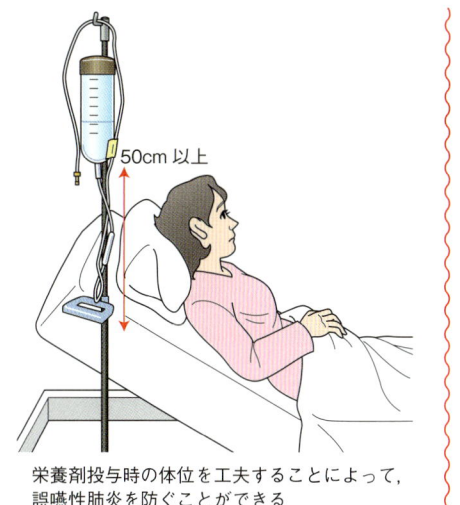

栄養剤投与時の体位を工夫することによって，誤嚥性肺炎を防ぐことができる

●カテーテルの交換

❶交換時期

初回交換は瘻孔が強靱ではないため，内視鏡で確認する．
①バンパー型：4〜6か月（保険適応4か月以上）
②バルン型：1か月（保険適応24時間以上）

❷交換カテーテルの選択

①患者の活動性や介護者の状況によって選択する．
②バルン型は事故抜去の危険性が高い．
③活動性の高い患者はボタンタイプが望ましい．

❸確認方法

①内視鏡またはX線透視下で確認する．

❹合併症

①腹腔内誤挿入．
②横行結腸内誤挿入．

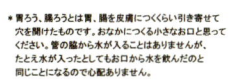

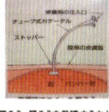

●治療後の指導と実施すべきこと

在宅に向けて，患者・家族が胃瘻を管理できるよう，実際に管理する対象を中心に指導を行う．

指導は，パンフレットを使用しながら，栄養剤や薬剤の注入方法，皮膚の観察と清潔，トラブル発生時の対応などを行う．

胃瘻の種類によっても管理が若干異なる．そのため，胃瘻の種類や交換時期についても，患者・家族が理解できるよう指導する．

具体的な指導としては，まずは見学してもらい，次に看護師が説明，アドバイスをしながら実施し，自立へと向けていく．必要に応じて，物品(ベッド，点滴棒など)や訪問看護などのサービスを調整する．

指導用パンフレットを使ってわかりやすく説明する

（箕輪和子，大野裕美子，高橋かおる）

内視鏡システムの起動および点検

安心・安全・安楽な内視鏡検査・治療を患者に提供するうえで,基本的な機器管理(日常点検)について紹介する.

❶ 外装点検

機器とスコープの外装の亀裂,粉砕,穿孔,水没などを確認する.

① 破れや割れなどの破損はないか,しわやたるみはないか,レンズの傷や欠けはないか,を目視で確認する.
② 引っかかりや凹み(つぶれ)がないかを,触って確認する.

❷ 起動確認

内視鏡システムの起動と各機器の連動を確認する.

① メイン電源プラグを接続する.
② メイン電源をONにする.
③ ビデオシステムセンターと光源装置の電源をONにする.
④ 各機器の設定表示(LED)の点灯を確認する.
⑤ スコープを光源装置に接続し,ライト点灯,リモート機能の通信状況を確認する.
⑥ 画像ファイリングシステムとの連携(サーバー接続,スコープ接続)を確認する.

❸ 機能点検

起動確認から引き続きチェックする.

① スコープ湾曲部のアングル機構とアングル固定機構を点検する.
② 送水ボトル,吸引チューブをスコープに接続する.
③ スコープ先端を点検水の中に入れて,送気送水ボタンの開口部を指でふさぎ,先端ノズルから気泡が出るかを確認する.
④ さらに,送気送水ボタンを完全に押し込み,先端ノズルから送水するか確認する.
⑤ CCDの洗浄と水切れを確認する(モニタ画面が鮮明に見えるか,ぼやけがないか).
⑥ 吸引ボタンを押して,勢いよく点検水が吸引されるかを確認する.
⑦ 測光切替機能を確認する(「平均」→「ピーク」に切り替えると,減光するか).
⑧ ホワイトバランスを確認する(スコープ先端をアダプターに挿入し,測光切替を「平均」にする.ホワイトバランススイッチを約1秒間押し続ける.モニタ画面に「ホワイトバランスガカンリョウシマシタ」のコメントが表示されるか,を確認する).
⑨ 測光設定を「オート」または「ピーク」に戻す.
⑩ 患者のIDカードを磁気カードリーダーにリードさせて,患者データを入力する.
⑪ 検査開始.

● 内視鏡システムと電子スコープ

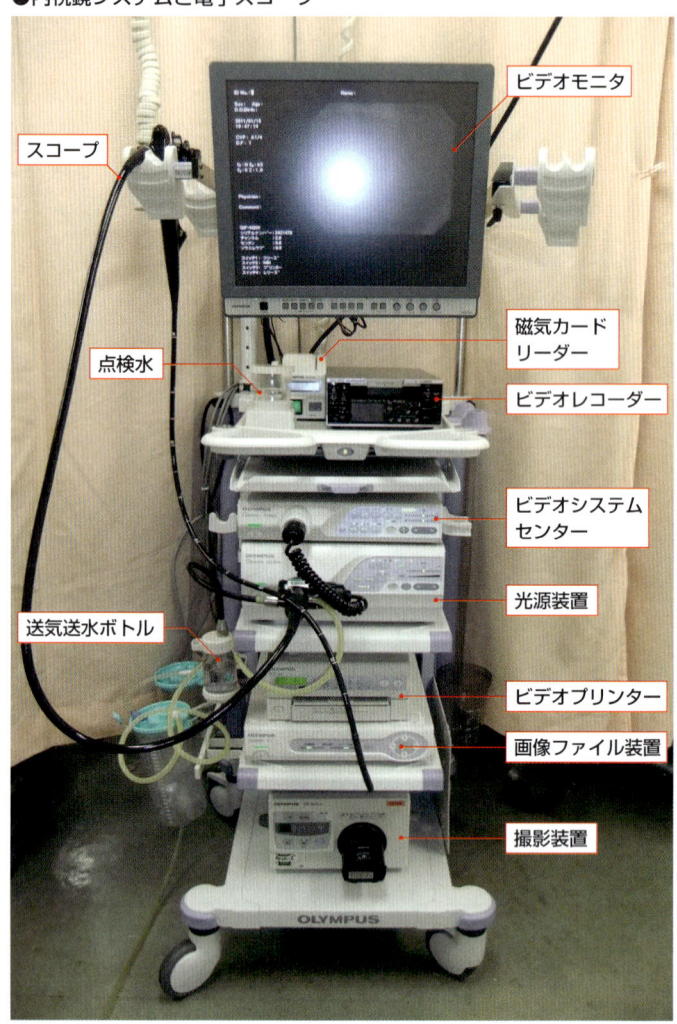

(スコープ,点検水,送気送水ボトル,ビデオモニタ,磁気カードリーダー,ビデオレコーダー,ビデオシステムセンター,光源装置,ビデオプリンター,画像ファイル装置,撮影装置)

(和知さとみ)

引用・参考文献

● 上部消化管内視鏡検査
1) 日本消化器内視鏡学会監, 日本消化器内視鏡学会卒後教育委員会責任編集：消化器内視鏡ガイドライン；9上部内視鏡検査ガイドライン. 第3版, 医学書院, 2006.
2) 田中三千雄監, 堀内春美, 大橋達子編著：消化器内視鏡看護——基礎から学びたいあなたへ；2エキスパートとしての実践技術と知識の応用 1直接看護. 日総研, 2003.
3) 片山修監, 田村君英, 並木薫編著：手にとるようにわかる内視鏡室運営マニュアル；Ⅳ内視鏡室の業務 3内視鏡検査・治療中の注意点. ベクトル・コア, 2007.
4) 内視鏡機器等検討委員会監：カプセル内視鏡 検査時の看護師の役割とケアの実際. 消化器・がん・内視鏡ケア, 12(4), 2007.
5) 中島寛隆ほか：カラー写真で必ずわかる！ 消化器内視鏡——適切な検査・治療のための手技とコツ. 羊土社, 2007.
6) 田中雅夫監, 清水周次編：内視鏡 検査・治療・ケアがよくわかる本. 照林社, 2007.

● 内視鏡的粘膜切除術（EMR）／内視鏡的粘膜下層剥離術（ESD）
1) 日本消化器内視鏡学会監, 日本消化器内視鏡学会卒後教育委員会責任編集：消化器内視鏡ガイドライン；24早期胃癌内視鏡治療ガイドライン EMR ESD. 第3版, 医学書院, 2006.
2) 田村君英, 藤田力也編：ナースのための消化器内視鏡マニュアル；Ⅴ消化器内視鏡手術と看護 1消化器内視鏡手術の基本. Nursing Mook18, 学習研究社, 2003.
3) 田中三千雄監, 堀内春美, 大橋達子編著：消化器内視鏡看護——基礎から学びたいあなたへ；2エキスパートとしての実践技術と知識の応用 1直接看護. 日総研, 2003.
4) 片山修監, 田村君英, 並木薫編著：手にとるようにわかる内視鏡室運営マニュアル；Ⅳ内視鏡室の業務 3内視鏡検査・治療中の注意点. ベクトル・コア, 2007.
5) 中島寛隆ほか：カラー写真で必ずわかる！ 消化器内視鏡——適切な検査・治療のための手技とコツ. 羊土社, 2007.
6) 田中雅夫監, 清水周次編：内視鏡 検査・治療・ケアがよくわかる本. 照林社, 2007.

● 内視鏡的静脈瘤結紮術（EVL）／内視鏡的硬化剤注入療法（EIS）
1) 日本消化器内視鏡学会監, 日本消化器内視鏡学会卒後教育委員会責任編集：消化器内視鏡ガイドライン；20食道・胃静脈瘤内視鏡治療ガイドライン. 第3版, 医学書院, 2006.
2) 田村君英, 藤田力也編：ナースのための消化器内視鏡マニュアル；Ⅴ消化器内視鏡手術と看護 4内視鏡的硬化療法 内視鏡的静脈瘤結紮術. Nursing Mook18, 学習研究社, 2003.
3) 平野巨通ほか：胃・食道静脈瘤に対する緊急止血術とケアポイント. 消化器・がん・内視鏡ケア, 12(2), 2007.
4) 中島寛隆ほか：カラー写真で必ずわかる！ 消化器内視鏡——適切な検査・治療のための手技とコツ. 羊土社, 2007.
5) 鈴木博昭監：食道・胃静脈瘤. 改訂第2版, 日本メディカルセンター, 2001.
6) 田中雅夫監, 清水周次編：内視鏡 検査・治療・ケアがよくわかる本. 照林社, 2007.

● 内視鏡的食道拡張術（食道ブジー）
1) 堅田親利, 武藤学：内視鏡的食道拡張術. 武藤学, 佐野寧, 土井俊彦編：消化器癌診療における内視鏡治療 実践ハンドブック. 医学書院, 2006.

● 超音波内視鏡検査（EUS）
1) 日本消化器内視鏡学会監, 日本消化器内視鏡学会卒後教育委員会責任編集：消化器内視鏡ガイドライン；16超音波内視鏡ガイドライン, 5Sedationガイドライン, 12ERCPガイドライン. 第3版, 医学書院, 2006.
2) 片山修監, 田村君英, 並木薫編著：手にとるようにわかる内視鏡室運営マニュアル；Ⅱ-1機械 種類と特徴 5超音波内視鏡. ベクトル・コア, 2007.
3) 中島寛隆ほか：カラー写真で必ずわかる！ 消化器内視鏡——適切な検査・治療のための手技とコツ. 羊土社, 2007.
4) 田中雅夫監, 清水周次編：内視鏡 検査・治療・ケアがよくわかる本. 照林社, 2007.

● 下部消化管内視鏡検査／大腸ポリープ摘除術
1) 日本消化器内視鏡学会監, 日本消化器内視鏡学会卒後教育委員会責任編集：消化器内視鏡ガイドライン；11大腸内視鏡ガイドライン. 第3版, 医学書院, 2006.
2) 日本消化器内視鏡学会監, 日本消化器内視鏡学会卒後教育委員会責任編集：消化器内視鏡ガイドライン；25早期大腸癌内視鏡治療ガイドライン. 第3版, 医学書院, 2006.
3) 田村君英, 藤田力也：ナースのための消化器内視鏡マニュアル；Ⅴ消化器内視鏡手術と看護 消化器内視鏡手術の基本. Nursing Mook18, 学習研究社, 2003.
4) 片山修監, 田村君英, 並木薫編著：手にとるようにわかる内視鏡室運営マニュアル；Ⅳ内視鏡室の業務, 1予約と受付, 3内視鏡検査・治療中の注意点. ベクトル・コア, 2007.
5) 内視鏡機器等検討委員会監：カプセル内視鏡 検査時の看護師の役割とケアの実際. 消化器・がん・内視鏡ケア, 12(4), 2007.
6) 中島寛隆ほか：カラー写真で必ずわかる！ 消化器内視鏡——適切な検査・治療のための手技とコツ. 羊土社, 2007.
7) 田中雅夫監, 清水周次編：内視鏡 検査・治療・ケアがよくわかる本. 照林社, 2007.

● 内視鏡的逆行性膵胆管造影検査（ERCP）
1) 田村君英, 藤田力也編：ナースのための消化器内視鏡マニュアル. p.118～122, Nursing Mook18, 学習研究社, 2003.
2) 日本消化器内視鏡学会監, 日本消化器内視鏡学会卒後教育委員会責任編集：消化器内視鏡ガイドライン. 第3版, p.105～118, 医学書院, 2006.
3) 鈴木博昭監：食道・胃静脈瘤. 改訂第2版, 日本メディカルセンター, 2001.
4) 田村君英編：技師＆ナースのための消化器内視鏡ガイド. 学研メディカル秀潤社, 2010.
5) オリンパス おなかの健康ドットコム
   http://www.onaka-kenko.com

● 内視鏡的逆行性胆道ドレナージ（ERBD）／内視鏡的経鼻胆道ドレナージ（ENBD）
1) 金原優編：肝疾患ナーシング. p.13, JJNスペシャル54, 医学書院, 1997.
2) 近藤晴彦監, 上坂克彦編：肝・胆・膵癌. p.62～p.63, 多職種チームのための周術期マニュアル2, メヂカルフレンド社, 2005.
3) 富松昌彦編：消化器疾患ナーシング. p.160, 161, 24, 33, Nursing Mook2, 学習研究社, 2002.
4) 田村君英, 藤田力也編：ナースのための消化器内視鏡マニュアル. 第1版, p.174～177, p.182～188, Nursing Mook18, 学習研究社, 2003.
5) 田村君英編：技師＆ナースのための消化器内視鏡ガイド. 学研メディカル秀潤社, 2010.
6) オリンパス おなかの健康ドットコム
   http://www.onaka-kenko.com

● 経皮内視鏡的胃瘻造設術（PEG）
1) 田村君英編：ナースのための消化器内視鏡マニュアル. p.192～207, Nuusing Mook18, 学習研究社, 2003.
2) 日本消化器内視鏡学会監, 日本消化器内視鏡学会卒後教育委員会責任編集：消化器内視鏡ガイドライン. 第3版, p.310～323, 医学書院, 2006.
3) 田中雅夫監, 清水周次編：内視鏡 検査・治療・ケアがよくわかる本. p.78～83, 照林社, 2007.

● 内視鏡システムの起動および点検
1) 消化器内視鏡機器取り扱いテキスト. 中間法人日本消化器内視鏡技師会.
2) 内視鏡機器等検討委員会監：内視鏡検査・治療のトラブル対応 ワンポイントレッスン 機器管理編. 消化器・がん・内視鏡ケア, 12(1～5), 2007.

腹部X線検査

腹部X線検査は，腹部にX線を照射して，主に腹部の疾患や病変を発見するために行われるX線検査の一種である．
腹部X線検査には，①腹部立位正面（AP方向）撮影，②腹部背臥位正面撮影，③腹部側臥位正面撮影（Decubitus撮影），
④ポータブル撮影などがある．

目的

- 胃泡，小腸ガス，大腸ガスなどのガス貯留像および腹腔内遊離ガス（free air）の観察を行う．
- 便貯留の有無，石灰化の有無を検索する．
- 肝臓，脾臓，腎臓などの形態異常，腫瘤陰影の有無を検索する．

適応

- 腹痛，腹部膨満感，便秘など，腹部症状のある患者や，腸閉塞，消化管穿孔，尿路結石などの疑われる患者などが適応となる．
- 腹部X線写真でわかることは，大量の液体貯留，ある程度以上のfree air，肝臓や脾臓や腎臓の形態異常，腸腰筋陰影の消失，結石などに限定されている．

禁忌

- 妊娠，または妊娠の疑いのある患者の検査では，医師に疑義照会をする必要がある．被ばくによるリスクはゼロではないが，診療上の必要性があれば，妊婦にも腹部X線検査を施行することがある．

X線写真とは

X線写真は，厚みのある身体の部分を平面に投影し，画像化している．X線の透過度の違いにより，写真の濃淡が決定される．その原理は，X線照射装置とX線検出器のあいだに身体を置き，透過したX線を画像化する．身体がX線を通過させた部分は黒く写り，身体がX線を阻止した部分は白く写る．

◀黒く写る　　　　　　　　　　　白く写る▶

空気　＞　脂肪　＞　水（肝臓，心臓など）　＞　骨

●代表的な腹部X線画像

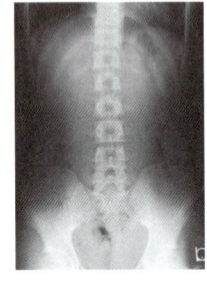

正常な腹部X線写真の立位 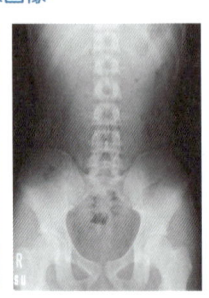 ／ 正常な腹部X線写真の臥位 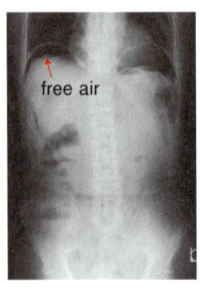 ／ 腹腔内遊離ガス像（free air） 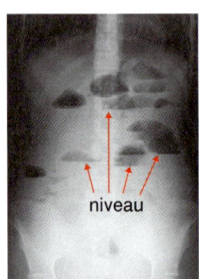 ／ イレウス：鏡面像（niveau） 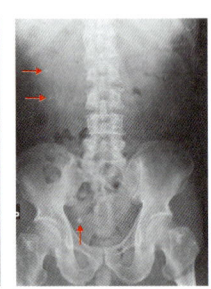 ／ 右腎・膀胱内結石 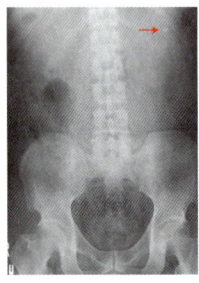 ／ 左腎結石

腹部X線検査の種類

❶腹部立位正面（AP方向）撮影

腹部立位正面撮影は，背部にX線検出器を当て，腹部側よりX線を入射し撮影する．

胸部の検査とは異なり，「息を吸って，吐いて，止めてください」という合図で，呼気のときに撮影を行う．息を吐くことによって，肝臓や腎臓などが観察しやすくなる．

この撮影方法では，肝臓，脾臓，腎臓，横隔膜周囲が描出される．肝臓，脾臓，腎臓，腫瘤陰影，ガス貯留像およびfree airの観察ができる．

腸閉塞でみられる鏡面像（air fluid level niveau）は，容器の中に水を入れ，そこにできる水平面を指す．これは前から，鏡面像として見ることができるため，立位で撮影して確認する．

消化管穿孔でみられるfree airは，空気はほかの臓器よりも軽く，上のほうに集まりやすくなるため，立位で撮影したとき横隔膜下にみとめられる．臥位では腹部に遊離ガスが貯留するため，ガスを含んだ消化管との区別が困難である．

❷腹部背臥位正面撮影

腹部背臥位正面撮影では，患者は仰臥位で背側にX線検出器を当て，腹側よりX線を入射し撮影する．

「息を吸って，吐いて，止めてください」という合図で，呼気のときに撮影を行う．

この撮影方法では，肝臓，脾臓，腎臓，および骨盤内臓器が描出される．肝臓，脾臓，腎臓，腫瘤陰影，石灰化像，ガス貯留像，骨盤，腰椎，下部肋骨の観察ができる．

腹部単純X線撮影では，立位よりも臥位正面像のほうが読み取れる情報量が多い．腹部の実質臓器や結石，石灰化などの観察に適している．

一般的に，①腹部立位正面（AP方向）撮影と，②腹部背臥位正面撮影の2方向を腹部撮影の基本としている．

❸腹部側臥位正面撮影（Decubitus撮影）

腹部側臥位正面撮影では，患者は原則として左側臥位をとり左腕で手枕をし，右腕は挙上する．X線検出器を垂直に背側に置き，腹側よりX線をフィルムに対し垂直に入射し撮影する．

「息を吸って，吐いて，止めてください」という合図で，呼気のときに撮影を行う．

この撮影方法では，肝臓，脾臓，腎臓，および側腹壁が描出される．肝臓，脾臓，腎臓，腫瘤陰影，ガス貯留像，および腹腔内遊離ガス，鏡面像の確認ができる．

結石の位置や異物確認，大腸や小腸の確認に有用なこともある．

立位や坐位での撮影が困難な場合に用いられる．

❹ポータブル撮影

検査室への移動が困難な重症患者に対して，病床などにおいて行うX線撮影法である．

仰臥位で背側にX線検出器を当て，腹側よりX線を入射し撮影する．

ポータブル撮影では，正面性が悪くなり，すこし斜位像となったり，呼吸性のぶれなどが生じやすいことに留意する．

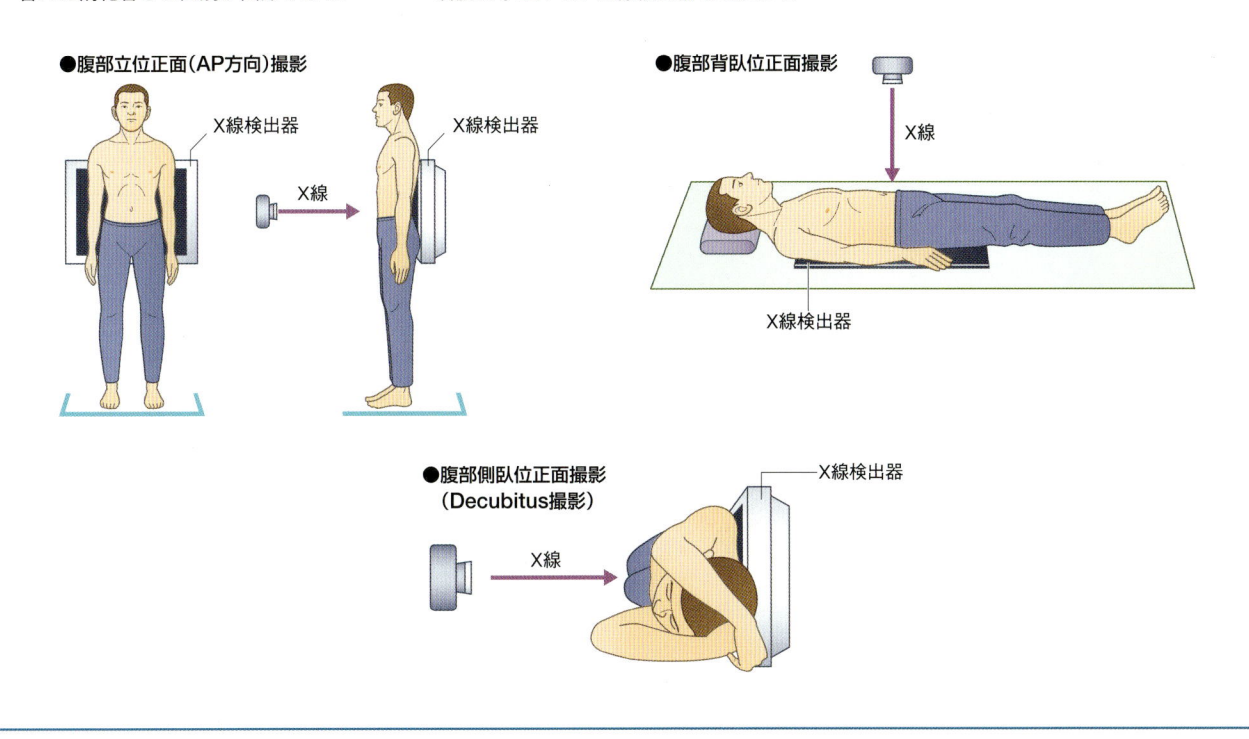

●腹部立位正面（AP方向）撮影

●腹部背臥位正面撮影

●腹部側臥位正面撮影（Decubitus撮影）

●検査の流れと看護の実際

　検査の実際は診療放射線技師が行うが，看護師は診療放射線技師と十分に連携をはかり，スムーズな撮影ができるように，患者への援助や声かけを行う．

❶検査前の手順

❶患者を確認し，検査の準備をする．

> **看護上の注意点**　患者が自分で名乗れる場合は，患者誤認予防のため必ず名乗ってもらう．
> 入院患者：【患者氏名呼称】および【患者氏名】と【患者識別バンド】の一致を確認する．
> 外来患者：【患者氏名呼称】および【患者氏名】と【診察券のID】【端末のID】【検査伝票のID】などの一致を確認する．

●入院患者の場合

> 患者への声かけ：お名前を教えてください．○○○○さんですね．ありがとうございました．患者識別バンドを確認させていただきます．

●外来患者の場合

> 患者への声かけ：お名前を教えてください．○○○○さんですね．ありがとうございました．診察券のIDを確認させていただきます．

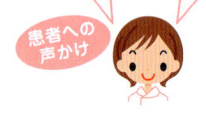

※北里大学病院　診療の手引き「診療行為における患者の確認マニュアル」より抜粋

❷患者に検査の必要性を説明する．

> 患者への声かけ：これからおなかのX線写真を撮ります．金具がついていなければ，下着は着けていて大丈夫です．上半身はすべて脱いでいただき，検査着に着替えてください（撮影に影響のない衣服を着用している場合は，着替えずに撮影する．下着は，ゴムがきつい場合は腹部より下げて撮影することもある）．湿布やカイロ，磁気のものを貼っていましたら，それもはずしてください．

❸患者の状態によって，検査室までの移動手段（歩行，車椅子，ストレッチャーなど）を考える．

> **看護上の注意点**　転倒や転落などの危険を回避するように努める．

❹患者の状態によって，付き添い撮影の必要性を判断する．

> **看護上の注意点**　介助者が被験者以上に被ばくする危険性はないが，撮影の介助者はプロテクターを着用するなど放射線被ばくの防護に努める．

❺ 検査時には無地のTシャツや寝衣を着用するよう説明する．

看護上の注意点 Tシャツのプリント部の布地が周囲より厚い部分や硬い部分は，疾患による病変の変化を判別しにくくなり，疑わしい部位として写ることがあるので注意を要する．また，ファスナーやボタンなどもはっきりと写ってしまう．ポケットや襟，刺繍など厚みのある部分，セーターやトレーナーなど厚い衣類は，状況や体格により写る場合があるので注意する．このような場合には，検査着に着替えてもらう．
金具のついた衣類は，素材にかかわらずはずす．金属はX線を透過しにくく，明瞭に写るため，撮影範囲内の金属はすべてはずす．
湿布類，カイロ，コルセットなどをはずす．身体に貼るタイプの磁気もX線を透過しにくく，写るため，はずす．湿布類やテーピングも状況や体格により写る場合がある．

❻ 感染症罹患の有無を確認する．女性の場合では，妊娠の有無を確認する．

看護上の注意点 プライバシーの保護に努める．

❼ MRSAやノロウィルス，結核など感染源となりうる感染症患者は，指定時間がないかぎり検査の順番を最後にして撮影する．ほかの患者と接触しないように配慮し，撮影後は感染症の類別により指定された方法で機器の清掃を行う．

❽ 完全隔離の患者は，病室内でポータブル撮影を行う．

❾ 患者のADLレベルの情報を得ておく．ふらつき，立ちくらみの有無を確認する．

看護上の注意点 検査を安全に施行するため，必要な患者情報が，病棟や外来から検査室に，または検査室から病棟や外来に情報提供される必要がある．「患者連絡票」などを用いて，確実に情報を伝える．

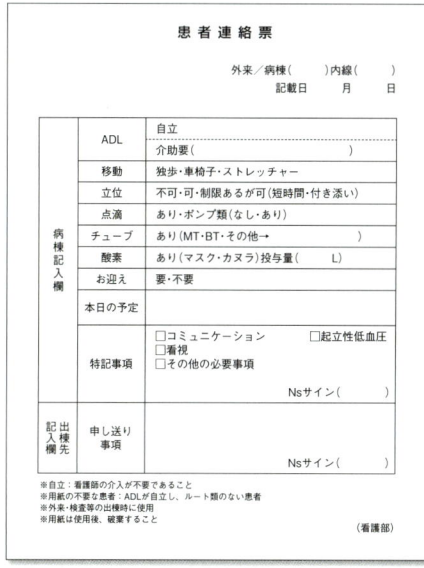

北里大学病院で使用している「患者連絡票」

❷ 検査中の手順

❶ 立位の場合や臥位の場合の体位の説明と援助を行う．

❷ 呼吸の合図に合わせて，撮影を行う．

患者への声かけ
- この体勢で撮影しますので，動かないでください．
- つらいところはありませんか？
- 合図に合わせて呼吸をしてください．

画像診断と看護

❸ 状態の悪い患者，体動が激しい患者，同一体位を保持できない患者は，プロテクターを着用した看護師とともに撮影する．

❹ ふらつきのある患者や高齢の患者などは，転倒しないように援助する．

> **看護上の注意点**
>
> 人工呼吸器装着中の患者のX線撮影は，必ず看護師も介助に加わり，X線撮影前後は自問自答カードを用いて診療放射線技師とともに確認し，人工呼吸器の事故を防止する．

人工呼吸器装着患者のポータブル撮影時の安全管理

目的： 人工呼吸器装着患者のポータブル撮影が安全に実施できる．

手順：
1. 人工呼吸器装着患者のポータブル撮影時，診療放射線技師は看護師に付き添いを依頼する．
2. 看護師は患者の状態を確認し，撮影が可能か判断する．
3. 診療放射線技師は看護師と共に安全にカセットの挿入を行う（必要時3人）．
4. カセット挿入後は以下の確認を行う．
    ① 人工呼吸器が患者に正しく装着されているか．
    ② 人工呼吸器が正しく作動しているか．
    ③ 気管挿管チューブの抜去はないか．
    ④ 人工呼吸器の回路が撮影の邪魔にならないよう整理されているか．
    ⑤ CVカテーテル，硬膜外カテーテル，胸腔ドレーンなどのからみや折れはないか．
5. ポータブル撮影中は，看護師は患者から2m離れた場所で見守る．
6. 看護師が患者の側に付き添う場合はプロテクターを装着する．その際は，事前に病棟から放射線部に連絡し，診療放射線技師はプロテクターを持参する．
7. ポータブル撮影終了後は，診療放射線技師と看護師は協力してカセットを抜き，患者の体位・チューブなどを整え，人工呼吸器が正常に作動しているか確認する．
8. 最後に診療放射線技師と看護師は自問自答カードで指差し呼称を行う．

ポータブル撮影後の確認行為
（自問自答カード：指差し呼称項目）

1. 人工呼吸器は患者に正しく装着されているか．
2. 人工呼吸器は正しく作動しているか．
3. 各種ルートチューブの抜去トラブルはないか．
4. その他はよいか．

ヨシ！

（自問自答カードは稼動型X線装置に添付する）

自問自答カードを用いて人工呼吸器の作動状況やルートなどの確認を行う

※北里大学病院「医療安全マニュアル」より抜粋

❸ 検査後の手順

❶ 転倒・転落事故がないように注意し，車椅子やストレッチャーへの移動を援助する．
❷ 患者のルート類のトラブルがないことを確認する．
❸ 検査前にはずしたものや下着など，忘れ物がないことを確認する．

> **患者への声かけ**
> これで撮影は終わりです．お疲れさまでした．

トラブル対応

新生児から高齢者まで全年齢が対象であり，さまざまな患者の検査が施行される．

転倒・転落の危険や，患者によっては急変も起こりうる．患者の状態を観察し，状態に応じてバイタルサインを測定し，必要があれば医師に報告・連絡するなど，医療者間での連絡や調整が重要である．

患者が急変したときの対処方法の掲示，および，急変時シミュレーションを実施するなどの準備が大切である．

（野川敬子）

上部消化管造影検査（UGI）

X線検査には，単純法と造影法がある．単純法で組織間のX線吸収の差が少なく判別できない場合に造影剤を用いて撮影を行うのが造影法で，造影剤のある部分とない部分とのX線像の格差により間接的に診断を行う．リモートコントロールで透視台を動かしながら，最適の位置で上部消化管のX線写真撮影を行うことができる．

目的

- 経口および経管的に硫酸バリウム溶液やガストログラフィンなどの造影剤を用いて食道，胃，十二指腸の形態および機能をみる．

適応

- 食道がん，食道静脈瘤，その他の食道腫瘍，炎症性疾患，狭窄，瘻孔，胃炎，胃潰瘍，潰瘍瘢痕，ポリープ，粘膜下腫瘍，胃がん，悪性リンパ腫，その他の胃腫瘍，十二指腸潰瘍などの診断および観察．
- 内視鏡検査は，粘膜の細かい色調の変化や小さな病変（早期がんを含め）の診断に有用であるが，上部消化管の全体像や動き，粘膜下に隠れた病気の診断はX線造影検査のほうが有用である．
- X線検査と内視鏡検査それぞれに長所・短所があり，目的に応じて組み合わせたり選択する．

禁忌

- 腸閉塞．
- バリウムの禁忌．
  - 消化管の穿孔，またはその疑いのある患者．
  - 消化管内の急性出血のある患者．
  - 全身衰弱の強い患者．
- バリウムの慎重投与．
  - 消化管の瘻孔またはその疑いのある患者．
  - 消化管穿孔を起こすおそれのある患者．
  - 消化管の狭窄・閉塞のある患者．
  - バリウム製剤に対する過敏症の既往歴がある患者．

※バリウムが使えない場合は，ガストログラフィンを使用する．
※食道造影で誤嚥しやすい場合は，非イオン性造影剤を使用する．

● 胃の検査は"意外と大変"である

- UGIで使用するバリウムは濃度200〜240W/V％で150〜200mL程度．その重さは水の2倍で300〜400gになり，ずっしり重い．
- バリウムを飲むと胃（大彎）がその重みで下に伸びる．十二指腸ループは後腹膜に固定されているので十二指腸球部は上向きになる．
- 胃は袋状なので，造影剤を全体に付着させるために，頭が上がったり下がったり左右にぐるっと回ったりして，全体の形を写し出す．

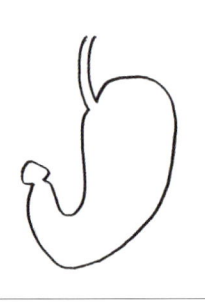

UGI：upper gastrointestinal tract，上部消化管造影検査

必 要 物 品

① 鎮痙薬（医師の指示による），アルコール綿，注射器，注射針
② 硫酸バリウムまたはガストログラフィン（造影剤は医師の指示により準備する），造影剤用コップ，飲水用コップ，発泡顆粒とカップ
③ 膿盆，ガーグルベースン，ティッシュペーパー，処置用シーツ，ディスポーザブル注射器各種（造影剤用，カテーテル用）
④ 胃管，バルン付きゾンデチューブ，潤滑用ゼリー，固定用テープ，チューブ把持鉗子，吸引の準備

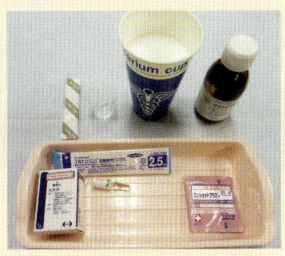

胃十二指腸造影の基本的な物品

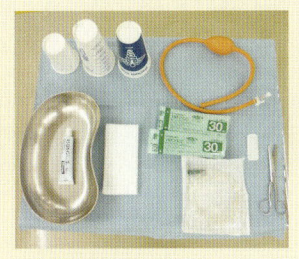

胃十二指腸造影の精密検査用の物品

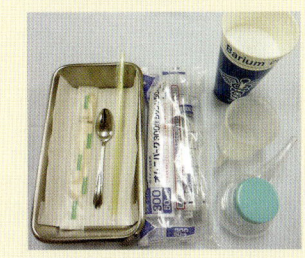

食道造影の物品

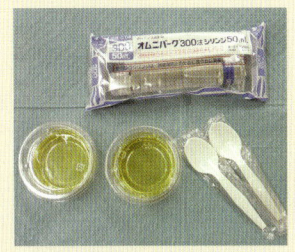

栄養部で作成した造影剤のゼリー（食道造影で使用）

上部消化管造影検査の撮影法

❶充満法（充盈法）

造影剤で消化管内腔が満たされた状態で撮影するもので，全体の輪郭を描出しやすい．

❷二重造影法

陽性造影剤（バリウム）と陰性造影剤（空気）を用いて撮影する方法で，体位変換しながらバリウムを消化管腔内にまんべんなく付着させてから，空気で全体を膨らませて撮影する．バリウムと空気の白黒の濃淡差により粘膜面の変化や病変を診断できる．

❸圧迫撮影法

圧迫筒を用いて外部から圧迫して撮影する．

❹粘膜撮影法

少量の造影剤を投与し，体位変換しながら胃のヒダにくまなく薄く，造影剤を行きわたらせて撮影する．

> **バリウムのたまり（白い部分）とバリウムの抜け（黒い部分）**
>
> 粘膜面が陥凹している部分は"バリウムのたまり"として白く写り，隆起している部分は"バリウムの抜け"として黒く写し出され，粘膜面の変化をみることができる．

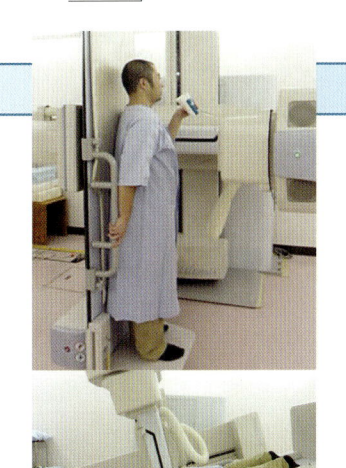

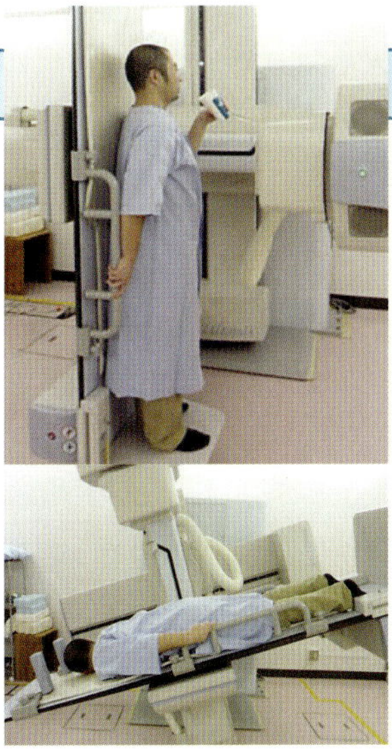

検査の部位や内容により，いろいろな体位で撮影する

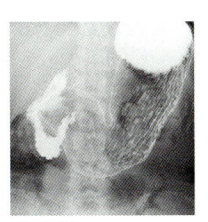

胃（正常）

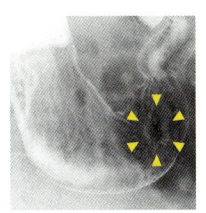

早期胃がん：幽門部前壁にヒダ集中を伴う浅い陥凹性病変を認める

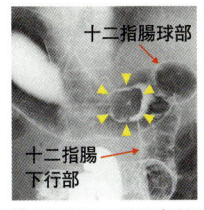

進行胃がん：幽門部前壁に立ち上がり急峻な隆起性病変を認める．中央に小バリウム斑を伴っている

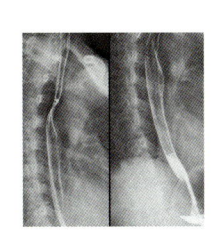

食道（正常）

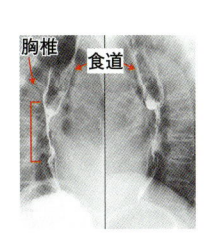

食道がん：中部〜下部食道に壁の硬化像と内腔の狭小化を認める

画像診断と看護

●検査の流れと看護の実際

❶検査前の手順

❶検査前の注意事項を説明する．

> **看護上の注意点** 患者は，「何をされるのか」「痛くはないか」「悪い病気が見つからないか」など，さまざまな不安をいだいている．検査の協力を得るためにも，言葉づかいに注意し，思いやりのある態度で接する．

検査前の注意事項

【食道造影】
検査当日
☐ 4時間前から検査終了まで，食べたり飲んだりしないでください．

【胃・十二指腸造影】
検査前日
☐ 夕食はなるべく早くすませるようにして，午後9時以降は飲食，服薬はしないようにしてください．
☐ アルコールはひかえてください．
検査当日
☐ 検査が終わるまで，食べたり飲んだりしないでください．
☐ うがいはかまいませんが，水や唾液を飲み込まないようにしてください．

☐ 検査前はたばこは吸わないでください．胃液が多くなり，検査や診断がしにくくなります．
☐ 検査の前に胃の動きをゆるめる注射をします（前立腺肥大，緑内障，心臓病のある人や薬のアレルギーのある人は申し出てください）．
☐ 注射の作用で，目がチカチカしたり，のどがかわいたりすることがありますが，しばらくするとおさまります．できるだけ車の運転は避けてください．
☐ バリウムの飲み方や体位変換は医師の指示に従って，あせらず落ち着いて行ってください．
☐ 都合により検査に来られない場合は，下記にご連絡ください．
☐ 連絡先

北里大学病院で使用しているパンフレット

❷患者を確認する．

> **看護上の注意点** 患者が自分で名乗れる場合は，患者誤認予防のため必ず名乗ってもらう．
> 入院患者：【患者氏名呼称】および【患者氏名】と【患者識別バンド】の一致を確認する．
> 外来患者：【患者氏名呼称】および【患者氏名】と【診察券のID】【端末のID】【検査伝票のID】などの一致を確認する．

●入院患者の場合

> 患者への声かけ：お名前を教えてください．○○○○さんですね．ありがとうございました．患者識別バンドを確認させていただきます．

●外来患者の場合

> 患者への声かけ：お名前を教えてください．○○○○さんですね．ありがとうございました．診察券のIDを確認させていただきます．

※北里大学病院 診療の手引き「診療行為における患者の確認マニュアル」より抜粋

❸自己紹介し，検査の介助をすることを伝える．

> 患者への声かけ：それでは検査を始めます．検査を担当する○○です．よろしくお願いします．

❹ 患者に検査の説明を行う．

> 看護上の注意点　医師から検査の説明を聞いているか確認し，検査の概要，流れについて説明し，疑問な点がないか確認する．不安や苦痛があれば，すぐに言ってよいことを説明する．

❺ 禁飲食が守られていることを確認する．

❻ 本日の体調，立位が可能か，体位変換が可能か，コップが持てるか，聴力障害はないか，ルート類の有無などを確認する．

> 看護上の注意点　検査当日から，1週間程度の間にバリウムの影響を受ける検査の予約がないか確認する（腹部の各種検査など）．

❼ 車の運転をしてこなかったことを確認する（鎮痙薬の影響で視界の障害が起こる可能性がある）．

❽ 検査の参考や鎮痙薬を使用するため，現病歴，糖尿病，心臓疾患，緑内障，前立腺肥大症，甲状腺疾患の既往症，消化管疾患および手術歴，アレルギー歴などを確認する．

❾ ペースメーカーの有無，妊娠の可能性について確認する．

❿ 履物を替えて検査着に更衣させ，排泄を促す．

> 看護上の注意点　食道造影の場合は，上半身のみ検査着に着替える．アクセサリー類，湿布などをはずす．
> 胃十二指腸造影の場合は，上半身のみ検査着に着替え，下半身は金属がついているものを着用しているときは更衣をする．アクセサリー類，湿布などをはずす．

⓫ 医師の指示により，消化管の蠕動運動を抑えるための鎮痙薬を筋肉内注射する．鎮痙薬が使えない場合は，代替薬を使用する場合がある．

❷ 検査中の手順

❶ 検査台に誘導し，履物を脱いで検査台に乗せる．

> 看護上の注意点　点滴，酸素，バルンチューブなどのルート類がある場合や，車椅子などを使用している場合は，数人で確認しながら，危険がないように移動の援助を行う．

❷ 重いので注意しながら，左手でバリウムの入ったコップを持つように説明する．

❸ 検査台が多少動くので，右手で検査台の取っ手をつかむように説明する．

画像診断と看護

❹ バリウムの飲み方は，そのつどマイクを通して説明すること，口に含むだけのときと飲み込むときがあることを説明する．

❺ 検査担当医師が手順に添って検査を進める（通常，職業被ばくを考慮して検査室の外からマイクを通して検査を進めるが，検査の内容・患者の状態により，検査担当者が室内で行う場合もある）．

❻ バリウムを飲ませ撮影する．
- 食道造影検査：立位で造影剤を数回飲ませ撮影し，5分程度で終了する．
- 胃十二指腸造影検査：数回バリウムや発泡剤を飲ませ，検査台を作動させて上下移動，患者自身で体位変換・回転してもらいながら撮影する．検査の所要時間は20〜30分程度である．
- 胃十二指腸造影精密検査：仰臥位で鼻からゾンデを挿入し，造影剤を注入しながら撮影し，ゾンデを奥に進めていく．医師と診療放射線技師が，患者のそばで画像を見ながら検査を進める．検査の所要時間は30分〜1時間に及ぶ場合もある．

❼ 検査が終了したら，検査室に入り，検査台が止まるまで患者のそばで倒れないように身体を支える．ねぎらいの言葉をかけて，検査台から降りるまで移動の援助（車椅子，ストレッチャー）を行う．必要時，含嗽の援助を行う．

> **看護上の注意点** わからないことがあれば，いつでも声を出して聞いてよいことを説明し，退室する．

> **看護上の注意点** 必要時には声をかけ，患者の様子を観察して医師に報告する．

（患者への声かけ）
ご気分は大丈夫ですか？
検査は順調ですよ．
もう少しですから
がんばりましょう．

❸ 検査後の手順

❶ 体調の変化がないことを確認する．

❷ 検査後の注意事項について説明する．

> **看護上の注意点** 医師の指示により下剤が投与されるので，服用方法を説明する．外来患者の場合は，帰宅後，体調の変化があったら，病院に連絡することと連絡先を説明する．

```
検 査 後 の 注 意 事 項

□ 鎮痙などによる口渇，動悸，視力異常，    □ 下剤と水分を多めに飲んでください．
  低血糖などの説明と対処法                □ 検査後の白い便はバリウムのためで
・今日行った注射の反応で喉が渇きま           すので心配いりません．
  すので水分をとってください．目が      □ 検査後，食事は普通にとってかまい
  チカチカする場合があるので車の運          ません．
  転は避けてください．                 □ 嘔気や嘔吐，腹痛などがあった場合，
・今日行った注射の反応で血糖値が下           下記の連絡先に相談してください．
  がる場合がありますので，早めに食      □ 日中と夜間の連絡先
  事をしてください．
```

北里大学病院で使用しているパンフレット

❸ 更衣をさせる．

❹ 検査の結果については，次回外来時に医師から説明があることを伝える．

トラブル対応

❶ アナフィラキシー様症状

まれにバリウムによるアナフィラキシー様症状が出現することがあるので，十分観察を行い，症状が出た場合は適切な処置を行う．

❷ バリウムに対する過敏症

まれに発疹，瘙痒感，蕁麻疹，悪心・嘔吐などのアレルギー症状が現れることがあるため，適切な備えと処置が必要である．

❸ 消化器症状

バリウムが固まり排便困難，便秘，下痢・腹痛，肛門部痛・出血などの消化器症状が現れることがある．検査後の注意事項の説明と対処法の指導を行う．

❹ 消化管の穿孔

高齢者は，消化管運動機能が低下していることが多く，バリウムの停滞による消化管の穿孔が起こりやすいため，検査後の注意事項を十分説明する．

❺ 妊婦のトラブル

妊婦へのバリウム投与に関しての安全性は確立されていない．X線照射も伴うので，診断上の有益性と危険性を考慮したうえで慎重に投与する．

（鈴木智子）

小腸造影検査

造影剤を使用し，小腸の状態をX線で撮影・観察する検査である．
造影剤の注入方法は，経口法（口から造影剤を飲む）と経管法（鼻からゾンデを挿入し造影剤を注入）の2種類があり，どちらの検査法で行うかは目的によって判断される．

目的

- 小腸全体の奇形，外傷，潰瘍，イレウス，炎症性疾患およびそれによる癒着の診断
- 機能的疾患（拡張症・低緊張症），異物，寄生虫の有無
- 腹部臓器に疾患が認められた場合，小腸への影響の有無の確認

適応

- クローン病，腸結核，ベーチェット病，メッケル憩室，腸重積，腸回転異常，内外ヘルニア，粘膜下腫瘍，悪性リンパ腫，小腸ポリープ，小腸がんなどの診断および観察．

禁忌

- 腸閉塞．
- バリウムの禁忌．
・消化管の穿孔，またはその疑いのある患者．
・消化管内の急性出血のある患者．
・全身衰弱の強い患者．
- バリウムの慎重投与．
・消化管の瘻孔またはその疑いのある患者．
・消化管穿孔を起こすおそれのある患者．
・消化管の狭窄・閉塞のある患者．
・バリウム製剤に対する過敏症の既往歴がある患者．

※バリウムが使えない場合は，ガストログラフィンを使用する．

●経口法と経管法の違い

	経口法	経管法
撮影方法※	充満像，圧迫像	充満像，圧迫像，二重造影像
検査手技	簡単	やや複雑
患者の負担	小さい	大きい
検査時間	長い	比較的短い
特徴	・狭窄など機能的異常の診断時に行う ・小腸の走行，位置・形態の異常，癒着の有無・異物・腫瘤との関係を知りたいときに有効 ・小腸の微細病変の描出には優れない	・潰瘍など器質的疾患の発見ができる ・微細病変（粘膜病変）の描出に優れ，中〜小病変の質的診断に有効

※撮影方法は上部消化管造影検査の項(p.87)参照

必要物品

① バルン付きゾンデチューブ，ゾンデ用ガイドワイヤー，三方活栓付きエネマシリンジ，潤滑用ゼリー，ディスポーザブル注射器（造影剤用，バルン用）
② 固定用テープ
③ バリウムまたはガストログラフィン，造影剤用コップ，排液用コップ
④ ガーゼ，処置用シーツ，膿盆

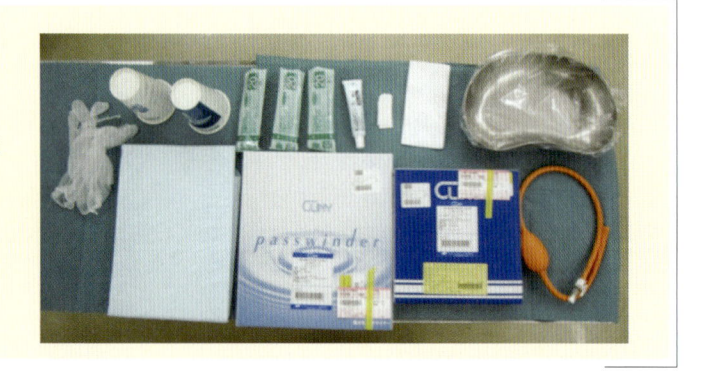

● 小腸造影の画像

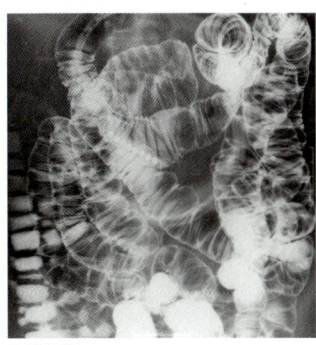

正常画像
（硫酸バリウム使用にて二重造影法）

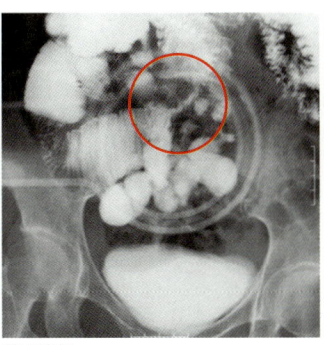

狭窄画像
（経管法でガストログラフィン使用）

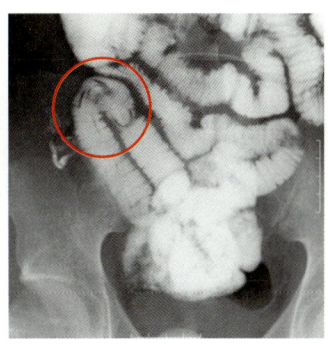

寄生虫宿主
（経管法でガストログラフィン使用）

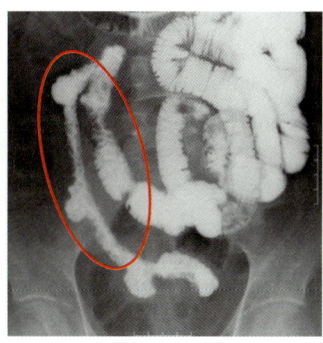

クローン病の縦走潰瘍画像
（経管法でガストログラフィン使用）

画像診断と看護

検査の流れと看護の実際

❶ 検査前の手順

❶ 検査前の注意事項を説明する．

看護上の注意点　患者は，「何をされるのか」「痛くはないか」「悪い病気が見つからないか」など，さまざまな不安をいだいている．検査の協力を得るためにも，言葉づかいに注意し，思いやりのある態度で接する．

検 査 前 の 注 意 事 項

【胃・小腸造影】
検査前日
☐ 夕食はなるべく早くすませるようにして，午後9時以降は飲食，服薬はしないようにしてください．
☐ アルコールはひかえてください．
検査当日
☐ 検査が終わるまで，食べたり飲んだりしないでください．
☐ うがいはかまいませんが，水や唾液を飲み込まないようにしてください．
☐ 検査前はたばこは吸わないでください．胃液が多くなり，検査や診断がしにくくなります．

☐ 検査の前に胃の動きをゆるめる注射をします（前立腺肥大，緑内障，心臓病のある人や薬のアレルギーのある人は申し出てください）．
☐ 注射の作用で，目がチカチカしたり，のどがかわいたりすることがありますが，しばらくするとおさまります．できるだけ車の運転は避けてください．
☐ バリウムの飲み方や体位変換は医師の指示に従って，あせらず落ち着いて行ってください．
☐ 都合により検査に来られない場合は，下記にご連絡ください．
☐ 連絡先

北里大学病院で使用しているパンフレット

❷患者を確認する．

看護上の注意点　患者が自分で名乗れる場合は，患者誤認予防のため必ず名乗ってもらう．
入院患者：【患者氏名呼称】および【患者氏名】と【患者識別バンド】の一致を確認する．
外来患者：【患者氏名呼称】および【患者氏名】と【診察券のID】【端末のID】【検査伝票のID】などの一致を確認する．

●入院患者の場合

> お名前を教えてください．○○○○さんですね．ありがとうございました．患者識別バンドを確認させていただきます．

●外来患者の場合

> お名前を教えてください．○○○○さんですね．ありがとうございました．診察券のIDを確認させていただきます．

※北里大学病院　診療の手引き「診療行為における患者の確認マニュアル」より抜粋

❸自己紹介し，検査の介助をすることを伝える．

看護上の注意点　患者は，検査に対する不安や緊張があると考えられる．不安の軽減や緊張を和らげるため，必ず顔を見せて挨拶をし，自分が担当看護師であることを伝える．

> こんにちは．検査を担当する看護師の○○です．よろしくお願いします．

❹医師より患者に，検査の目的，必要性およびリスクについて説明されていることを確認する．

看護上の注意点　経管法は患者にとって負担の大きい検査である．鼻から管を入れることの説明を，医師からされているか確認する．されていなければ，医師から説明してもらうようにする．

❺患者に検査の説明を行う．

看護上の注意点　疑問な点，不安や苦痛があればすぐに言ってよいことを説明する．

●経口法の場合

> 小腸造影という検査です．口から造影剤を飲んでいただきます．造影剤が小腸に流れるまで待ち，流れてきたら撮影をして小腸の状態をみる検査です．造影剤を腸の走行に沿って流すため，横を向いたりうつ伏せなどになっていただくことがあります．検査の時間は，個人差はありますが早い方で2〜3時間ぐらい，長い方では4時間以上かかる場合もあります．検査中に気分が悪くなったり，つらいことがあったら遠慮なくおっしゃってください．

●経管法の場合

> 小腸造影という検査です．鼻から胃の奥まで管を入れて，管から造影剤と空気を入れて小腸の状態をみる検査です．造影剤を腸の走行に沿って流すため，横を向いたりうつ伏せなどになっていただくことがあります．検査の時間は，個人差はありますが，早い方では1〜2時間ぐらい，長いと3時間以上かかる場合もあります．検査中に気分が悪くなったり，つらいことがあったら遠慮なくおっしゃってください．

❻ 禁飲食が守られていることを確認をする．
❼ 体位変換，体位保持に支障がないことを確認する．

> **看護上の注意点**　注腸造影ほど頻回に体位変換をすることはない．しかし，腰痛，リウマチ，股関節置換後で脱臼の経験がある，V-Pシャント手術後，腹腔内巨大腫瘤でうつ伏せができないなどの場合は，検査台への移動や体位変換時に苦痛が軽減できるよう援助する．また，転倒・転落のないよう安全面に配慮する．
> 圧迫法では腹部を圧迫して撮影するため，痛みや制限がないか確認しておく．

❽ ペースメーカーの有無，女性の場合は妊娠の有無を確認する．
❾ 検査着に更衣させる．

> **看護上の注意点**　上半身のみ検査着に着替え，下半身は金属がなければそのままでよい．検査中の滑り防止のため靴下は脱がせる．

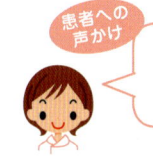

患者への声かけ：心臓ペースメーカーはないですか？　湿布やネックレスなどがありましたら，すべてはずしてください．

❿ アレルギーの有無や既往歴を確認する．

> **看護上の注意点**　検査の目的によっては鎮痙薬を使用することがあるので，鎮痙薬使用禁忌の疾患の有無を確認する．

鎮痙薬の禁忌と観察ポイント
- ブスコパンは，抗コリン作用により腸管運動を抑制する．心拍数の増加による心負荷の増加や眼の調節機能の障害に注意する．また，出血性大腸炎，緑内障，前立腺肥大，重篤な心疾患，麻痺性イレウスの場合は禁忌となる．
- グルカゴンは，平滑筋へ作用し腸管運動を抑制する．一時的に血糖値が上昇し，その後低下するため，糖尿病患者ではとくに注意する．また，褐色細胞腫は，禁忌となる．

⓫ 問診の結果や得た情報を，医師と技師に伝える．
⓬ 医師より造影剤，鎮痙薬の指示を受ける．

> **看護上の注意点**　検査の目的によって造影剤が異なるので，医師に確認する．
> ●造影剤選択の一例
> ・バリウム：出血源や貧血の精査
> ・ガストログラフィン：狭窄やろう孔がある場合，寄生虫宿主
> ●使用するバリウムの濃度と量
> ・経口：70〜100w/v％（250〜300mL）
> ・経管：50〜70w/v％（250〜300mL）

❷検査中の手順

❶検査室へ移動させ，履物を脱いで検査台に乗せる．

看護上の注意点
点滴などのルート類がある場合は注意する．
高齢者や移動に介助が必要な患者は，転倒・転落がないように援助をする．

❷造影剤を飲ませる．またはゾンデから注入する．
○経口法の場合
- 医師から指示された造影剤をコップに準備し，飲ませる．

患者への声かけ
これから造影剤を飲んでいただきます．気分が悪くなったり，異常を感じたらすぐに教えてください．

＊ガストログラフィンは苦味が強い．バリウムはいろいろな味が販売されているが，粘性が強く（ドロドロしていて）飲みにくい．

○経管法の場合
- 医師がゼリーを鼻腔に注入し，反対の鼻腔を押さえ鼻水をすすってもらう．
- バルン付きゾンデチューブを挿入する．
- 胃への逆流防止のため，十二指腸球部でバルンを膨らませる．
- 管をテープで鼻に固定する．

看護上の注意点
- 患者への声かけを行い，不安や苦痛の軽減に努める．悪心・嘔吐の有無を確認し，嘔気出現時は顔を横に向け誤嚥予防に努める．
- 固定する場合は，患者の痛みがない位置で固定する．

患者への声かけ
鼻から管を入れて，そこから造影剤を注入します．鼻の通りのよいほうはありますか？　管を入れるときに，管を滑りやすくするため鼻の中にゼリーを垂らすので吸ってください．その後，管を入れます．喉に入っていくときは少し苦しく痛みがあるかもしれませんが，唾を飲み込むようにゴックンと飲み込んでください．
造影剤を入れたあとに気分が悪くなったり，何か異常を感じたらすぐに教えてください．

❸医師と診療放射線技師の指示に合わせ，必要時は体位変換を行いながら造影剤が大腸に流れるまで撮影を行う．

看護上の注意点
- 小腸は長く，大腸に便が停滞していると造影剤が流れにくくなり，大腸へ流れるまでの時間が長くなる．個人差はあるが，検査が4時間以上かかる場合があるため，患者の訴えや表情を観察し異常の早期発見と苦痛の軽減に努める．
- 経管法では検査中にゾンデから造影剤と空気を入れ，二重像をとる．空気を入れるので腹部が張ることを説明し，痛みや気分不快の有無を観察する．
- 圧迫法では腹部を圧迫するので，痛みや嘔気の有無を観察する．

❸ 検査後の手順

❶ 検査が終了したことを患者に伝える．経口法は口腔内に残った造影剤を洗い流すため含嗽させる．経管法の場合は管を抜く．

> 患者への声かけ
> お疲れさまでした．検査が終わったので鼻の管を抜きます．抜いている間は息を止めていてください．

❷ 体調の変化がないことを観察する．

> 看護上の注意点
> 苦痛を伴う検査の労をねぎらい，口腔内の造影剤や鼻や顔に着いたゼリーなどによる不快を取り除く．

❸ 転倒・転落に注意し，検査台から降りる援助をする．

> 看護上の注意点
> ガストログラフィンを使用した患者は，検査後すぐに便意を催すことがある．そのときはトイレに案内する．

❹ 更衣をさせる．

❺ 検査後の注意事項について説明する．

〈説明内容〉
- 水分摂取を促す．
- バリウムを使用した場合は，下剤（プルゼニド）の内服について説明する．
- ブスコパン使用による副作用について説明し，目の症状が強い場合は直後の運転は禁止する．前立腺肥大がある場合は，排尿困難の可能性があることを説明する．
- グルカゴン使用による二次的な低血糖症状の可能性について，パンフレットを用いて食事指導を含めて説明する．
- 鎮痙薬使用による腸の蠕動運動抑制による腹部膨満感やガスペインを説明し，1時間後あたりから蠕動再開によりガスの排出が著明となる．寝転んで左右に何度か身体を動かすと，ガスが出やすいことを説明する．

> 患者への声かけ
> 食事は，検査後すぐにとっていただいて構いません．食事の制限はないので，ふだん同じものを召しあがってください．お疲れさまでした．お大事にしてください．

グルカゴンを使用した患者様へ

本日、検査前に《グルカゴン》を筋肉注射しました。
この薬の作用で、冷汗・気分不快などの低血糖症状が現れる場合があります。低血糖症状は、検査終了後1時間（注射後1時間半〜2時間）くらいで現れる可能性がありますので、以下のことをお願いいたします。

〈このような症状に注意してください〉

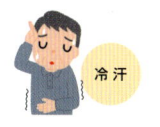

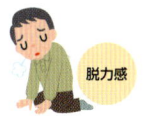

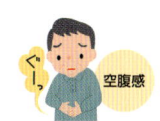

冷汗　脱力感　空腹感

① 必ず検査が終了してから1時間以内に（できればすぐに）、糖分の入った飲み物や食事を摂取してください。

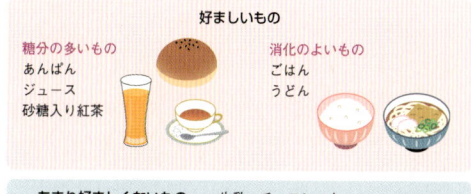

好ましいもの

糖分の多いもの
あんぱん
ジュース
砂糖入り紅茶

消化のよいもの
ごはん
うどん

あまり好ましくないもの　牛乳、チョコレート
（脂肪分で糖の吸収が遅くなります）

② 検査後に、診察や他の検査などで飲食ができない場合や、ご心配なことがありましたら、検査担当看護師までご相談ください。

北里大学病院で使用しているパンフレット

（林 志乃）

注腸造影検査

腸管内に造影剤を注入して腸管壁に付着させ，造影剤と空気により二重のコントラストをつくり，撮影で得られる画像により診断を行う大腸のX線検査方法の1つである．大腸内視鏡検査とならび大腸疾患発見における最も有益な基本検査の1つであり，大腸粘膜面の微細な変化までを的確に知ることができる．

目 的

- 大腸がん，虚血性大腸炎，潰瘍性大腸炎，腸重責，クローン病などの大腸疾患を診断する．
- 子宮がんなどの大腸に隣接する臓器からの浸潤の有無などを診断する．

禁 忌（原則として）

- 妊娠している場合．
- 心臓ペースメーカーが入っている場合．
- 消化管穿孔が疑われる場合，急性出血のある場合，全身衰弱の強い場合（バリウム禁止），ヨード過敏症（ガストログラフィン禁止）など．

●注腸造影検査と大腸内視鏡検査の特徴

	注腸造影検査	大腸内視鏡検査
画像	・腸管の全体像，変形が描出できる． ・腸管外の所見を描出（圧排，浸潤）できる． ・病変の広がり，部位，陥凹を客観的に示すことができる． ・病変の大きさ，陥凹の有無，側面像より深達度診断がある程度可能である．	・微小病変の描出が可能である． ・腸管内出血の部位確認に適している． ・色調の変化で軽微な粘膜の変化がとらえられる． ・深達度診断が難しい．
被曝	・X線被曝がある．	・被曝はないが，穿孔や出血の危険性がある．
組織診断	・組織診断ができない．	・生検で組織診断ができることに加えて治療をすることができる．
その他	・前処置の良・不良に左右される．	・残渣と病変の鑑別が容易である．

※それぞれの検査の特徴を生かし組み合わせることが有益である．

必要物品

① 3管分離注腸カテーテル
② カラーシリンジ（バルンへの空気注入用），ゼリー，指のう，膿盆
③ 鎮痙薬（医師の指示による）
④ アルコール綿，注射器，注射針，バリウム

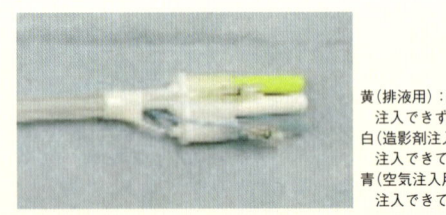

黄（排液用）：
　注入できず吸引できる
白（造影剤注入用）：
　注入できて吸引できない
青（空気注入用）：
　注入できて吸引できない

3管分離注腸カテーテル（逆流防止弁付き）

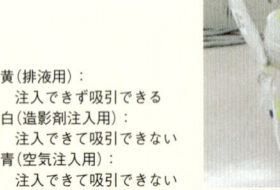

自動注入器

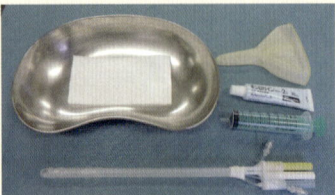

30mLカラーシリンジ，ゼリー，指のう，膿盆

鎮痙薬

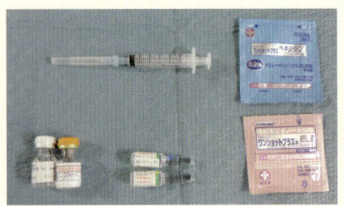

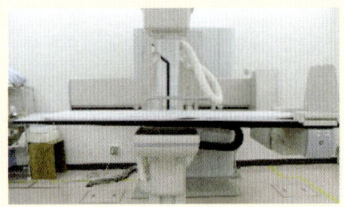

検査台

● 注腸造影検査による画像

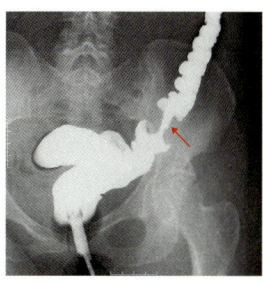

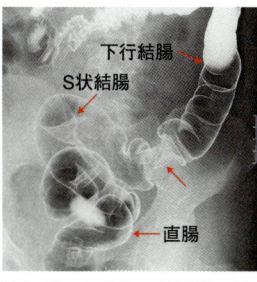

進行大腸がん：S状結腸〜下行結腸に壁の硬化像と全周性に管腔の狭小化を認める．一見，リンゴの芯のように見えることより「アップルコアサイン」とよばれている

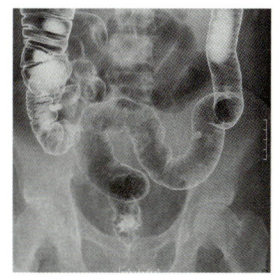

家族性大腸ポリポーシス：非常に多数のポリープが確認できる

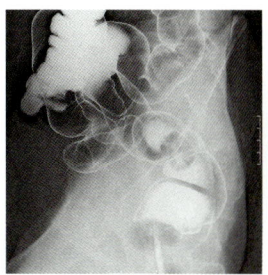

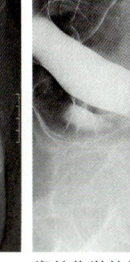

術前化学放射線療法前　　術前化学放射線療法後

直腸がん：直腸に約3cmの隆起性病変を認める．化学放射線療法によりがんは著明に縮小化した

潰瘍性大腸炎のハウストラ消失画像．粘膜表面の変化・潰瘍

● 検査の流れと看護の実際

❶ 検査前の手順

❶検査準備の説明をする．

〈 検 査 準 備 の 説 明 例 〉

検査前々日	就寝前	・錠剤2錠とコップ2杯(300mL)以上の水を飲んでください．
検査前日	朝食	・検査食(朝食用)をとってください． ・コップ2杯(300mL)以上の水または残渣の少ない飲み物を飲んでください．
	昼食	・検査食(昼食用)をとってください． ・コップ2杯(300mL)以上の水または残渣の少ない飲み物を飲んでください．
	午後3時ころ	・検査食(間食用)をとってください． ・コップ2杯(300mL)以上の水または残渣の少ない飲み物を飲んでください．
	夕食	・検査食(夕食用)をとってください．
	午後9時ころ	・粉薬(マグコロールP)を150mLの水に溶かして飲んでください．
	就寝前	・錠剤2錠とコップ2杯(300mL)以上の水を飲んでください．
検査当日	午前7時ころ	・コップ2杯(300mL)以上の水を飲んでください．
	午前7時〜9時	・坐薬1個入れます．20〜30分がまんしてから全部排便してください． ・排便後は水分をとらないでください．のどが渇く方は，コップ1杯(150mL)くらいの水でがまんしてください．
	朝食	・食べないでください．

〈 注 意 事 項 の 説 明 例 〉

検査前

- 食事は検査食のみをおとりください．検査食が準備できない場合は，ご相談ください．
- 水分については，水，お茶，ウーロン茶，紅茶，コーヒー，ジュースにしてください．炭酸飲料，牛乳，つぶ入りジュースは飲まないでください．
- 空腹に耐えられない場合は，水分を多めにとっていただいて結構です．また，飴・ガムの制限はありません．
- 水のような便が何度も出るのが普通です．ご心配いりません．大腸に便が残らないようにするためにできるだけ排便してください．
- 現在服用されている薬の使用に関して不明な点がございましたら，受診科または担当医師にご相談ください．

検査時

- 現在服用している薬がありましたら，お申し出ください．
- 以前に「緑内障」「心臓病」「前立腺肥大」と言われたことがある場合はお申し出ください．
- 検査の前に，腸の動きを止める薬を筋肉内注射します．注射する薬は既往歴などを考慮のうえ，医師が判断します．
- 検査は大腸に空気を注入しますので，かなりおなかが張ります．がまんできないときはお申し出ください．

検査後

- 検査終了後，トイレに行って注入した白いバリウムとガス（空気）を排出していただきます．もし，そのとき排泄がなくても，数時間後には排便されます．
- おなかの張る感じが強い場合は，何回かトイレに行って，排便を試みてください．
- 検査前に使用した注射薬の影響で，光をまぶしく感じる，心臓がドキドキする，口が渇くなどの症状が出ることがあります．症状はすぐにおさまるのでご心配いりませんが，車でのご来院はできるだけ避けてください．注射剤の種類によっては検査後1時間（注射後1時間半～2時間）くらいで低血糖（冷汗，空腹感，脱力感）の症状が現れる場合があります．検査後すぐに食事ができるので，早めに食事をとってください．
- ※帰宅途中で低血糖症状がご心配な場合は，あらかじめ糖分を多く含む食品（ジュースなど）を用意してから帰宅されることをおすすめします．
- 検査前に下痢をして脱水になりやすいため，水分は十分にとってください．

❷ 患者を確認をする．

看護上の注意点　患者が自分で名乗れる場合は，患者誤認予防のため必ず名乗ってもらう．
入院患者：【患者氏名呼称】および【患者氏名】と【患者識別バンド】の一致を確認する．
外来患者：【患者氏名呼称】および【患者氏名】と【診察券のID】【端末のID】【検査伝票のID】などの一致を確認する．

●入院患者の場合

> お名前を教えてください．○○○○さんですね．ありがとうございました．患者識別バンドを確認させていただきます．

●外来患者の場合

> お名前を教えてください．○○○○さんですね．ありがとうございました．診察券のIDを確認させていただきます．

※北里大学病院　診療の手引き「診療行為における患者の確認マニュアル」より抜粋

❸ 患者に医師より，検査の目的，必要性およびリスクについて説明されていること，説明・同意書の有無を確認する．

看護上の注意点　肛門からの検査なので，羞恥心に配慮することが必要である．

> 大腸を詳しく調べる検査です．検査台の上で肛門から細い管を入れて，そこからバリウムを注入します．次に腸を膨らませるために空気を入れます．おなかが張りますが，おならはなるべくがまんしてください．つらいときには遠慮なく言ってください．バリウムが腸の壁によく付くように，左右やうつ伏せに身体を動かしていただきながら撮影をします．検査は，だいたい20～30分程度かかります．身体に痛いところはないですか？

❹ 体位変換と体位支持に支障がないかを観察する．

> **看護上の注意点** 腰痛，リウマチ，人工股関節置換後，難聴，シャント手術直後，腹腔内巨大腫瘍でうつ伏せができない，などの場合は，検査台への移動や体位変換など苦痛が少ないように援助する．
> 体位変換を頻繁に行うため，尿道留置カテーテルなどドレーン類が挿入されている場合は，可能なかぎり閉じる．

❺ ペースメーカーの有無，女性の場合は妊娠の有無を確認する．

> **看護上の注意点** 心疾患，不整脈，緑内障，糖尿病，甲状腺疾患，アレルギー，前立腺肥大のある場合は，鎮痙薬が使用できないことがあるため注意する．

❻ 食事制限，下剤などの指示薬の施用状況，前処置が指示どおりに行われているかを確認する．

❼ 前日の下剤（マグコロールP）服用からの排便回数，最終排便の性状（色調，便カスの有無）を確認する．

> **看護上の注意点** 前処置不良の場合は，正確な検査結果が得られないため医師に報告する．
> 前処置の良・不良が検査の結果に大きく影響するため，問診時によく確認し医師と臨床検査技師へ情報提供することが重要となる．
> 便秘の有無，便の形態（とくに直腸病変の便柱の太さなど）などの日常の排泄状況や出血の有無と合わせて確認する．

❽ 更衣させる．

> **看護上の注意点** 露出を最小限にするため，後ろ開きの検査着と穴あきズボンを使用する．

❾ 湿布，カイロ，時計，眼鏡，装飾品などをはずしたことを確認する．

❿ 問診の結果や得た情報を医師および診療放射線技師に伝える．

> **看護上の注意点** 情報を共有し指示を受ける．

⓫ 医師から鎮痙薬の指示を受ける．

> **鎮痙薬の禁忌と観察ポイント**
> - ブスコパンは，抗コリン作用により腸管運動を抑制する．心拍数の増加による心負荷の増加や眼の調節機能の障害に注意する．また，出血性大腸炎，緑内障，前立腺肥大，重篤な心疾患，麻痺性イレウスの場合は禁忌となる．
> - グルカゴンは，平滑筋へ作用し腸管運動を抑制する．一時的に血糖値が上昇し，その後低下するため，糖尿病患者ではとくに注意する．また，褐色細胞腫は，禁忌となる．

⓬ 使用する造影剤の指示を受ける．

> **看護上の注意点** 狭窄病変や前処置不良例の場合，ガストログラフィンを使用することがある．

画像診断と看護

❷検査中の手順

❶検査台に背中を付けて立ち，手すりにつかまらせる．

看護上の注意点 検査台の上で患者自身に動いてもらう必要があり，高齢者，体力の低下している患者などには負担をかける検査である．撮影中は手すりにつかまりながら体位変換するよう説明する．また，検査台が水平になるまで患者の近くで見守り，検査中も台が動くことを説明する．

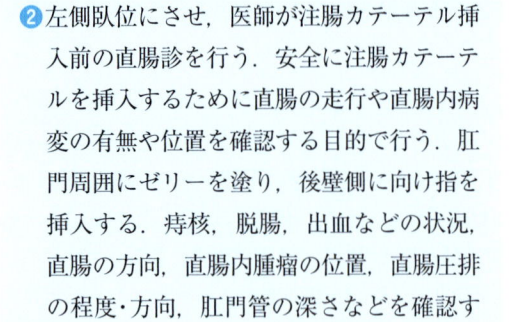

患者への声かけ：身体の力を抜いて，口でゆっくり深呼吸をしてください．

❷左側臥位にさせ，医師が注腸カテーテル挿入前の直腸診を行う．安全に注腸カテーテルを挿入するために直腸の走行や直腸内病変の有無や位置を確認する目的で行う．肛門周囲にゼリーを塗り，後壁側に向け指を挿入する．痔核，脱腸，出血などの状況，直腸の方向，直腸内腫瘍の位置，直腸圧排の程度・方向，肛門管の深さなどを確認する．

❸注腸カテーテルを後壁（仙骨側）に向けて挿入し，カテーテルの直腸内バルン（透明）に空気を注入し，膨らませて（〜約30mL）固定する．

看護上の注意点 直腸内のバルンを膨らませる際，中に引き込まれやすいので注意する．また，カテーテルの動きに注意しながら，痛みや注入圧に抵抗がないかを観察する．

❹肛門外バルン（青）を膨らませる（〜約25mL直腸内バルンより小さめに）．

看護上の注意点 カテーテルが引き込まれることと肛門の損傷を防ぐために，やや引っ張りながら膨らませ，はじめはゆっくりと行う．腸壁は薄いので，前壁穿孔に注意する．婦人科疾患の場合には，前壁が圧排されている場合があるので注意を要する．

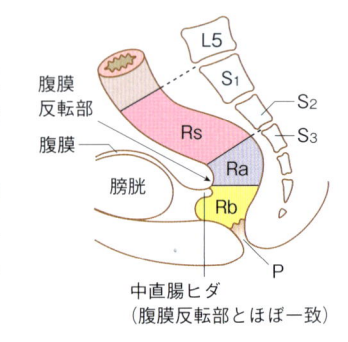

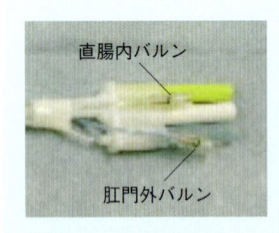

（図：L5, S_1, S_2, S_3, 腹膜反転部, Rs, 腹膜, 膀胱, Ra, Rb, P, 中直腸ヒダ（腹膜反転部とほぼ一致））

直腸内バルン / 肛門外バルン

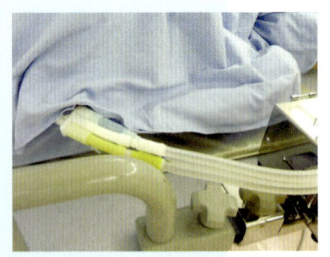

バルン固定された注腸カテーテル

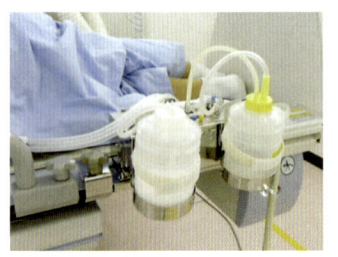

カテーテルに接続されているバリウム自動注入器と排液ボトル

患者への声かけ：管が抜けないように，中で小さな風船を膨らませます．押される感じがします．痛みはありませんか？

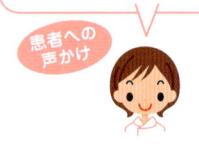

❺検査中の注意点を説明する．

患者への声かけ：検査が終わるまで，おならはがまんしてください．検査台の手すりより外に手を出すと危険なので，出さないでください．マイクからの声が聞きとりにくい場合には，造影剤が逆に流れてしまう可能性があるため，勘で動かずに遠慮なく聞き返してください．つらいことや困ったことがあったら言ってください．

❻医師の指示により鎮痙薬を投与し，観察する．

患者への声かけ：ブスコパンというおなかの動きを一時的に止める薬です．喉が渇いたり目がちらついたり，ドキドキする感じがあるかもしれません．時間が経つと元に戻りますから心配しないでください．具合が悪いと感じたらすぐに教えてください．

❼女性の場合，検査開始時には，空気を注入して腟への誤挿入がないことを確認する．

看護上の注意点：マイクの声が聞こえているか，指示に従い体位変換できているかを観察し，必要時は介助をする．
転落に注意し，チューブの足への絡まりがないか，患者の疲労状況，不快症状，薬剤の副作用症状出現の有無などを観察する．

❽検査終盤，カテーテルが留置されていた部位を撮影するために，直腸を空気で拡張させたままカテーテルを抜去する．肛門外のバルンの空気を抜いてから，直腸内のバルンの空気を抜く．

患者への声かけ：管を抜きますが，おしりに力を入れて，おならはがまんしてください．最後に管が入っていた部分の撮影をして終わります．

❸検査後の手順

①検査台を水平位から立位にする．
②転倒・転落に注意し，患者をすぐに支持できるようにそばで安全を確認する．
③患者をねぎらい，トイレに案内してガスや造影剤を排出させる．
④更衣室に案内する．
⑤患者の状態を観察する．
⑥検査後の注意事項を説明し，説明用紙を患者または家族にわたす．

患者への声かけ：お疲れさまでした．

〈説明内容〉
- 水分摂取と下剤（プルゼニド）の内服について説明する．
- ブスコパン使用による副作用について説明し，目の症状が強い場合，直後の運転は禁止する．前立腺肥大がある場合，排尿困難の可能性があることを説明する．
- グルカゴン使用による二次的な低血糖症状の可能性について，パンフレットを用い食事指導を含め説明する．
- 鎮痙薬使用による腸の蠕動運動抑制により腹部膨満感やガスペインがあることを説明し，1時間後あたりから蠕動再開によりガスの排出が著明となること，寝転んで左右にゴロゴロ身体を動かすとガスが出やすいことを説明する．

グルカゴンを使用した患者様へ

本日，検査前に《グルカゴン》を筋肉注射しました．
この薬の作用で，冷汗・気分不快などの低血糖症状が現れる場合があります．低血糖症状は，検査終了後1時間以内（注射後1時間半～2時間）くらいで現れる可能性がありますので，以下のことをお願いいたします．

《このような症状に注意してください》

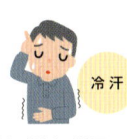

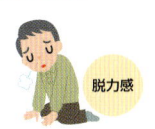

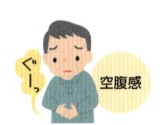

冷汗　脱力感　空腹感

①必ず検査が終了してから1時間以内に（できればすぐに），糖分の入った飲み物や食事を摂取してください．

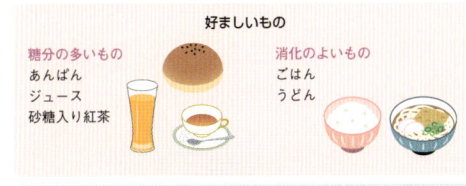

好ましいもの
糖分の多いもの：あんぱん，ジュース，砂糖入り紅茶
消化のよいもの：ごはん，うどん

あまり好ましくないもの：牛乳，チョコレート（脂肪分で糖の吸収が遅くなります）

②検査後に，診察や他の検査などで飲食ができない場合や，ご心配なことがありましたら，検査担当看護師までご相談ください．

北里大学病院で使用しているパンフレット

（福島洋子）

小児の造影検査

小児の造影検査においては，その発達段階による特性から，特有の看護が必要となる．上部消化管造影検査，pHモニタリング，大腸造影検査の看護の実際を紹介する．

小児の造影検査における看護上のポイント

❶小児の特性

小児の発達段階によるが，言語発達の未熟さ，あるいは言語表現の不正確さにより自分の変化を十分に表現することができないので，周囲の者が異常を察知する必要がある．したがって，小児の1つの訴えや症状のなかには隠れたものが多々あることを認識することが重要である．

また，小児は症状の進展が急激で重症化しやすく，重大な後遺症を残すおそれがあるため，急変に備えた対応も重要である．

❷家族への配慮

患児の家族は，「検査が無事に終わったか」「病状がどうか」などの不安が強い．検査終了後，「がんばりましたよ」「無事に検査できましたよ」など，家族への配慮も忘れないようにする．

❸検査時の注意

安全に検査を行うため，体位の固定は確実に行う．検査台は高くて狭いことが多く，医師や診療放射線技師などと協力して必ず医療者が付き添い，患児を1人で寝かせておくことがないようにする．また，低出生体重児などでは，とくに保温に留意する．

乳幼児であっても，処置中には行っていることの説明やねぎらいの言葉をかけるなど，患児ががんばれるよう，声かけを状況に応じて行うことが重要である．

上部消化管造影検査

適応と目的

- 食道の変形（食道狭窄，食道裂孔ヘルニアなど），胃腫瘍，胃食道逆流症（GERD），腸回転異常などが適応となる．
- 経口または経鼻的に挿入した管を通して，バリウムやガストログラフィンなどの造影剤を注入し，食道・胃・十二指腸を造影し，診断する．
- 胃食道逆流症では，逆流の有無や程度，胃の許容量を調べる．

必要物品

① 造影剤
② ワゴン，膿盆，ガーゼ，ゼリー
③ 経管栄養チューブ（4・5・6・8Fr），カテーテル用注射器
④ 固定テープ，バリウムカップ，ハルンカップ，チューブ把持鉗子

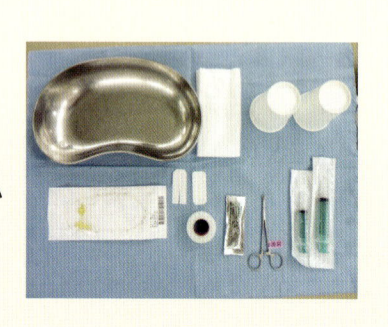

●検査の流れと看護の実際

❶ 検査台に，バスタオルや防水シーツなどを敷いておく．枕元に吸引と酸素を準備する．

❷ 患児の名前を確認する．患児が名乗ることができない場合は，家族に確認する．

> **看護上の注意点**
>
> 患者が自分で名乗れる場合は，患者誤認予防のため必ず名乗ってもらう．
> 入院患者：【患者氏名呼称】および【患者氏名】と【患者識別バンド】の一致を確認する．
> 外来患者：【患者氏名呼称】および【患者氏名】と【診察券のID】【端末のID】【検査伝票のID】などの一致を確認する．

●入院患者の場合

お名前を教えてください．○○○○さんですね．ありがとうございました．患者識別バンドを確認させていただきます．

●外来患者の場合

お名前を教えてください．○○○○さんですね．ありがとうございました．診察券のIDを確認させていただきます．

※北里大学病院 診療の手引き「診療行為における患者の確認マニュアル」より抜粋

❸ 患児・家族に検査の流れを説明する．
❹ 検査着に更衣させる．
❺ 患児を家族から預かる．
❻ 経口的または経鼻的に管を挿入して，バリウムなどの造影剤を注入する．食道・胃・十二指腸を造影する．

> **看護上の注意点**
>
> ● 経口の場合はバリウムを飲んでもらい，透視で確認する（哺乳瓶で飲ませたり，パンに浸したりするので，これらを持参してもらうこともある）．
> ● 経鼻の場合は，ゼリーをつけた経管栄養チューブを鼻から胃内へ挿入する（胃瘻や腸瘻がある場合は，接続チューブから注入し検査を行う）．
> ● 胃食道逆流症の診断には，胃内が充満するまでバリウムを注入し，3分間でバリウムが逆流するか観察し，胃の許容量を調べる．
> ● 患児の手が動いて透視画面に入らないように，看護師は患児にバンザイをさせて両手を頭の横に固定して抑える．

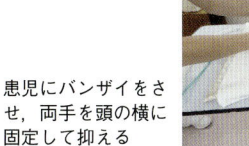

患児にバンザイをさせ，両手を頭の横に固定して抑える

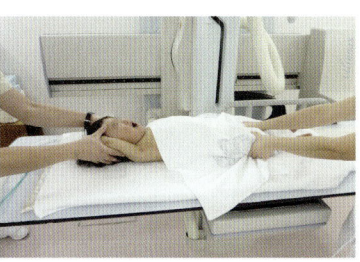

❼ 以下，成人の「上部消化管造影検査」(p.86)に準ずる．

GERD：gastroesophageal reflux disease，胃食道逆流症

pHモニタリング

適応と目的

- pHの低い胃液が食道内に逆流すると食道内pHが低下することを利用して，胃食道逆流症の診断，程度の把握のために行う．
- pHモニターの装置(直径2mmほどの軟らかいチューブ)を食道内に留置して24時間モニタリングし，体位や啼泣などでの胃食道逆流症の状態と変化を把握し，手術適応の有無などを判断する．

必要物品

①pHモニターの装置
②造影剤
③ワゴン，膿盆，ガーゼ，ゼリー
④経管栄養チューブ(4・5・6・8Fr)
⑤紙コップ，10mLカテーテル用注射器，チューブ把持鉗子，固定用テープ

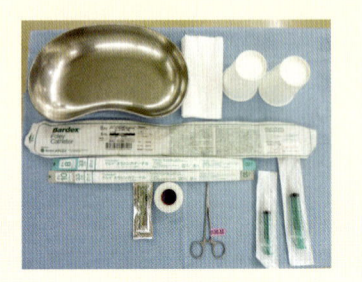

●検査の流れと看護の実際

❶ 検査台にバスタオルや防水シーツなどを敷いておく．枕元に吸引と酸素を準備する．
❷ 患児の名前を確認する．患児が名乗ることができない場合は，家族に言ってもらう．
❸ 患児・家族に検査の流れを説明する．

▶患者確認における〈看護上の注意点〉と〈患者への声かけ〉はp.105に準じる．

〈患児・家族への説明内容〉
- 経鼻的に管を入れて造影し，胃食道逆流症を確認すること．
- pHモニターを挿入して頬部をテープで固定し，器械とともに持ち帰ること．
- 自宅での患児の行動を手帳へ記載すること．

❹ 検査着に更衣させる．
❺ 患児を家族から預かる．
❻ 経鼻的に栄養チューブを胃内へ挿入して造影剤を注入し，胃から十二指腸に流れがあることを確認する．
❼ 造影剤と空気を胃内が充満するまで注入し，そのまま3分待ち，食道への逆流を確認し撮影する．

❽ 栄養チューブを抜去後，pH電極を挿入する（管が細く挿入しにくいため，外筒として16Frくらいのカテーテルを使用することもある）．
❾ pHをモニターしながら（胃内は胃酸でpH3前後になる），胃食道吻合部の3cm上部で固定する．モニターが抜けないよう，しっかり固定する．
❿ 不感電極を胸部に貼りつける．
⓫ 患児・家族に検査が終了したことを伝え，更衣の案内をする．
⓬ 家族に，医師からモニターの説明，手帳の記載方法などの説明を行う．

看護上の注意点

- 電極の位置が変わってしまうと正確な値が得られないため，患児の手がかからないようしっかり固定することが重要である．患児や家族にも抜けないように説明をする．どうしても抜去されてしまう可能性がある場合は，抑制も考慮する．
- どのようなときに逆流しているかを判断するため，「経管栄養」「おむつ交換」「体位変換」などの行為を時間とともに手帳に記載することを伝える．

大腸造影検査

適応と目的

- 下血，排便障害などの原因の検索．
- ヒルシュスプルング病や腸重積症，鎖肛などの腸閉鎖・腸回転異常を疑う場合の精査．
- 手術の適応など，治療方針の決定．

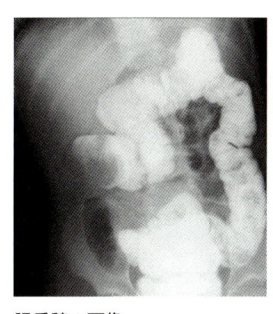

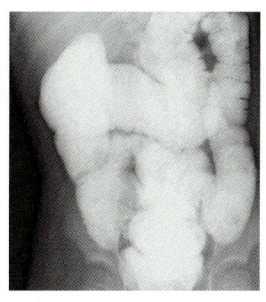

腸重積の画像　　腸重積整復後の画像

必要物品

① 造影剤
② ワゴン，膿盆，ガーゼ，ゼリー，注腸用カテーテル，ペアン，カテーテル用注射器，バリウムコップ，ハルンカップ，抑制のための弾性包帯
③ 鎖肛の場合：小さいナット，注射針，紙コップ

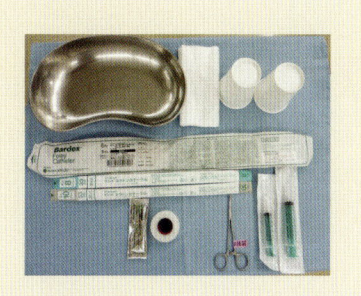

●検査の流れと看護の実際

❶検査台にバスタオルや防水シーツなどを敷いておく.

❷患児の名前を確認する. 患児が名乗ることができない場合は, 家族に言ってもらう.

▶患者確認における〈看護上の注意点〉と〈患者への声かけ〉はp.105に準じる.

❸患児・家族に検査の流れを説明する.

看護上の注意点
- 小児の注腸造影検査では, 下剤などの前処置をしないことが多い.
- 羞恥心を伴う検査のため, プライバシーに配慮する.

❹ふだんの排便間隔・性状, 最後の排便時間と性状などを聞いておく.

❺検査着に更衣させる.

❻患児を家族から預かる.

❼医師が内診をして, ゼリーをつけたカテーテルを肛門から挿入する.

看護上の注意点
- 鎖肛の場合は, 肛門造設予定部位にナットをテープで貼りつける.
- 会陰から殿部の谷間にかけて固練りしたバリウムを塗布する.

❽造影剤を注入し, 患児の体位変換をして造影剤を逆行性に流し, 患児に声をかけ撮影する.

看護上の注意点
- 撮影時は足を持ち, 逆さづりの状態となるため, ルートトラブルおよび患児の落下に注意する.
- 腸閉鎖ではmicrocolonパターン(使われない結腸が細く写る), 回転異常ではcork screw appearance(Ladd靱帯を巻いている様子がねじくぎのように見える)のサインが見られる.

患児への声かけ
> おしりから管を入れるからね. 口から息をふーって吐いて楽にしててね. ちょっと変な感じだけど, 力を入れなければ, 痛くはないからね.

> もう管は入ったよ. 今度はお薬を入れるからね. ちょっとあったかい感じがするよ.

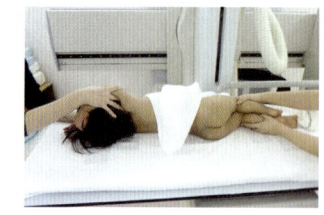

患児の体位変換をして造影剤を逆行性に流す

❾患児・家族に検査終了を伝え, 更衣の案内をする.

看護上の注意点
- バリウム使用後は, 便秘になりやすいため, 下剤の処方を医師に確認し, 家族には, いつもより水分を多めに摂取するように説明する. ガストログラフィンは, 脱水・下痢しやすいことを説明する.

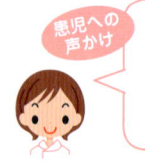

患児への声かけ
> もう終わりだよ. よくがんばったね. えらかったね.

(石間あゆ美)

核医学検査

放射性医薬品を経静脈的または経口的に体内に取り込み，放射性医薬品が目的の臓器や組織に集まったときに放出される放射線（主にγ線）を，シンチカメラを用いて検出し，その分布を画像化する．
CTやMRIでは得られにくい臓器や組織の生理的機能情報を画像にすることができ，治療方針の決定，治療効果の判定や予後予測に重要な検査方法である．

●消化管の核医学検査

❶肝胆道シンチ

〈適応〉
- 胆汁排泄の機能評価（先天性胆道閉鎖症，先天性胆道拡張症，胆のう炎，胆道閉塞）．
- 先天性胆道閉鎖症．
- 先天性胆道拡張症．
- その他：胆のう炎，胆道閉塞．

〈特徴〉
- 用いられる放射性医薬品は，ビリルビンに類似して肝細胞に取り込まれるため肝細胞の胆汁排泄の機能を知ることができる．

〈検査方法〉
① 4時間前から禁食とする（食事により胆嚢が収縮し，正しい検査ができないため）．
② 薬を静脈注射し，投与5分後から60分まで経時的に撮像する．
③ 60分後に胆汁排泄遅延があれば3〜6時間後に再度撮像する．胆汁が流れていなければ24時間後に撮像する．

❷消化管出血シンチ

〈適応〉
- 消化管出血の確定診断．

〈特徴〉
- 0.05mL/分程度の少量の出血を検出することが可能なほど，感度の高い検査である．
- 出血が少量であったり間歇的だった場合，静脈性出血の場合，核医学検査の適応となる．

〈検査方法〉
① 薬の投与後，動態撮像を経時的に投与直後から60分経過まで撮像する．
② その後は，必要に応じて撮像する．

❸メッケル憩室シンチ

〈適応〉
- 消化管出血の原因となるメッケル憩室の有無．

〈特徴〉
- 異所性胃粘膜を有するメッケル憩室への集積．

〈検査方法〉
① 検査4時間前から禁食とする（食事をしてしまうと胃液の分泌により，胃から腸管への早期集積が起こるため，診断は困難となる）．
② 薬の投与5分後から60分まで経時的に撮像する．

●消化器疾患に関与する核医学検査

❶骨シンチ

〈適応〉
- 骨転移の診断．

〈放射性医薬品〉
- ^{99m}Tc-MDP
- ^{99m}Tc-HMDP

〈検査方法〉
- 放射性医薬品を静脈注射後，2〜4時間後に撮像を開始する．
- 撮像時間は30分である．

〈注意点など〉
① 撮影時，30分間安静を保つことができるかを確認する．
② 放射性医薬品が尿中に排泄されるため，膀胱に尿があると正確に撮影できない．したがって，撮像直前に排尿をすませてもらう．

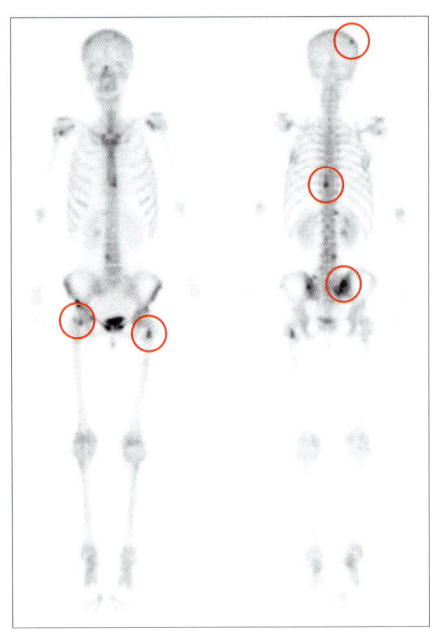

骨シンチ
右頭頂骨，第9胸椎，右仙骨翼，右大腿骨頸部，左大腿骨転子間部にRIの異常集積がみとめられる．多発骨転移と考えられる

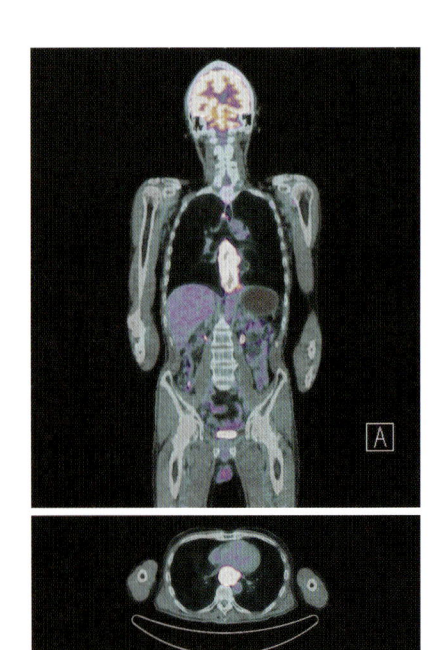

PET-CT
下部食道がん

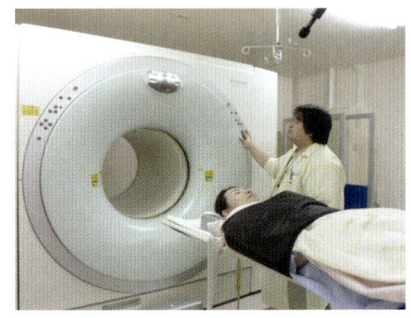

PET-CT前には，ペースメーカー・植込形除細動器の使用の有無を確認する

③膀胱留置カテーテル内の尿が画像化されるため，ルート類は身体からずらす．おむつは汚染したら除去する．
④注射後，食事や安静度に制限はない．

❷PET-CT

〈適応〉
- 早期胃がん以外のステージング．
- 治療効果測定．
- 再発の有無．

〈放射性医薬品〉
- FDGスキャン注
- 使用する薬は，ブドウ糖とほぼ同じ構造をしている．体内に入るとブドウ糖と同じように細胞に取り込まれ代謝される．がん細胞のなかには正常な細胞と比べてブドウ糖を多く取り込む性質があるものもあり，この性質を利用して検査を行う．

〈検査方法〉
　放射性医薬品を静脈注射後，1時間待機のためのベッドで臥床し，できるだけ安静にする．撮像時間は20〜30分である．撮像終了後，遅延像を撮像する場合がある．撮像を終了しても，体から出る放射線の減衰するまで待機室内で待機する必要がある（少なくとも放射性医薬品投与後2時間まで）．

〈注意点〉
　この検査に用いる放射性医薬品の性質上，血糖値や筋肉のブドウ糖代謝で検査結果が変わるため，以下の4点に注意する．
①検査の前日・当日は，激しい運動は避ける．
②少なくとも5時間前から禁食（飲水可）．
③血糖値に影響を与える薬剤（インスリン，経口血糖降下薬，副腎皮質ステロイド薬，糖分入りの内服薬など）は，中止が必要となる．
④点滴している場合は，5時間前から糖分が入ったものは中止する．

検査に用いられる放射性同位元素(RI)の特徴

①放射性同位元素と核医学検査

物質を構成する元素の原子核は陽子と中性子の塊であり,同じ元素でありながら中性子の数が異なる(質量が異なる)核種(原子核の種類)をもつ元素があり,これを「同位体」という.

同位体には,その状態で物質的に安定しているものと不安定なものがある.構造が不安定な核種は原子核崩壊をきたし,余分なエネルギーを放射線として放出しながら安定状態になろうとする.このような放射線を出す性質(放射能)をもつ核種の同位体を「放射性同位体」(または「放射性同位元素」)とよぶ.

放射性同位元素は特定の臓器に集まりやすい性質をもっている.放射性同位元素が出す放射線を利用して,病気の診断のための情報を得る方法が核医学検査(RI検査)である.

シンチグラフィ:放射性医薬品の分布を見ること
シンチグラム:分布を画像化したもの
シンチカメラ:放射線を検出する専用の装置

②放射性同位元素の半減期

放射性同位元素には一定の時間ごとに放射能が半分に減少していく性質があり,この半分までの時間を「半減期」という.核医学検査では,被検者への影響を低くするため,被曝線量が低く,短い半減期をもつ放射性同位元素(放射性医薬品)が使用される.

●消化管の核医学検査に用いられる放射性医薬品と半減期

核医学検査	放射性医薬品	半減期
胆道シンチ	^{99m}Tc-PMT	6時間
消化管出血シンチ	^{99m}Tc-HSA-D	
メッケル憩室シンチ	^{99m}TcO$_4$	

放射性同位元素を取り扱う際の注意

核医学検査に用いられる放射性医薬品は,バイアルから注射器に分注する.放射性同位元素を取り扱う際は,被曝防護のため以下の3原則を厳守する.
① 距離:使用しない薬剤は遠ざけておく.
② 時間:注射は手早く行う.
③ 遮蔽:使用直前まで,遮蔽容器に入れておく.シリンジシールドを利用する.

また,以下の2点も十分注意する.
○ 使用した注射器や針は放射性医薬品で汚染されているので,一般の医療ごみと放射性医薬品による汚染物とは廃棄を区別する.
○ 十分な減衰をさせ,バックグランドレベルに達したあと,専門の業者に回収してもらう.

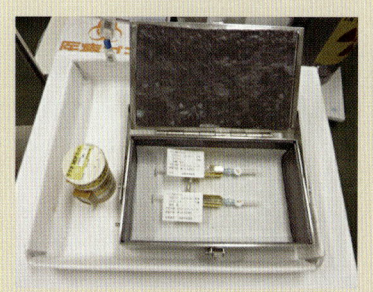

放射性医薬品は使用直前まで遮蔽容器に入れ,シリンジシールドを使って管理する

●検査の流れと看護の実際

❶検査前の手順

❶検査の準備などを行う.

看護上の注意点
● 放射性医薬品は高額であるため,患者に検査費用も含めて詳しく説明し,予約をとってから検査を行う.
● 放射性医薬品の性質上(半減期があるため),注射時間,撮影開始時間は厳守である.

❷放射線管理区域での検査になるため,入り口で専用のスリッパに履き替えさせる(万が一,放射性医薬品で床が汚染した場合,検査室外へ持ち出さないため).

❸患者氏名，検査の種類を確認する．

看護上の注意点 患者が自分で名乗れる場合は，患者誤認予防のため必ず名乗ってもらう．
入院患者：【患者氏名呼称】および【患者氏名】と【患者識別バンド】の一致を確認する．
外来患者：【患者氏名呼称】および【患者氏名】と【診察券のID】【端末のID】【検査伝票のID】などの一致を確認する．

●入院患者の場合

お名前を教えてください．○○○○さんですね．ありがとうございました．患者識別バンドを確認させていただきます．

●外来患者の場合

お名前を教えてください．○○○○さんですね．ありがとうございました．診察券のIDを確認させていただきます．

患者への声かけ

※北里大学病院 診療の手引き「診療行為における患者の確認マニュアル」より抜粋

❹アクセサリーやベルトなどの金属類をはずしたことを確認する．

看護上の注意点 撮像の際は，金属部が欠損像になり，病変と区別がつかず正しく撮像できないため，金属類には注意しなければならない．

❺長時間の検査（30分〜1時間）であるが，体動により画像がぶれないように，検査中は同一体位を保持できるよう援助する．

〈同一体位を保持するための確認事項〉
- 意識レベル
- 精神状態
- 理解度
- 腰痛などの身体的苦痛の有無
- 脊椎の彎曲の有無
- るいそう
- 閉所恐怖症 など

看護上の注意点
- 同一体位による苦痛や腰痛がある場合，検査前になるべく安楽な体位がとれるように安楽枕やバスタオルなどを使い，体位の工夫をする．
- 痛みがある場合，常用している鎮痛薬があれば使用してもらう．
- 口頭での説明で安静が保持できない場合，鎮静することもある．その場合，急変に備え，救急カート，SpO_2モニター，バッグバルブマスクなどを準備する．
- 小児の場合は，安静保持のため，小児専用の固定撮像ベッドを使用し，場合によっては鎮静を行う．

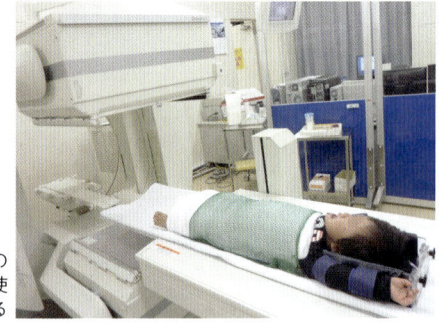

小児の場合は専用の固定撮像ベッドを使用し安静を保持する

❷検査中の手順

❶安全に移動を援助し，検査台に仰臥位にさせる．

❷確実に放射性医薬品を投与する．

看護上の注意点 誤った放射性医薬品を投与したり，血管外に漏れてしまうなど正確に静脈注射されなかった場合，検査ができなくなるうえ，不要な被曝をすることになる（放射性医薬品の特性上，薬の予備はなく，その場で再度注射することはできない）．

❸苦痛がないか，安静が保持できているかを観察する．

看護上の注意点 すこしでも動いてしまうと画像が乱れる可能性があるため，必要がないかぎりは声はかけない．

❸検査後の手順

❶ ねぎらいの言葉をかける.
❷ 腰痛などの苦痛が生じなかったかを確認する.

患者への声かけ：検査は終わりました．お疲れさまでした．腰の痛みなど，つらいことはないでしょうか？

❸ 必要に応じて，安全な移動の援助をする.

画像診断と看護

核医学検査でよくある質問

核医学検査を受ける患者からよく聞かれる質問と，その返答例を紹介する．

Q 放射性医薬品を投与するのが心配です．大丈夫でしょうか？

A 核医学検査で使われる放射性医薬品の放射線はごく少量で，半減期も数時間から長くて8日です．投与された放射性医薬品は尿や便と一緒に排泄されるため，検査終了後は短時間で体内から消失します．被曝線量は約0.1～25ミリシーベルトで，ほかのエックス線を使った検査と同程度です．心配はいりません．

Q 放射線医薬品での副作用はありませんか？

A 放射性医薬品による副作用はごくまれで，最近の全国調査では10万人に1～3人と非常に少なく，そのほとんどが軽度であり，安全性は高いといえます．副作用は，顔面紅潮，めまい，頭痛，吐き気，気分不快，皮膚発赤，動悸，かゆみなどです．

（日本アイソトープ協会「放射性医薬品副作用事例調査報告」より）

Q 核医学検査を受けて子どもができなくなる心配はありますか？

A 男性も女性も，核医学検査を受けたことが原因で子どもができにくくなること，できなくなることはありません．

Q 妊娠中に核医学検査を受けても心配ないですか？

A 核医学検査で，胎児に影響を及ぼすほどの被曝はありませんが，妊娠中は可能であれば避けたほうがよいといわれていますので，医師に相談してください．

（大塚 恵）

腹部CT検査

X線を被写体に照射し，各組織のX線吸収率から内部の情報を映像化する検査法である．
体型によらず評価が可能であり，5～10秒程度息を止めて撮影を行うことにより，腹部臓器を横断的にみることができる．
単純検査と造影検査があり，造影検査は疾患をより明瞭に観察しやすい．

目的

- 肝臓，胆囊，膵臓，脾臓，腎臓などの疾患，消化器・血管・骨疾患，転移の検索，病変の周囲臓器への直接浸潤，進展度などを診断する．
- 急性腹症や出血などの緊急性を要する救急疾患において，有用性が高い検査である．
- 造影検査は，造影剤を静脈から急速に注入し，病気の性状や血行状態などを詳細に得ることができるダイナミックCTやCT-Angio，腸管の仮想内視鏡などが得られるCTコロノグラフィ（CTC）とよばれる検査がある．

禁忌・原則禁忌

- 妊娠または妊娠の可能性のある患者（ただし母体の安全が優先される緊急時は除く）．
- 撮影範囲にCTで異常を生じる可能性のある電子機器を有する患者（たとえば，ペースメーカー，植込み型除細動器，脊髄刺激装置，深部脳刺激装置）．

〈警告または注意項目〉
- 新生児および乳幼児（放射線感受性が高い）．

ヨード造影剤使用時の注意

必ず添付文書を確認する．

〈禁忌〉
- ヨードまたはヨード造影剤に過敏症の既往歴のある患者
- 重篤な甲状腺疾患のある患者（ヨード過剰に対する自己調節メカニズムが機能できず，症状が悪化するおそれがある）

〈原則禁忌〉
- 一般状態の極度に悪い患者
- 気管支喘息の患者
- 重篤な心障害のある患者
- 重篤な肝障害のある患者
- 重篤な腎障害（無尿等）のある患者
- 急性膵炎の患者
- マクログロブリン血症の患者
- 多発性骨髄腫の患者
- テタニーのある患者
- 褐色細胞腫の患者およびその疑いのある患者

〈慎重投与〉
- 本人または両親，兄弟に発疹，蕁麻疹などのアレルギーを起こしやすい体質を有する患者
- 薬物過敏症の既往歴のある患者
- 脱水症状のある患者（急性腎不全を起こすおそれがある）
- 高血圧症の患者（血圧上昇など，症状が悪化するおそれがある）
- 動脈硬化のある患者（心・循環器系に影響を及ぼすことがある）
- 糖尿病の患者（急性腎不全を起こすおそれがある）
- 甲状腺疾患のある患者
- 肝機能が低下している患者（肝機能が悪化するおそれがある）
- 腎機能が低下している患者（腎機能が悪化するおそれがある）
- 高齢者
- 幼・小児

腹部CT検査の特徴とX線減弱係数

●**長所**
- 5～20分と短時間である．
- MRIに比べて動きに強い．
- 多断面が得られる．
- 骨・肺・消化管疾患，あるいは出血などの救急疾患の場合には有用なことが多い．

●**短所**
- 放射線被曝がある．
- 骨に囲まれた部位で骨の影響（アーチファクト）が出やすい．

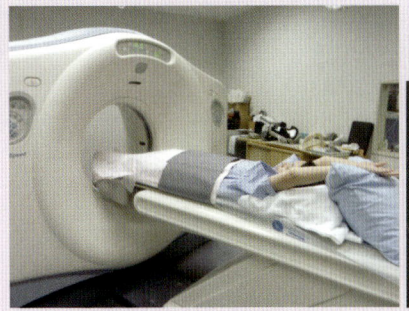

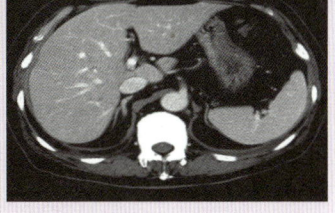

腹部CT検査の様子と腹部CT画像

●**腹部CT検査画像の色とCT値**

X線を通しにくい物体は白く，通しやすい物体は黒くなる．
空気のX線減弱係数（CT値）を－1000，水を0として定義すると，以下のように表される．

	骨・石灰化	出血	筋肉	血管内血液	水	脂肪	肺野	空気
色	白		灰白色			暗灰色		黒
CT値	+100～	+60～80	+60～80	+60～80	0	－100	－700程度	－1000

腹部CT造影検査の種類

①ダイナミックCT

造影剤を急速に静注し，同一範囲を連続して撮影する方法である．

血管動態の経時的変化の観察を目的とし，動脈相から静脈相までの像を連続的に得ることができる．とくに，肝臓や膵臓腫瘍の診断に有効であり，腫瘍のタイプによって血液の洗い出し時間が異なることを利用している．

たとえば，古典的肝細胞がんは，動脈相では周囲の肝実質より強く染まるが，平衡相ではむしろ周囲の肝実質より低吸収のパターンを示すことから診断可能になる．

②CT-Angio

造影剤を急速静注したのち，動脈内の造影剤濃度が最も高くなるタイミング（動脈相）で撮影することで，動脈が明瞭に描出される．

動脈瘤などの動脈疾患の診断に用いられる．

③CTC

CT画像を用いて三次元構築することにより，大腸の画像をさまざまな角度から診断することを可能とした診断法であり，内視鏡に比べ，患者の負担の少ない検査である．

マルチスライスCTは，スキャン速度が速く，短い時間での検査が可能になったうえに，撮影スライス厚が薄くなり，小さな病変や微細な表面の凹凸もとらえることが可能になった．

①前処置，②空気や二酸化炭素による腸管拡張，③マルチスライスCTによる大腸スキャン，④画像再構成と3D構築，⑤読影と診断，の順で行われる．

腸管内に糞便や残渣が残っていると病変部描出の妨げになるため，大腸内視鏡や注腸検査と同様に下剤による排便の処置が必要になる．大腸は内圧に押されて潰れた状態であり，腸管内の病変部の描出がうまくできないため，腸管内に空気を送り拡張させた状態にすることで，腸管内の病変部を正確に描出することができる．

大腸のスキャンは，病変部をより明確にするため，仰向けとうつ伏せの2体位で行われ，体位を変換することで腸管内に残っている糞便，残渣を移動させ，病変部との区別をつけやすくする．

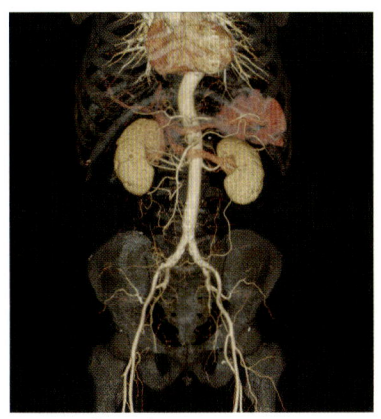

CT-Angio（3DCT）

●検査の流れと看護の実際（造影検査の場合）

❶検査前の手順

❶指示票で検査内容を確認する．

〈指示票による確認事項〉
- 撮影部位，目的
- アレルギー歴
- 腎機能
- 点滴ゲージ数（通常は22Gを使用し，ダイナミックCTやCT-Angioの場合は20Gを使用する）
- 造影剤の種類・量

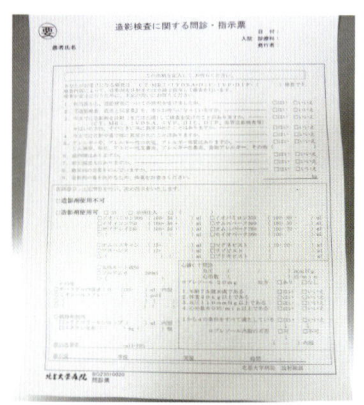

問診・指示票に沿って確認する

❷患者を確認する．

看護上の注意点 患者が自分で名乗れる場合は，患者誤認予防のため必ず名乗ってもらう．
入院患者：【患者氏名呼称】および【患者氏名】と【患者識別バンド】の一致を確認する．
外来患者：【患者氏名呼称】および【患者氏名】と【診察券のID】【端末のID】【検査伝票のID】などの一致を確認する．

●入院患者の場合
お名前を教えてください．○○○○さんですね．ありがとうございました．患者識別バンドを確認させていただきます．

●外来患者の場合
お名前を教えてください．○○○○さんですね．ありがとうございました．診察券のIDを確認させていただきます．

※北里大学病院　診療の手引き「診療行為における患者の確認マニュアル」より抜粋

❸医師より患者に，検査の目的・必要性およびリスクについて説明されていること，説明・同意書の有無を確認する．

患者への声かけ これからおなかのCT検査を行います．造影剤の使用について先生から説明は聞いていますか？

造影剤の副作用は皆さんに起こるわけではありません．造影剤が身体の中に入ると，一時的に身体が熱くなりますが，すこしずつ落ち着きます．これは副作用ではなく，皆さんに起こる症状なので，心配しないでください．検査室にも看護師がいますし，造影剤注入時には，必ず声をかけますので，注入後などに変化があればすぐに教えてください．

❹検査前に禁食していることを確認する．

看護上の注意点 造影剤のアレルギーにより，嘔吐したときの誤嚥防止のため禁食となる．ただし，お茶や水の飲水は可能である．

❺撮影部位に金属がないことを確認し，患者のADLに合わせて着替えの援助を行う．

看護上の注意点
- 転倒に十分注意し，更衣室では椅子を使用してもらう．
- 撮影部位の体内に金属がないか，撮影しても問題はないかを確認する．

患者への声かけ：体の中に，金属や機械はありませんか？ おなかの検査なので，ズボンなどにファスナーがあれば検査着に着替えていただきます．

❻静脈ラインを確保する．

看護上の注意点
- 血管外漏出を予防するため，挿入後は痛み，腫脹の有無，血液の逆流があることを確認する．
- あらかじめ患者に，乳がんの手術でリンパ節の切除をしていないか，透析用シャントなどの処置禁止の部位はないか，点滴をとりにくいと言われていないか，など確認することも重要である．

患者への声かけ：
- これから点滴を入れます．点滴をするときにすこし痛みがあるかもしれませんが，検査の痛みはありません．
- 以前に採血や点滴挿入時にご気分が悪くなったことはありませんか？ もしも気分が悪くなりましたら，すぐに教えてください．
- 検査は10分ほどで終わります．まずは点滴を入れて，検査室に入ってから途中で造影剤を入れます．

❷検査中の手順

❶入室を介助する．

看護上の注意点：両手をあげて撮影するので，患者に苦痛がない体勢を整え，緊張している患者には声をかける．

❷造影剤注入時，患者を観察する．

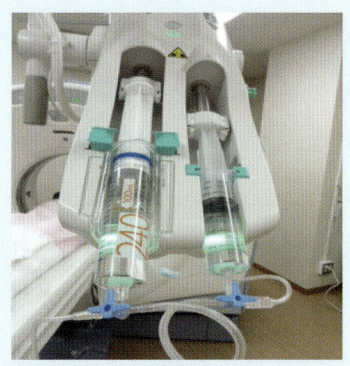

造影剤のセット（自動注入器）．専用ルートを使用する

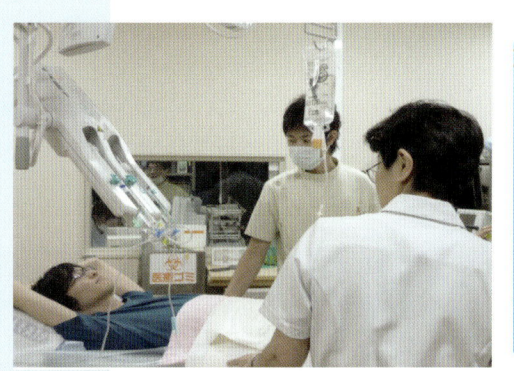

患者の状態に変化がないことを確認する

観察のポイント
- 血管外漏出の有無を，点滴の滴下と自動注入器によるテスト注入で確認する．
- 刺入部の痛みや腫脹がないことを確認する．
- 造影剤注入後に患者状態に変化がないことを確認する．

患者への声かけ：
- 最初に，点滴の確認をします．点滴の入っている部分に痛みや違和感はありませんか？
- 痛みがないようなので造影剤を入れます．造影剤が入っていくと，身体全身が温かくなりますが，これは一時的に皆さんに起こることで，心配しなくて大丈夫です．万が一，痛みや，ご気分がすぐれない場合は，すぐに教えてください．
- 造影剤はすべて入ったので，検査を続けます．何か変わったことがあれば，すぐに教えてください．

画像診断と看護

❸検査後の手順

❶ 患者の状態を観察し，副作用がないことを確認し，抜針する．

看護上の注意点　造影剤の副作用の有無を確認する．即時型の副作用は，くしゃみ，咳嗽，生あくび，冷汗，顔面蒼白，悪心・嘔吐，発疹，顔面紅潮などである．これは大きな副作用（粘膜浮腫によって起こる鼻・気道閉塞による呼吸停止，血圧低下による心停止）の初期症状である．副作用を最小限にするために，ハイリスク患者の確認が重要である．

患者への声かけ　お疲れさまでした．ご気分はいかがですか？　喉の違和感やかゆみなどはありませんか？

身体が温かくなる以外に変わりがなければ，点滴の針を抜きます．今日使った造影剤は，尿と一緒に出ますので，とくに水分が制限されていなければ，できるだけ水分をとるようにしてください．

❷ 検査後の注意事項を説明し，説明用紙を患者または家族にわたす．

患者への声かけ　食事をとっても大丈夫です．万が一，ご自宅に戻られてから何か変わったことがありましたら，病院にご連絡ください．

看護上の注意点　授乳中の女性は，母乳に血液中の造影剤が移行するため，48時間は授乳を控えるように説明する．

造影剤を使用した患者の皆様へ

本日の検査では、**造影剤を静脈より注入してCT検査**を行いました。
この造影剤は尿として排泄されますので、水分の制限のない方は、水分を多めに飲むようにしてください。
また、ごくまれですが、この造影剤の使用後1時間から数日間後に副作用が出現する場合があります。
ご帰宅後、**顔が赤くなる**、**じんましんのような発疹が出る**、**体がかゆくなる**、**発熱・吐き気が続く**、**嘔吐**等の症状が出現した場合は、適切な処置が必要となる場合もありますので、下記までご連絡ください。
　平日　8:30〜17:00　　第1・3・5土曜日　8:30〜14:00
　　放射線科受付　　　電話番号　○○○○○○
　上記以外の連絡先
　　救命救急センター受付　電話番号　○○○○○○

北里大学病院で使用しているパンフレット

🔴 トラブル対応

❶ワゴトニー症状

緊張や痛みにより，迷走神経反射が起こる場合がある．症状は，気分不快，顔面蒼白，血圧低下，徐脈など．

バイタルサインを確認し，血圧低下の場合は下肢を挙上する．医師の指示により，硫酸アトロピンなどの投与をすることもある．

点滴挿入前に，過去に採血や静脈内留置針挿入時などに気分不快を起こしたことがないかを確認しておくことが大切である．

❷血管外漏出

血管外漏出が起こると，疼痛，発赤，腫脹，熱感などの症状も現れる．
造影剤は高浸透圧製剤であり，血管外漏出を起こすと組織が壊死し，切開の適応になる場合もある（コンパートメント症候群）ため，早期発見・対応が重要である．症状があれば，すぐに点滴挿入部を確認し，腫脹している場合は留置針から造影剤を吸引したあとに抜針して冷却する．

高齢者，透析患者，糖尿病患者などの血管が脆弱な患者は，造影剤注入圧に血管が耐えられないこともあるので，とくに注意が必要である．症状がひどい場合には，皮膚科受診の手続きをとる．

（紺野由香里）

腹部MRI検査

非常に強い磁石と電磁波を利用して，人体のさまざまな断面を撮像する検査である．
撮像法や撮像条件の違いによって，T1強調画像，T2強調画像などさまざまなコントラストの画像が得られ，
それらを組み合わせて観察することで，組織の形態や性状を評価する．

目的

- 任意の断面でさまざまなコントラストの画像を撮影することができ，そのすぐれた組織分解能を生かして，腫瘍の存在，質的診断のほかに，血管などの管腔構造の形態診断などを行う．
- 腹部臓器・消化器・胆管・膵管をはじめ，腹部血管などが対象部位である．

適応

- 胆嚢・膵臓：胆石症(胆嚢結石，胆管結石)，胆嚢炎(急性・慢性)，膵胆管合流異常，胆嚢腺筋症，胆嚢ポリープ，胆嚢がん，胆管がん，膵炎(急性・膵炎)，膵嚢胞，膵がんなど．
- 肝臓：肝血管腫，肝細胞がん，転移性肝がんなど．
- 消化管：食道憩室，食道裂孔ヘルニア，大腸がん，食道がん，直腸がん，イレウスなど．

禁忌

- 非MRI対応の体内植え込み装置や金属がある患者(心臓ペースメーカー，体内神経刺激装置，人工内耳，添付文書でMRI禁忌となっている金属製インプラントなど)．

〈注意〉
- 妊婦またはその可能性がある患者(胎児への影響は確立されていない)．
- 閉所恐怖症がある患者．
- 一般状態が極度に悪い患者．

〈持込禁止物品〉
- 金属類：時計，メガネ，ヘアピン，アクセサリーなど
- 磁気カード：クレジットカード，キャッシュカード，プリペイドカード，テレホンカード，磁気式の診察券，駐車券など
- その他：酸素ボンベ，点滴スタンド，車椅子，聴診器，体温計，はさみ，コンタクトレンズ，一部の貼付薬，カイロ，化粧品など

腹部MRI検査の特徴

●長所
① X線による被曝がない．
② 身体のあらゆる方向からの画像が得られる．
③ 画像に骨による影響(アーチファクト)が少ないため，骨に囲まれた病変を描出しやすい．
④ 組織間のコントラストが高い．
⑤ 造影剤を使用しなくても血流を利用して血管像を描写できる(MRA)．

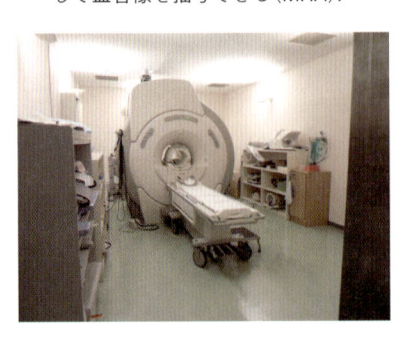

●短所
① 撮影時間が長い(痛みなど長時間の安静臥床がつらい患者には，体位調整を行う)．
② 動きに非常に弱い(動いてしまうと画像上アーチファクトが出現し，診断に支障をきたす場合があるので，患者への説明と固定が重要．場合によっては，鎮静薬の使用が必要になる)．
③ 音が大きい(ヘッドフォンから音楽を流したり，耳栓をしてもらうなど音に対する対策が必要となる)．
④ ガントリーが狭く，圧迫感がある(問診時に閉所恐怖症の有無の確認が必要)．

腹部MRI検査で用いられる造影剤

病変の描出能を向上させる目的や組織の血流評価の目的で造影剤を用いることもある.

●ガドリニウム造影剤について

〈禁忌〉
- ガドリニウム造影剤で過敏症の既往歴のある患者.

〈原則禁忌〉
原則投与しないが,とくに必要とする場合は慎重投与すること.
- 気管支喘息(ショック症状が現れるおそれがある,また,喘息発作を誘発する可能性がある).
- 重篤な腎障害のある患者(eGFR30未満.腎性全身性線維症を起こす可能性がある.排泄臓器が腎臓であるため,腎機能低下患者では排泄遅延から急性腎不全を起こす可能性がある).
- 重篤な肝障害のある患者(肝機能に影響を及ぼす可能性がある).
- 一般状態が極度に悪い患者.

〈慎重投与〉
- アレルギー体質を有する患者,また家族に気管支喘息やアレルギー体質を有する患者.
- 薬物過敏症の既往歴のある患者.
- 腎機能が低下している患者(eGFR30〜59).
- 高齢者.
- 小児.
- 妊婦,産婦(安全性が確立されていないので,診断上の有益性が危険性を上まわると判断されたときのみ投与.とくに,妊娠初期の3か月間は器官形成時期であるため避ける).
- 授乳婦(母乳に血液中の造影剤が移行するため,24時間は授乳を控えるように説明する).

●MRI造影剤の分類

分類		製剤名	使用用途	排泄経路
ガドリニウム製剤	注射薬 細胞外液性	・マグネビスト ・オムニスキャン ・プロハンス ・マグネスコープ	・脳・脊髄 ・四肢 ・躯幹部	24時間で90〜98%が尿中へ排泄
ガドリニウム製剤	注射薬 肝特異性	・EOB・プリモビスト(肝細胞)	・肝臓	4日目までに39%が糞便中,57%が尿中へ排泄
酸化鉄製剤		・リゾビスト(クッパー細胞)		主に肝臓・脾臓などの細網内皮系に取り込まれ分解
マンガン製剤	経口薬 消化管	・ボースデル ・フェリセルツ	・消化管(MRCP)	48時間までに88%以上が糞便中に排泄

さまざまなMRI検査

MRI検査では,水を強調した画像による胆管・膵管(胆管系)を描写する検査(MRCP)や,肝特異性造影剤(EOB・プリモビスト,リゾビスト)を用いた検査なども盛んに行われている.

❶MRCP

水成分を非常に強く強調する撮像方法を用いて胆道系を描出する検査である.ERCPに比べて胆道系の形態を非侵襲的に観察でき,急性膵炎などでERCP検査の施行が困難な患者でも検査可能である.

胆石,総胆管結石,胆嚢炎,胆嚢胞性疾患,膵がんなどの胆膵疾患が主な検査目的である.MRCP検査では,水を強調した撮影方法を用いるので,胃,十二指腸,小腸に存在する水成分(消化液)も描出され,胆道系の観察に障害になる.そのため,経口造影剤(ボースデル・フェリセルツ)を使用し,消化管内の信号を抑制する.経口造影剤なので,消化管穿孔とその疑いがある場合は投与禁忌となる.また,MRCPは食事をすることで胆嚢が収縮し,診断の妨げになる場合があるので,検査前は禁飲食となる.

❷EOB

造影剤のEOB・プリモビストは,脂溶性側鎖であるエトキシベンジル基により,投与された造影剤の一部が肝細胞に取り込まれる.また,血管内投与後早期には,非特異的に血管および細胞間隙に分布する.

肝細胞に造影剤の取り込まれた肝特異的な時相(肝細胞造影相)では,肝細胞機能の消失あるいは低下した病巣部と正常肝実質とのあいだに造影剤の分布差が生じることで,病巣を検出することが可能となる.たとえば,肝悪性腫瘍の代表である肝細胞がんは,悪性度が高くなるに従って腫瘍内部の肝細胞機能が消失していくが,血流動態が著明な変化を示さない段階でも,肝細胞機能は変化している場合がある.従来のCT造影検査やMRI造影検査では典型的な(血流動態)所見を示さない腫瘍の肝細胞機能を,鋭敏に画像情報として反映することで,より正確な肝腫瘍診断を可能とすることが期待できる.

❸SPIO

肝特異性の造影剤で,肝腫瘍の診断に用いられる.

粒子化した鉄は超常磁性体(SPIO)とよばれ,強い磁場の影響を受けても主にT2短縮効果を示す.正常肝実質の特殊な細胞(細網内皮系のクッパー細胞)に広く取り込まれ,肝臓の性状部分はT2やT2強調像で著しい低下信号を示し,画像上は黒く見える.

これに対して転移性腫瘍などは,性状はクッパー細胞を有さないので,肝内に転移性腫瘍など正常肝実質を置換する病変(腫瘍)があった場合,腫瘍の部分は記号低下が見られず,結果として全体として黒く見える肝臓の中に白い領域として病変が明瞭に描写される.

また,SPIOで用いるリゾビストという造影剤は鉄注射薬であり,排泄経路が糞便中であるため,腎機能の低下している患者にも使用が可能である.ただし,鉄注射薬に対して過敏症のある患者,ヘモクロマトーシスなどの鉄過剰症の患者,出血している患者には禁忌である.

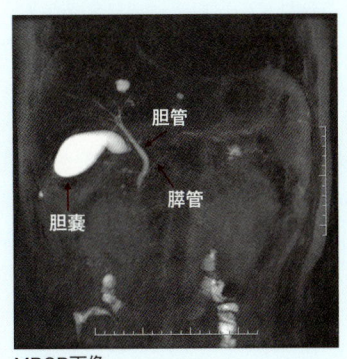

MRCP画像

MRCP:magnetic resonance cholangiopancreatography,核磁気共鳴胆道膵管造影
ERCP:endoscopic retrograde cholangiopancreatography,内視鏡的逆行性膵胆管造影
EOB:ethoxybenzyl,肝臓造影MRI検査
SPIO:superparamagnetic iron oxide particles,超常磁性体酸化鉄粒子

●検査の流れと看護の実際（造影MRIの場合）

　MRI検査は動きに弱く，とくに腹部のMRI検査では被写体の呼吸運動，消化管の蠕動運動の影響を受けやすくなる．被写体の動きは画像上，アーチファクトとして出現し，診断の妨げとなるので，呼吸運動に対しては呼吸停止撮影や呼吸同期撮影（呼吸の動きに合わせた撮影）を行って検査を施行する．また，蠕動運動に対しては，高速撮像法や，場合によってはブスコパンなどの鎮痙薬を使用することもある．

❶検査前の手順

❶ 指示票で検査内容を確認する．

〈確認内容〉
- 撮影部位，目的
- アレルギー歴
- 腎機能

❷ 患者を確認する．

看護上の注意点
患者が自分で名乗れる場合は，患者誤認予防のため必ず名乗ってもらう．
入院患者：【患者氏名呼称】および【患者氏名】と【患者識別バンド】の一致を確認する．
外来患者：【患者氏名呼称】および【患者氏名】と【診察券のID】【端末のID】【検査伝票のID】などの一致を確認する．

●入院患者の場合
（患者への声かけ）お名前を教えてください．○○○○さんですね．ありがとうございました．患者識別バンドを確認させていただきます．

●外来患者の場合
（患者への声かけ）お名前を教えてください．○○○○さんですね．ありがとうございました．診察券のIDを確認させていただきます．

※北里大学病院　診療の手引き「診療行為における患者の確認マニュアル」より抜粋

❸ 医師より，患者に検査の目的・必要性およびリスク，造影剤の使用について説明されていること，説明・同意書の有無を確認する．

（患者への声かけ）これからおなかのMRI検査を行います．造影剤の使用について先生から説明は聞いていますか？

MRIの検査を受けたことはありますか？

❹ 既往歴（喘息など）を確認する．
❺ 体重を確認する．

看護上の注意点
造影剤の使用量を決定するために体重を確認する．造影剤を使用しない場合でも，ラジオ波（RF）による発熱作用を抑制するために，正確な体重を装置に入力する必要があり，すべての検査で必ず体重を確認する．

❻ 妊娠の有無を確認する．

❼MRI禁忌(p.120)の有無を確認する.

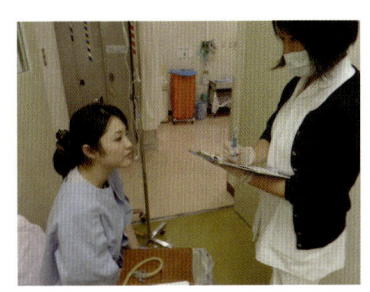

チェックリストを使って,MRI禁忌の有無を確認する

❽全身に金属がないことを確認する.

患者への声かけ
心臓ペースメーカー,または身体の中に機械や金属などは入っていませんか? ズボンや下着などにファスナーや金属があるものははずしてください.入れ歯などはずせるものははずしてください.検査室に金属類は持って入れませんので,もしあればすべてはずしてください.

❾患者のADLに合わせて着替えの援助を行う.
❿静脈ラインを確保する.

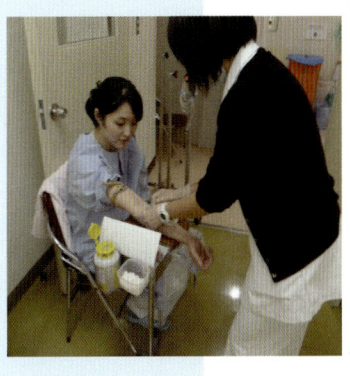

点滴ラインを確保する

看護上の注意点
- 血管外漏出を予防するため,挿入後は痛み,腫脹の有無,血液の逆流があることを確認する.
- あらかじめ患者から,乳がんの手術でリンパ節の切除をしていないか,透析用のシャントなどの処置禁止の部位はないか,点滴をとりにくいといわれていないか,などの情報を得る.
- ワゴトニー症状(気分不快,顔面蒼白,血圧低下,徐脈など)が起きたことがないかも確認する.

画像診断と看護

❷検査中の手順

❶ 入室の援助を行う．

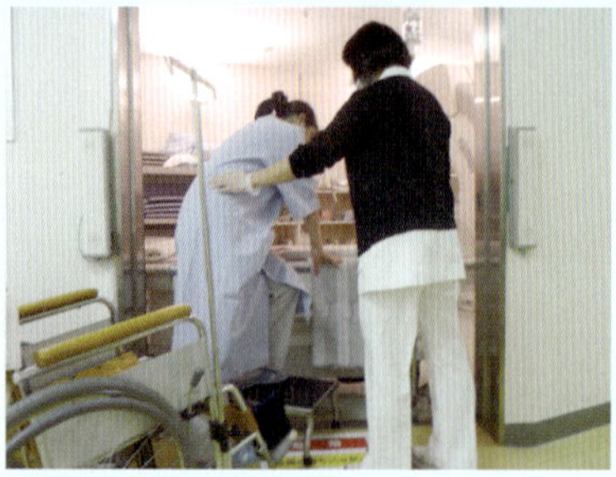

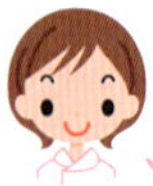

長距離の歩行が困難な場合，車椅子は検査室外に置き，検査台を検査室入口に寄せ移動を行う

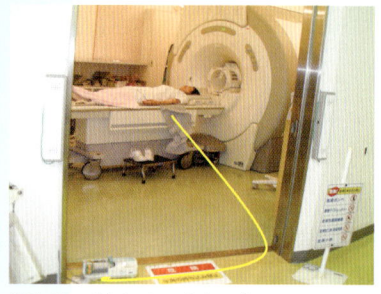

輸液ポンプやシリンジポンプのルートの扱いに注意する．はずせない場合は専用のルートで延長し，検査室外に置く

看護上の注意点
- MRI専用ストレッチャーなど以外は検査室には持ち込めないので，検査台を検査室入口近く寄せて移動したり，検査室外に出して安全に移動する．
- 輸液ポンプ・シリンジポンプは，検査室内には入れられない．はずせない場合は，専用のルートで延長し検査室外に置く．

❷ 両手を挙上して撮影するので，患者の苦痛が少ない体勢を整える．

看護上の注意点　患者の状態を確認し，緊張している患者には声をかけて，緊張をほぐす．

患者への声かけ：検査は30分くらいです．検査台に横になってもらいます．動きにとても弱い検査なので，動かないようにご協力をお願いします．身体のどこか痛むところはありませんか？

❸ ヘッドフォンをつける．

看護上の注意点　ヘッドフォンから音楽を流すなど，大きい音による不安を軽減する．

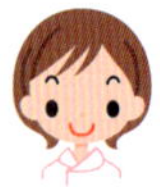

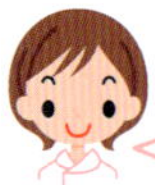

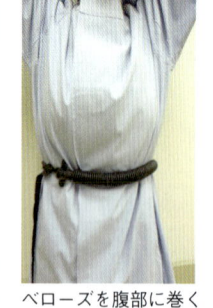

患者への声かけ：工事現場にいるような大きな音がするので，ヘッドフォンを使用していただきます．

❹ 閉所恐怖症の有無を確認する．

看護上の注意点　検査開始後しばらくは患者のそばで見守る．

❺ ベローズ（患者に装着して呼吸信号をとらえる装置）を腹部に巻き，患者の呼吸同期に合わせて撮影する．

ベローズを腹部に巻く

患者への声かけ：ブザーをおわたししますので，気分が悪くなったときはブザーを押して教えてください．

❻ 造影剤注入時に患者の状態を十分に観察する．

観察のポイント
- 血管外漏出がないか，刺入部に痛みや腫れがないか，点滴の滴下状況を確認する．
- 造影剤注入後の患者状態に変化はないかを確認する．

患者への声かけ：これから造影剤が入りますが，点滴の入っている部分に痛みや違和感はありませんか？冷たい感じがすると思います．万が一，痛みや，ご気分が優れない場合はすぐにブザーを押して教えてください．

❸検査後の手順

❶ 患者の状態の観察し,副作用がないことを確認し抜針する.
❷ 検査後の注意事項を説明し,説明用紙を患者または家族にわたす.

患者への声かけ

長い時間の検査,お疲れさまでした.変わりはないですか?

急に立ち上がるとふらつくかもしれませんので,一緒にゆっくり検査室から出ましょう.(起立性低血圧に注意し,身体を支え,退室する)

●造影剤使用の場合

このあと,水分をとるようにしてください.ほかに制限はとくにありません.

トラブル対応

急変時

造影剤注入後に副作用症状が出た場合など,処置が必要になることがある.ただちに造影剤の注入を中止し,患者の状態を確認する.
　検査室内に医療機器を持ち込めないため,必要に応じて,検査台ごとまたはMRI専用ストレッチャーに移動し,退室してから処置を行う.

(紺野由香里)

画像診断と看護

腹部超音波検査

超音波検査とは，通常人の耳では聞くことのできない超音波を出して，生体からの反射波を画像としてとらえる検査である．
腹部疾患の診療において，患者への負担が少なく繰り返して行うことができるので，経過の観察が行いやすい．

目的・適応

- 肝臓，胆嚢，腎臓，膵臓，脾臓，膀胱，前立腺，子宮，卵巣などが対象となる．腫瘍，ポリープ，炎症，結石などの検索が可能である．
- 禁忌はとくにない．
- 超音波診断は白黒の断層像が基本であるが，白く描出される場合は「高エコー」と表現され，黒く描出される場合は「低エコー」と表現される．組織の色調変化や周囲との色調差を詳しく観察する．

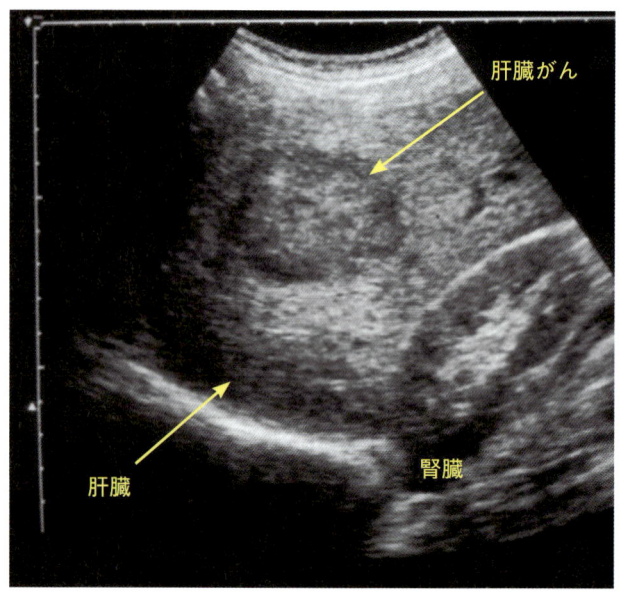

肝臓がん（低エコー像）の腹部超音波画像

必要物品

① 超音波検査装置
② ゼリー
③ タオル，ケープ

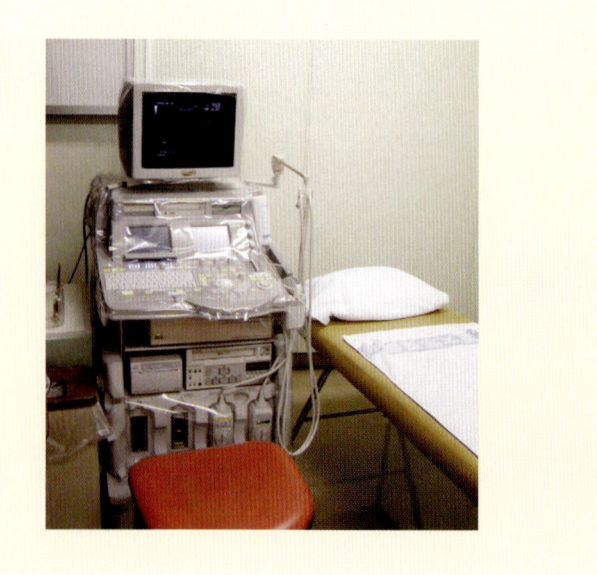

●検査の流れと看護の実際

❶検査前の手順

❶患者に，医師より治療の目的・必要性が説明されていることを確認する．

❷検査前の4時間は禁飲食であることを説明する．

看護上の注意点 食事のあとでは消化によるガスが発生しやすいこと，胆嚢が収縮し胆嚢の観察が困難になること，胃の中の食物で膵臓の観察が困難になることから，絶食の状態で行う．また，骨盤内の検査は，尿で膀胱充満すると超音波がよく通り観察しやすいため，尿がたまってから検査を行う．

●肝臓・胆嚢・膵臓・脾臓の場合
腹部の超音波の検査があります．腹部に超音波を当て臓器の様子を観察する検査です．痛みはありません．胃腸の中のガスや食物が邪魔にならないように検査前○時からは禁飲食です．検査が終わりましたら食事ができます．

●膀胱・前立腺・子宮・卵巣の場合
腹部の超音波の検査があります．腹部に超音波を当て臓器の様子を観察する検査です．痛みはありません．食事は普通にとってかまいませんが，膀胱に尿がたまった状態で検査をします．○時すぎより排尿せずにお待ちください．どうしても排尿したいときはお知らせください．

患者への声かけ

(○時は検査4時間前)

❷検査中の手順

❶患者を検査台に誘導し，臥床してもらい，ズボンやスカートは腸骨くらいまで下げる．

看護上の注意点 プローブを腹部に当てるため，プライバシーに配慮する．

❷腹部にゼリーを塗り，プローブを腹部に押し当て，肝臓，胆嚢，膵臓，腎臓など動かしながら検査を進める．検査部位により横向きや座った姿勢で検査をする場合がある．

看護上の注意点 ゼリーは，探触子と体表面のあいだに存在する空気を追い出す効果と，体表面との摩擦を低下させることにより患者への苦痛を軽減させる効果がある．また，ゼリーは冷たいため，塗布時は患者に声をかける．ゼリーの冷たさを不快に感じる患者も多いため，ゼリーを適温に温めたり，室温を調整するなどの配慮が必要である．

患者への声かけ 超音波検査は痛みはありませんが，ゼリーを腹部に塗るため冷たい感じがします．検査中おなかを膨らませたり，へこませたり，息を止めてもらうこともあります．

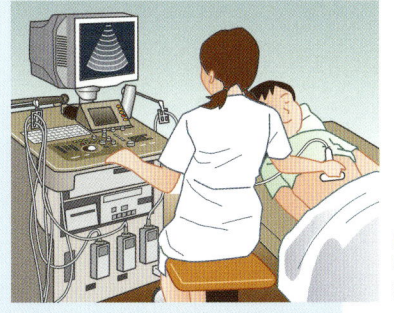

腹部超音波検査の様子．検査部位により体位を変える場合もある

❸検査は15〜20分程度で終了する．

❹検査終了を患者に説明し，ゼリーを拭き取る．

看護上の注意点 超音波検査は部屋を暗くして行うため，転倒や転落などの可能性を考え，安全に移動できるように移動時の室内の明るさや環境に注意が必要である．

❸検査後の手順

❶禁食にしていた場合は，食事を配膳する．また，膀胱を充満していた場合は排尿を促す．

トラブル対応

①意識障害のある患者で，胃内容物が充満している場合には，心窩部へのプローブ操作により，嘔吐を誘発し誤嚥のリスクがあるため注意が必要である．

②高齢者で膀胱充満をしている場合，プローブの圧迫により尿意をもよおしやすい．必要に応じてパッドを敷くなど，安心して検査が受けられるように準備しておく．

（前澤美奈子）

引用・参考文献

●腹部X線検査
1) 久志本成樹編著：ケアに使える画像の見かた．照林社，2008．
2) 黒木一典，古川博明：画像解剖に基づく単純X線写真の撮影法と読影のポイント．シービーアール，2009．
3) 北里大学病院：医療安全ハンドブック2010年度版．2010．

●上部消化管造影検査
1) 市川平三郎監：最新 胃X線検査技術――基礎と実際．金原出版，2000．
2) 中村實監：診療画像検査法――X線造影検査の実践．医療科学社，2002．
3) 白壁彦夫：腹部X線読影テキストⅠ．文光堂，1998．
4) 齋田幸久：上部消化管X線診断ブレイクスルー．医学書院，1998．

●小腸造影検査
1) 慶應義塾大学病院医療・健康情報サイトKOMPAS「小腸X線造影」．http://kompas.hosp.keio.ac.jp/contents/000427.html
2) 八尾恒良監：胃と腸用語辞典．p.27～30，医学書院，2002．
3) 中村實監：消化管臨床実習マニュアル――ビギナーからエキスパートまで．p.74～83，医療科学社，1999．

●注腸造影検査
1) 伊原孝志，江平俊雄，土器屋貴：注腸検査法マニュアル．医学書院，1999．

●小児の造影検査
1) 有水昇，高島力編：標準放射線医学．第4版，医学書院，1994．

●核医学検査
1) 宮坂和男，道谷英子編：放射線科エキスパートナーシング．改訂第2版，南江堂，2005．

●腹部CT検査
1) 福田国彦ほか：臨床放射線医学．系統看護学講座別巻，医学書院，2009．
2) ちょっと役立つ造影検査に関する話題 CT編 VER1.1 http://www.bayer-diagnostics.jp/index.php
3) 北里大学病院：医療安全ハンドブック2010年度版．2010．
4) INNERVISION，24(11)，2009．
5) CTコロノグラフィ(medicsight) http://medicsight.co.jp/ct_colonography/

●腹部MRI検査
1) 福田国彦ほか：臨床放射線医学．系統看護学講座別巻，医学書院，2009．
2) 北里大学病院：医療安全ハンドブック2010年度版．2010．
3) 北里大学病院：MRI安全管理マニュアル．H22改訂版，2010．
4) 肝細胞癌スクリーニングに新たなMRI造影剤登場(日経メディカルオンライン) http://medical.nikkeibp.co.jp/leaf/all/search/cancer/news/200802/505562.html

●腹部超音波検査
1) 伊藤武雄，高坂登：ポケット超音波アトラス――病態画像編．秀潤社，1989．
2) 吉田俊子監：循環器系検査・処置マニュアル．月刊ナーシング，30(11)，2010．
3) 谷口信行編：基本をおさえる腹部エコー――撮りかた，診かた．第2版，羊土社，2008．

経皮経肝胆道ドレナージ（PTCD）
経皮経肝胆嚢ドレナージ（PTGBD）

閉塞性黄疸に対し経皮的に肝内胆管（PTCD），胆嚢（PTGBD）を穿刺し，胆汁外瘻チューブを挿入・留置し，胆汁を体外に誘導し黄疸軽減をはかる治療である．

目的

- 胆管内の胆汁を吸引することにより，胆管内を減圧し，細菌を含んだ胆汁の血管内逆流を防ぐ．
- 何らかの理由で早期手術や内視鏡的胆道ドレナージが行えない場合，胆道の減圧をはかるために選択される．

適応

- 主に閉塞性黄疸の減黄，胆道病変が適応となる．胆道減圧ドレナージが必要とされる胆道感染症，とくに急性閉塞性化膿症胆管炎に対しては，DIC（播種性血管内凝固症候群）や敗血症を併発しやすいため，緊急で行う．
- 胆管に病変がある患者（胆管結石や腫瘍による胆管の圧排など）は経皮経肝胆道ドレナージ（PTCD），胆嚢に病変がある患者（胆嚢内の結石・胆嚢炎など）は経皮経肝胆嚢ドレナージ（PTGBD）が選択される．

禁忌

- 腹膜炎を併発している患者．
- 体動が激しい患者，安静を保持できない患者．

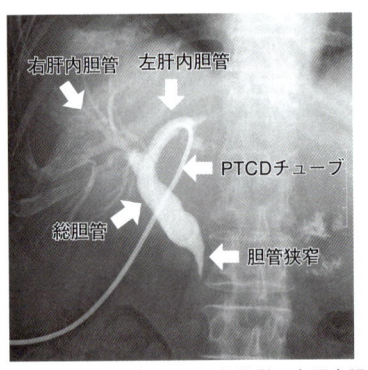

PTCDチューブによる胆管造影：左肝内胆管より総胆管内へPTCDチューブが留置されている．下部胆管で先細り状の胆管閉塞が認められる

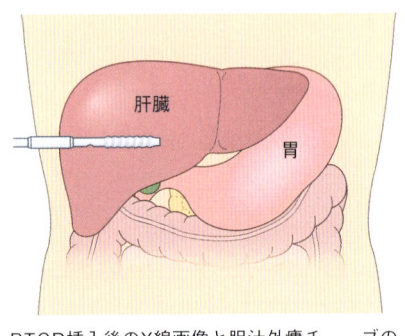

PTCD挿入後のX線画像と胆汁外瘻チューブの挿入・留置

必要物品

① 清潔野に準備する物品：PTCDキット，メス，縫合針，ナイロン糸，持針器，剪刀，ボール，滅菌穴あきシーツ，綿球，鑷子，医師の指示に応じたドレーン，麻酔用カラーシリンジ，麻酔用針
② 尿路系造影剤，生理食塩液500mL，ポビドンヨード液，チオ硫酸ナトリウム・エタノール，局所麻酔薬，ガイドワイヤー，ダイレーター（拡張する器具），固定用テープ，胆汁ドレナージバッグ
③ 薬剤：必要に応じた鎮痛薬
④ バッグバルブマスク，救急蘇生カートなど急変時の対応用具

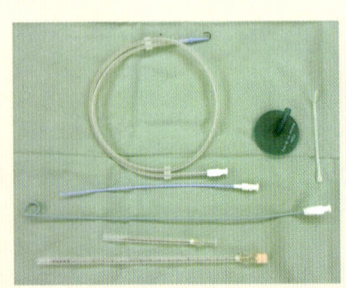

PTCDキット
清潔野に準備する物品 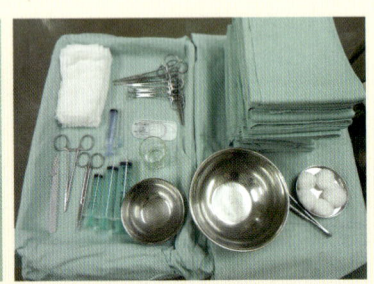
ドレーン先端 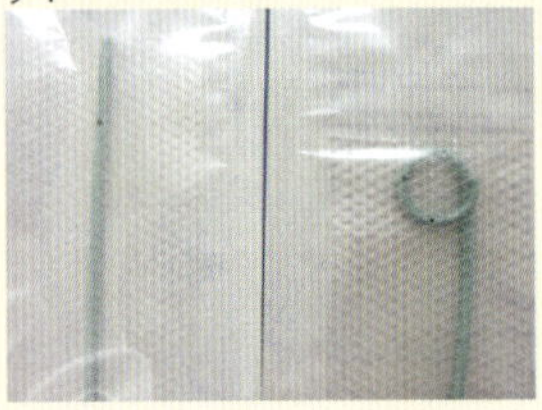

PTCD：percutaneous transhepatic cholangiodrainage，経皮経肝胆道ドレナージ
PTGBD：percutaneous transhepatic gallbladderdrainage，経皮経肝胆嚢ドレナージ

●治療の流れと看護の実際

❶治療前の手順

❶ 患者に，医師より治療の目的・必要性およびリスクについて説明されていること，説明・同意書の有無を確認する．

❷ 当日は朝から禁飲食であることを説明する．

❸ 治療前の内服薬，インスリン使用の有無について，医師に指示を確認する（とくに抗凝固薬の使用の有無には注意）．

> **看護上の注意点** 治療は緊急に行われることが多い．そのため患者・家族へ十分なオリエンテーションが行えず，治療についてイメージできないことが多い．急な治療への不安を緩和できるような声かけを行い，理解を確認しながらオリエンテーションを進めていく．

> **患者への声かけ**：皮膚の上から，肝臓内の胆管（肝臓を介して胆嚢）に針を刺し，管を通して胆汁を身体の外に出す治療です．挿入後は，管の位置がずれないように，管が安定するまではベッド上で安静となります．安静中は排泄もベッド上となります．動けないことがつらいでしょうが身のまわりのことはお手伝いしますので，一緒にがんばりましょう．

❹ 感染症，出血時間の確認，バイタルサインの測定や全身状態の観察を行う．

❺ 検査着に更衣させる．

❻ 義歯，メガネ，コンタクトレンズ，装飾品（ネックレス，時計，指輪など）をはずしたことを確認する．

❼ 医師の指示により，静脈ルートの確保と前投薬を行う．

❽ 検査室に出棟する前に排尿をすませるように伝える．

❾ カルテなどの必要物品を持参し，検査室へ出棟する．

❿ 検査室の看護師は，室内を準備する．
- 検査台の準備：シーツとタオル（必要時，酸素投与と吸引の準備を行う）
- 超音波検査の準備：ゼリー，マジック

⓫ 医師から検査中に必要な薬剤の指示を受ける（局所麻酔薬，鎮痛薬）．

⓬ 病棟看護師と情報を交換する．

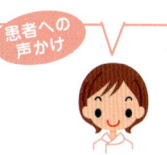

> **看護上の注意点** 既往歴，現病歴，造影剤を含むアレルギー歴，一般状態，バイタルサイン，内服中の薬剤と抗凝固薬が中止されているか，心疾患の既往の有無を確認する．

ドレナージと看護

❷ 治療中の手順

❶ 患者を確認する．

> 看護上の注意点

患者が自分で名乗れる場合は，患者誤認予防のため必ず名乗ってもらう．
入院患者：【患者氏名呼称】および【患者氏名】と【患者識別バンド】の一致を確認する．
外来患者：【患者氏名呼称】および【患者氏名】と【診察券のID】【端末のID】【検査伝票のID】などの一致を確認する．

● 入院患者の場合

> 患者への声かけ：お名前を教えてください．○○○○さんですね．ありがとうございました．患者識別バンドを確認させていただきます．

● 外来患者の場合

> 患者への声かけ：お名前を教えてください．○○○○さんですね．ありがとうございました．診察券のIDを確認させていただきます．

※北里大学病院　診療の手引き「診療行為における患者の確認マニュアル」より抜粋

> 看護上の注意点

患者が入室するときは，検査に伴う緊張を和らげるため，マスクをはずし，顔を見せて挨拶をする．

> 患者への声かけ：きょうの検査を担当します看護師の○○です．よろしくお願いします．

❷ 輸液静脈ルートを確認する．

> 看護上の注意点

検査中の急変に備え，急速注入できる輸液か（急速注入禁止の薬剤が混注されていないか）を確認する．検査中の水分出納管理のために，輸液の残量を確認し，記録する．静脈ルートが確実に血管内に入っていることを確認する．また，刺入部に痛みがある場合や血管外漏出が疑われる際は，新しいルートを確保する．

> 患者への声かけ：点滴の針が入っているところに痛みがあるようでしたら教えてください．

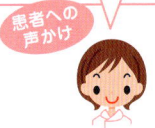

❸ 検査台に移動させる．

> 看護上の注意点

点滴ルートが引っ張られていないかなど，ルート類に気をつけながら移動させる．

❹ 体位を整える．

> 看護上の注意点

患者を仰臥位にし，穿刺部位を露出する．医師が患者の右側に立てるよう環境を整える．必要に応じて安楽枕を使用し，体位を整える．必要以上の露出をせず，掛け物を使用し保温に努める．

> 患者への声かけ：寒くないですか？　身体でつらいところはないですか？　検査が始まったら動けなくなりますので，何かあれば声に出して教えてください．

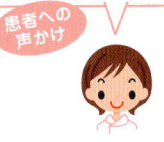

❺ バイタルサインを測定する．血圧計，SpO_2モニターを装着する．必要に応じて心電図も装着する．

> **看護上の注意点**　血圧測定は医師に確認し，5〜10分ごとに設定する．血圧計は基本的には点滴が挿入されていない側の上肢で測定する．シャントや麻痺，手術によるリンパ節廓清の既往がある場合は，逆流防止弁をつけて点滴挿入側で測定するか，下肢で測定する．基本的に血圧測定とは反対側にSpO_2モニターを装着する．既往に心疾患がある患者や胸部症状のある患者には，心電図を装着する．

❻ 医師は，超音波検査で胆道（胆嚢）の位置を確認し，マジックでマーキングする．

> **看護上の注意点**　ゼリー使用時は冷たいため，適温に温めておく．

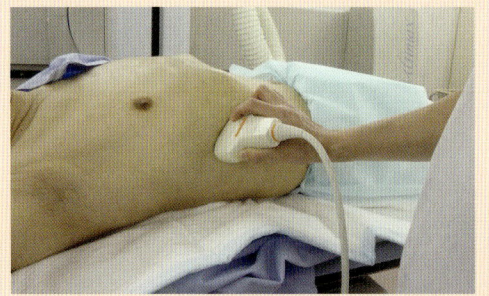

胆道（胆嚢）の位置を超音波検査で確認する

❼ 消毒後，局所麻酔を行う．

> **看護上の注意点**　ポビドンヨード液は保温庫で温めておくが，使用時には患者に声をかける．局所麻酔のアレルギー症状（気分不快，嘔吐，急激な血圧低下など）に留意する．

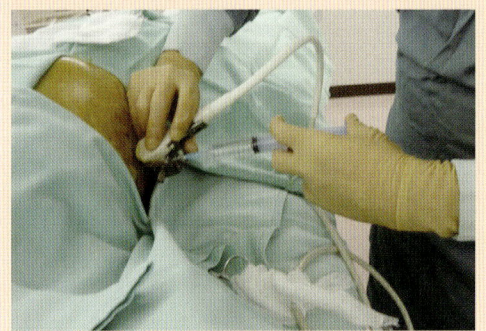

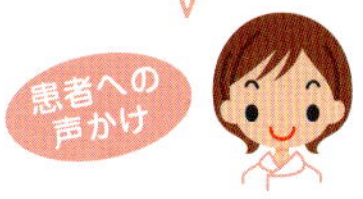

消毒後に局所麻酔を行う

患者への声かけ
これから消毒をします．すこし冷たい感じがするかもしれません．
これから麻酔をします．ご気分が悪くなったら教えてください．

❽ 滅菌プローブを用いて再度穿刺位置を確認する．固定針を超音波プローブに装着し，心窩部もしくは右肋間より皮下に刺入する（状況により皮膚切開することがある）．

> **看護上の注意点**　穿刺時は痛みがないかを確認し，痛みがある場合は医師に伝え，局所麻酔の追加などが検討される．また，動くと危険なため，前もって動かないよう声をかける．

超音波プローブに装着した固定針を皮下に刺入する

患者への声かけ
これから針を刺します．呼吸をできるだけ一定にしてください．位置がずれるといけないので，刺すときは小さな動きもがまんしてください．つらいことがあれば身体を動かさず声を出して教えてください．

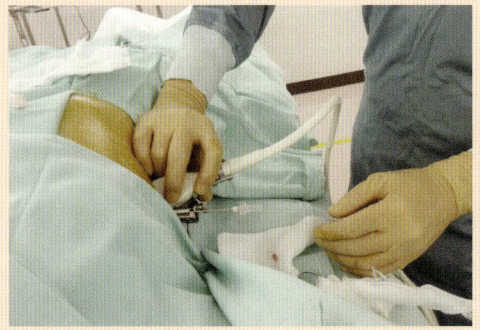

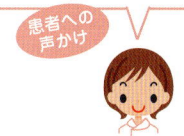

ドレナージと看護

❾ 固定針を通して超音波穿刺針を目的部位に穿刺する.

> **看護上の注意点** 医師や臨床検査技師の眼は画面に集中するため，看護師が患者の近くに立って見守る.

❿ 目的部位に到達したら内針を抜去し，注射器を接続し，胆汁が吸引されるのを確認する.

> **看護上の注意点** 胆汁の培養検査，細胞診検査を行うこともあるため，検体容器を準備しておく.

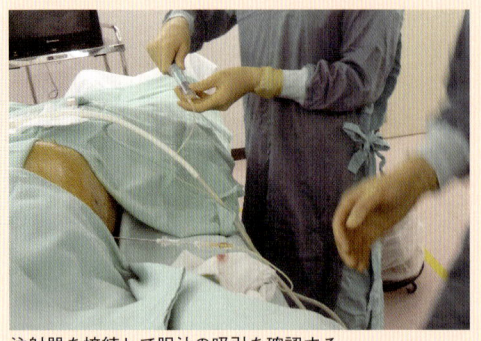

注射器を接続して胆汁の吸引を確認する

⓫ 超音波穿刺針の内腔からガイドワイヤーを胆管内に挿入し留置する.

> **看護上の注意点** 必要時，胆道(胆嚢)造影が行われる．胆管閉塞時は，胆管内圧が高く造影剤を入れすぎると胆汁が血管内に逆流し，敗血症を起こすことがあるため，バイタルサインの変動に注意する.

⓬ 超音波穿刺針を抜去する．ガイドワイヤーに沿わせてダイレーターを進め，刺入部を拡張する.

> **看護上の注意点** ダイレーター挿入時，疼痛を訴えることが多いため，患者の訴えや表情に注意し観察する．必要に応じて医師に報告し，鎮痛薬の使用を考慮していく.

患者への声かけ：痛くはありませんか？

⓭ ダイレーターを抜去する．ガイドワイヤーに沿わせてカテーテルを胆管内に刺入して留置する.

> **看護上の注意点** ガイドワイヤーが滑りやすく抜けるリスクがあるため，動かないよう再度声をかける.

⓮ 位置を確認後，ガイドワイヤーを抜去し，ナイロン糸で縫合固定する.

> **看護上の注意点** 縫合時，痛みの有無を確認し，痛みの訴えがある場合は医師に報告する（麻酔の追加などが検討される）.

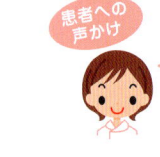

患者への声かけ：痛みはありませんか？がまんしなくていいですよ.

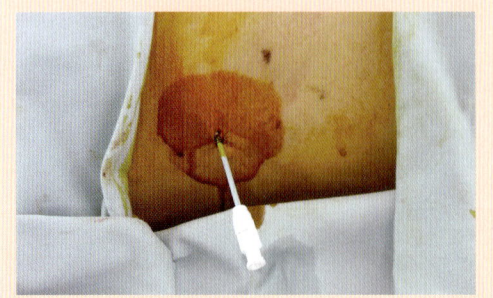

カテーテルを縫合固定する

⓯ 胆汁ドレナージバッグを清潔操作で接続する．

> **看護上の注意点** 胆汁がドレナージされていることを確認する．

⓰ 刺入部を消毒後，清潔ガーゼで覆い，周囲の消毒液をチオ硫酸ナトリウム・エタノールで落とし，乾いたガーゼで拭き取り固定する．

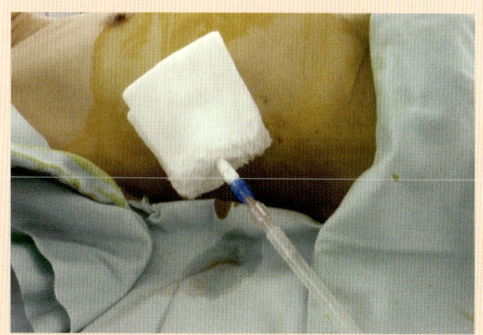

> **看護上の注意点** チオ硫酸ナトリウム・エタノール使用時，患者が驚かないよう「スーッとしますよ」など声かけを行う．また，固定はルートが抜けないようにガーゼ部と2か所以上で固定し，皮膚とカテーテルにマーキングを行う．

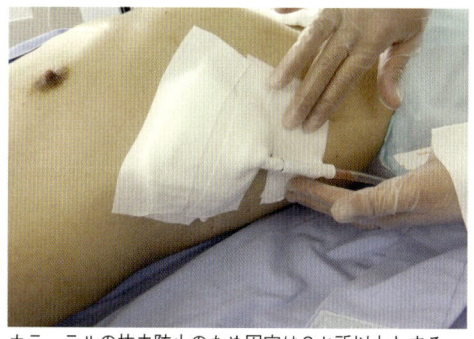

カテーテルをガーゼで覆う

カテーテルの抜去防止のため固定は2か所以上とする

⓱ バイタルサインを測定し，医師に報告する．

⓲ バイタルサインに異常がなければ寝衣を整え，ストレッチャーに移動させる．

⓳ 検査室の看護師と病棟看護師は，情報を交換する．

〈情報交換の内容〉
- 治療中の患者の状態，バイタルサイン
- ドレナージの留置部位
- カテーテルの種類（ストレートカテーテルまたはピッグテールカテーテル）とサイズ，固定の長さ
- 排液の性状と量
- その他のエピソード　など

PTCD・PTGBDの合併症

❶ショック
造影剤注入により胆道内圧が上昇し，感染胆汁が血液中に逆流して起こる「エンドトキシンショック」と，胆汁の急激な排泄による迷走神経反射が原因と考えられる「胆道減圧性ショック」がある．

❷出血
穿刺経路に，門脈，肝動脈，肝静脈があることにより出血が起こる．動脈性出血では，止血処置（肝動脈塞栓）が必要となる．

❸胆汁性腹膜炎・胸膜炎
感染胆汁が腹腔内に漏出することにより起こる．局所的であれば問題ないが，汎発性腹膜炎をきたす場合は，緊急ドレナージ手術が必要となる．胸腔への胆汁漏出がみられた場合は，早急に胸水排液を行う．

❹気胸
右肋間ルートをとった場合に，胸腔を介して穿刺が行われると気胸をきたす場合がある．軽度の場合処置は必要ないが，呼吸困難などの症状が出現したら胸腔ドレナージが必要となる．

ドレナージと看護

❸治療後の手順

❶ 患者に，病室へ戻ることを伝える．

患者への声かけ
お疲れさまでした．痛みはいかがですか？ これから病室に戻ります．身体をひねると管がずれる可能性がありますので，ご自分では動かないでください．移動は看護師におまかせください．

❷ ストレッチャーからベッドに移動させる．

看護上の注意点
移動は，カテーテルがずれないように体幹をひねらないように看護師が介助で行う．移動シートを用いるなど注意して移動する．

❸ バイタルサインを測定し，出血，腹痛，悪心の有無や排液量を観察する．

看護上の注意点
肝臓を穿刺しているため，出血の危険性があり，帰室後はバイタルサインの変化に注意が必要である．自動血圧計を用いて定期的にバイタルサインを測定し，異常が早期発見できるよう準備する．

観察のポイント
- 出血，出血の前駆症状
- 腹痛，悪心，腹壁の緊満
- 胆道減圧ショック症状（カテーテル挿入後4～6時間後に起こる多量の胆汁排泄による神経反射に起因する）
- 尿量（発熱，出血，ショックなどによる循環動態の変化や脱水状態の指標となる）
- カテーテル周囲の皮膚状況：発赤，腫脹，熱感，疼痛，排膿，発疹，瘙痒，水疱，潰瘍，膿瘍，壊死，表皮剥離，出血，固定糸の過度な食い込み，ゆるみ，はずれなど
- カテーテルの状態：閉塞，逸脱，埋没，変形，破損など

❹ 皮膚とカテーテルにマーキングを行い，固定する．

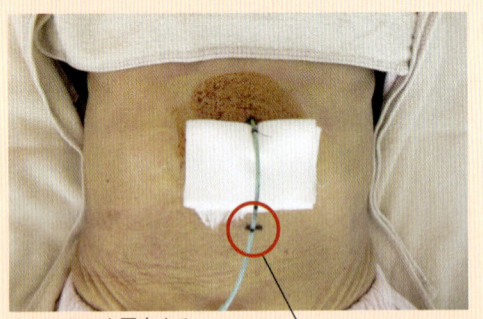

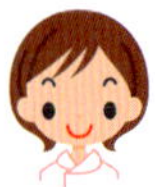

看護上の注意点
PTCD，PTGBDのカテーテルは挿入部位により，心窩部から右季肋部の皮膚に縫合してある．呼吸運動によってカテーテルが上下に動き，また強い外力などによりカテーテルが抜ける可能性があるので固定はしっかりと行い，カテーテルのマーキング部位を各勤務帯で確認する．カテーテルが内部で抜けた場合は排液が滞り，黄疸が増強することや胆汁が腹膜内に漏れて腹膜炎になる危険性もあるため，排液量やデータにも注意する．

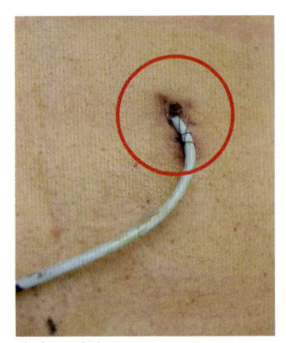

カテーテルを固定する　マーキング

皮膚に縫合されたカテーテル

❺ カテーテルと排液バッグの接続を確認する．

看護上の注意点
体位変換をしてもカテーテルが引っ張られない位置になるように固定する．
ドレナージバッグは，排出された胆汁が逆流しないように逆流防止弁つきのものを使用したり，排液バッグは刺入部より下にして歩くなどの注意が必要である．

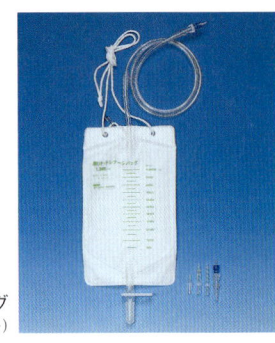

逆流防止弁のついたドレナージバッグ
（写真提供：アイエスケー）

❻ ナースコールや必要な身のまわりのものを整える．

> **看護上の注意点**　ナースコールは患者と位置を確認し合う．また，ベッド上での安静が守られるように，体位変換用の枕やクッション，含嗽用のガーグルベースンや水を準備する．患者の状況や希望に合わせて環境を整える．

❼ 医師に安静度，飲水，食事，内服の指示を確認し，患者に説明する．

> **看護上の注意点**　PTCD・PTGBDは緊急で行われることが多い治療であり，患者は極度の緊張状態におかれる．治療前の説明では理解が不十分なことが多いので，患者の状況に応じて文章で記すなど説明方法を工夫する．

トラブル対応

❶ 穿刺による臓器の損傷

痛み，出血，気胸，腸管穿孔，肝機能障害などの可能性があるため，治療後数時間は頻回に自覚症状の観察やバイタルサインの測定を行い，異常の早期発見に努める．まれに，肝損傷を伴う大量出血などの重篤な合併症が報告されており，その場合は輸血や手術などの対処が必要となる．

❷ 長期留置による脱水・電解質のアンバランス

胆汁流出は通常300〜500mL/日であるが，ときに1,000mL以上になると脱水や低ナトリウム血症になることがある．排液量とともに，データの変化，脱水や低ナトリウム血症の症状に注意し，変化がみられたときはすみやかに医師に報告することが必要である．

❸ 脂溶性ビタミン〈A・D・K〉の吸収障害

とくに，ビタミンKの吸収障害は血液凝固因子の低下をまねき，出血傾向になることがあることを理解しておく．

❹ カテーテルトラブル

① 逸脱と抜去

カテーテル挿入後，瘻孔が安定するまでは，カテーテルのずれや抜去が起こりやすい．また，長期間挿入している場合には，固定糸のゆるみや瘻孔の広がりに伴って腹圧が高まることでカテーテルのずれや抜去が起きることもある．

挿入後は，レントゲンで定期的に位置を確認する．固定糸の確認や皮膚とカテーテルをマーキングしてずれがないことを観察することで，異常の早期発見につながる．安静が守れるように身のまわりのケアに努めることも抜去予防となる．

② 閉塞

胆汁は粘稠度が高く，血液や胆泥・胆砂などによりカテーテルからの排液が滞ってしまうことがある．排液量とともに，胆管炎や閉塞性黄疸の症状の出現に注意して観察することで異常の早期発見につながる．閉塞が疑われる場合は，カテーテルの洗浄や造影を行う．

③ 皮膚トラブル

胆汁はアルカリ性のため，胆汁が漏れることによる皮膚トラブルが起こりやすい．また，同じ部位で固定が続くことにより，表皮剥離や水胞形成などが起こりやすい．皮膜スプレーを用いたり，包帯交換の間隔やドレッシング材の変更などを検討し，予防に努める．

④ 感染

カテーテル挿入に伴う感染の可能性がある．定期的な消毒を実施するとともに，刺入部の皮膚の発赤や刺入部からの膿の有無，排液の色調の変化（緑色になる，粘稠になる，浮遊物や胆砂が多くなる），発熱の観察を行い，異常の早期発見に努める．

治療後の指導と実施すべきこと

　PTCD，PTGBDを挿入したまま在宅療養となる患者は多いため，入院時から医師に治療方針を確認し，早期から消毒方法や排液バッグの取り扱いなどを指導する必要がある．

　患者家族のマンパワーが不足しているときは，訪問看護などの導入も検討する．また，患者の多くは，カテーテルが挿入されたことによって日常生活が制限されたと感じる．正しい管理ができれば日常生活の制限は少なくてすむことを，患者が理解できるように説明する．医師の許可があれば入浴も可能であるため，入院中に体験させるなど，患者の退院後の生活に合わせた指導が望ましい．

〈包帯交換の指導の実際〉
- 必要物品の準備：滅菌ガーゼ，綿棒，消毒薬，絆創膏
- 消毒回数：浸出液・出血などのトラブルがなければ1週間に1回（入浴時は毎回）
- 消毒方法

①石けんを使用し，十分な手洗いを行う．
②テープをはがし，カテーテルが抜けないようにガーゼを取り除く．
③綿棒を取り出し消毒薬につける．
④カテーテルの刺入部を中心から円を描くように綿棒で消毒する．
⑤刺入部を清潔なガーゼで覆う（このとき，カテーテルが自然な角度を保てるように，必要であれば，ガーゼを枕にしたりして固定を工夫する）．
⑥テープで固定する．

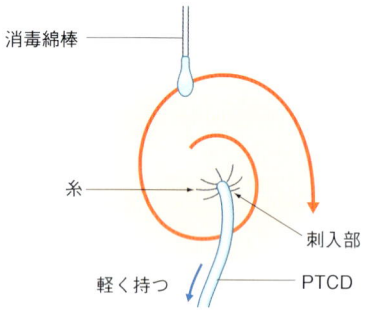

カテーテルを軽く持ち，中心から円を描くように消毒する

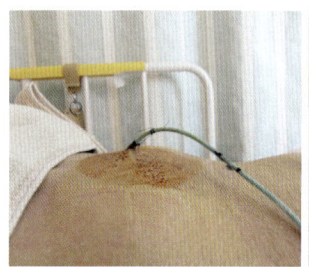

刺入部をガーゼで覆う際，カテーテルの角度に合わせて固定する

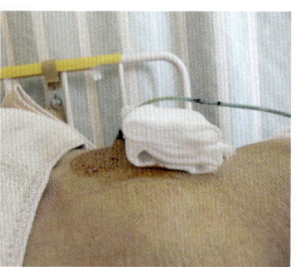

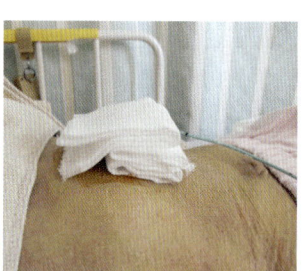

カテーテルをテープで固定する

（千保綾美，布川妙子，村山友美，高橋亜紀子）

イレウス管挿入（経鼻）

イレウス管挿入にはさまざまな方法があり，一般的にはX線透視下での経鼻挿入であるが，挿入困難例には内視鏡下で挿入する方法などがある．
また，大腸がんの術前のイレウスに対して，経肛門的にイレウス管を挿入をする場合がある．

目的

- イレウスに伴う拡張した腸管内容を持続的に吸引して消化管内圧を減圧し，消化管壁の浮腫や腸管循環の改善を行う．
- イレウスの診断や閉塞部位の造影を行う．

適応

- 単純性（閉鎖性）イレウス（禁飲食や補液のみでは改善しない場合）

禁忌

- 血行障害を伴うイレウス
- 複雑性（絞扼性）イレウス

必要物品

① イレウスチューブ，ゼリー（潤滑油），滅菌蒸留水，カラーシリンジ（誤投与予防のためカラーシリンジを使用），カテーテル用注射器，クランプ用鉗子，固定用テープ
② 高浸透圧性イオン性造影剤（ガストログラフィン）
③ 処置用シーツ
④ ガーグルベースン，ティッシュペーパー，カップ（造影剤，親水用，排液用）

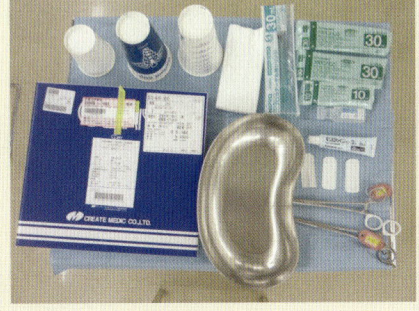

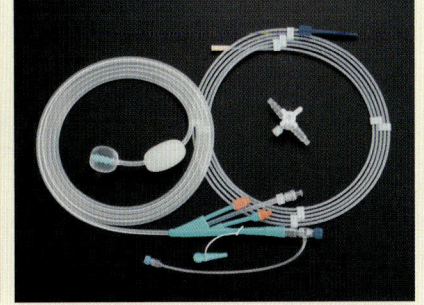

〈付属品〉
・一方弁：エアベント口からの腸内容物などの漏れを防止する．エアベント口に装着されており脱着が可能
・止め栓：吸引口の栓として使用

タイプCP 親水性ガイドワイヤーセット（先導子バルン型）
写真提供：クリエートメディックス

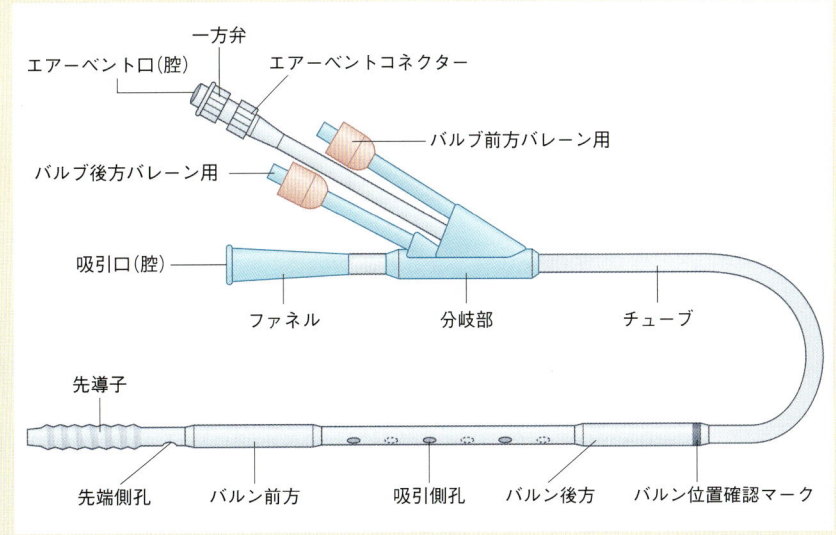

ダブルバルンタイプのイレウスチューブ（全長3,000mm）

ドレナージと看護

イレウスとは

何らかの原因により腸管内容物の通過が障害された状態である．主な症状として，腹痛，嘔吐，排ガス・排便の停止がある．検査所見としては，腹部X線撮影（立位）で鏡面像（ニボー：Niveau）がみられる．

●治療法
①保存的療法
　a. 禁飲食
　b. 輸液による脱水と電解質の補正
　c. 抗菌薬の投与
　d. イレウス管挿入による腸管内容の吸引や減圧
＊軽度のイレウスであればa～cのみで症状が改善されるが，腸管拡張の程度が強い場合はイレウス管挿入を行う．
②外科的療法
　a. 複雑性イレウスは緊急手術を考慮する．
　b. 保存的療法で改善がみられないときは外科的療法を検討する．

●イレウス管挿入時の合併症
合併症はまれであるが，鼻咽頭外傷，誤嚥性肺炎，消化管穿孔などがある．

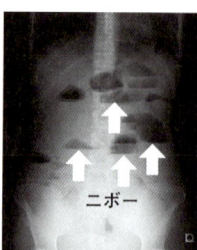

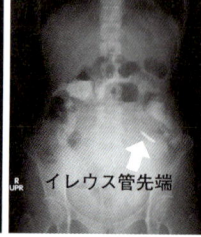

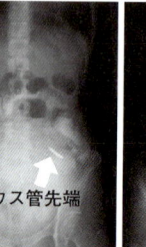

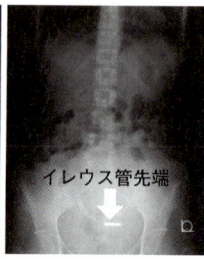

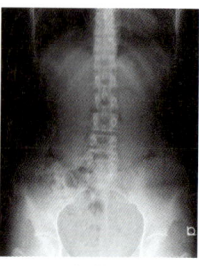

イレウスの立位画像．鏡面像（ニボー）がみられる

イレウス管挿入後．イレウスの改善とともに管の先端が進んでいく

イレウス管抜去後．イレウスは改善している

●イレウスの分類

機械的イレウス	単純性（閉塞性）イレウス	腸内腔が閉塞し，腸管の血行不全のないもの 原因：開腹術後の癒着，腫瘍，胆石など	保存的療法が第一選択 症状の悪化があれば手術を考慮
	複雑性（絞扼性）イレウス	腸内腔が閉塞し，腸管の血行不全のあるもの 原因：腸重積症，ヘルニア嵌頓症など	緊急手術の適応
機能的イレウス	麻痺性イレウス	腸管に器質的な疾患はなく，腸管を支配する神経の機能低下により腸管運動が麻痺したもの 原因：腹膜炎，術後の腸管麻痺，薬剤性など	原疾患の治療と保存的療法
	痙攣性イレウス	腸管に器質的な疾患はなく，腸管の一部が痙攣を起こしたもの 原因：神経衰弱，ヒステリー，鉛中毒など	原疾患の治療と保存的療法

治療の流れと看護の実際

❶治療前の手順

❶医師より治療の目的・必要性およびリスクについて説明されていること，説明・同意書の有無を患者に確認する．
❷当日は朝から禁飲食であることを説明する．
❸治療前の内服薬，インスリンの使用の有無についての指示を医師に確認する．
❹感染症の有無，バイタルサインの測定や全身状態の観察を行う．
❺検査着に更衣させる．

看護上の注意点
治療は緊急に行われることが多い．患者・家族に十分なオリエンテーションが行えず，ドレナージについてイメージできていないことが多い．急な治療への不安を緩和できるような声かけを行い，理解度を確認しながらオリエンテーションを進めていく．

❻ 義歯，メガネ，コンタクトレンズ，装飾品（ネックレス，時計，指輪など）をはずしたことを確認する．
❼ 検査室に出棟する前に排尿をすませるように伝える．
❽ カルテなどの必要物品を持参し，検査室へ出棟する（胃管チューブ挿入の場合は病室で実施する）．

患者への声かけ：腸（胃）が狭くなったり，詰まっています．鼻から管を入れて腸内（胃内）にたまっている消化液やガスを外に出す治療です．管を入れたあとは，鼻から出た管を排液バッグにつなげます．動くことはできますが，管に慣れるまでお手伝いしますので，一緒にがんばりましょう．

❷ 治療（イレウス管の挿入）中の手順

❶ 患者を確認し，医師よりイレウス管挿入の目的・必要性およびリスクについて説明されていること，説明・同意書の有無を確認する．

看護上の注意点：患者が自分で名乗れる場合は，患者誤認予防のため必ず名乗ってもらう．
入院患者：【患者氏名呼称】および【患者氏名】と【患者識別バンド】の一致を確認する．
外来患者：【患者氏名呼称】および【患者氏名】と【診察券のID】【端末のID】【検査伝票のID】などの一致を確認する．

●入院患者の場合
患者への声かけ：お名前を教えてください．○○○○さんですね．ありがとうございました．患者識別バンドを確認させていただきます．

●外来患者の場合
患者への声かけ：お名前を教えてください．○○○○○さんですね．ありがとうございました．診察券のIDを確認させていただきます．

※北里大学病院　診療の手引き「診療行為における患者の確認マニュアル」より抜粋

❷ 処置内容について説明をする．

看護上の注意点：イレウス管挿入の必要性が理解されているか，不安の有無などを確認し患者の準備を行う．イレウス管挿入経験がある場合は，以前の苦痛の状況など確認する．

看護上の注意点：鼻腔の通りがよいほう（鼻詰まりをしにくいほう）があれば聞いておく．

患者への声かけ：医師からの説明で，ご不明な点はなかったですか？　これから鼻から管を入れます．鼻の通りのよいほうはありますか？
（片方ずつ鼻をすってもらい鼻腔の通りを確認する）

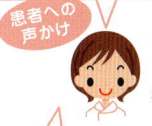

❸ 患者の身体状態を観察し，体位変換・体位保持に支障がないか確認する．
・腹痛や悪心・嘔吐はないか
・腰痛やリウマチなどで体位変換や体位保持に支障がないか
・難聴や理解力の低下で指示に従いにくいことなどがないか

看護上の注意点：医師が経鼻的に管を入れX線で位置を確認しながら管を進め，患者は喉を通るとき指示に合わせて管を飲み込む．このとき，指示に合わせて体位変換を行う場合がある．痛みによる体位保持への影響や，嘔吐による誤嚥の可能性など把握する．コミュニケーションをとりながら患者の状態を把握する．

患者への声かけ：いま，おなかの痛みや吐き気はありますか？　検査は上向きで行います．腰痛や身体の向きをご自分で変えにくいなどありますか？　管を入れる際，すこし身体の向きを変えることがありますので，そのときにはお手伝いします．管が入りにくい場合，処置が終わるまですこし時間がかかることがあります．気分が悪くなったり，つらいことがあったら教えてください．

ドレナージと看護

❹検査台に仰臥位にさせる．

> **看護上の注意点** 移動時は付き添い，検査台が狭いため転落予防に努める．安楽な体位になるように整える．

❺身体の上に処置用シーツを敷く(身体の上でイレウス管挿入の操作を行う際の汚染予防のため)．

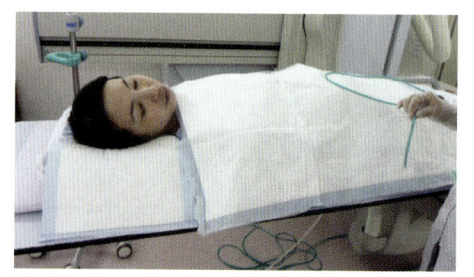

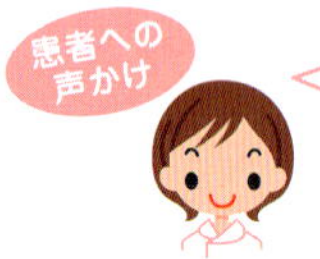

汚染防止のため処置用シーツを敷く

❻医師がゼリーを鼻腔に注入し，反対側の鼻腔を押さえ，鼻水をすすってもらう．また，イレウス管挿入前にバルンの破損がないことを確認する．

> **看護上の注意点** 鼻腔の通りの状況を医師に伝える．イレウス管挿入時の嚥下反射で嘔吐する場合もあるので，吸引やガーグルベースンの準備をしておく．

> **患者への声かけ** 管を入れるときに管を滑りやすくするために，鼻の中にゼリーを垂らすので吸ってください．その後，管を入れていきます．管が喉に入っていくときはすこし苦しいかもしれませんが，唾を飲み込むようにゴックンと飲み込んでいってください．

❼医師がイレウス管を鼻腔から挿入する．胃内に達したら透視や造影で位置を確認しながらガイドワイヤーを操作し，イレウス管を拡張腸管まで進める．幽門通過時は右側臥位になってもらい管を進めていく．イレウス管が進まない場合，体位を調整したり，上腹部の圧迫や擦ることで進みやすい場合がある(イレウス管はトライツ靱帯をこえると腸管蠕動運動で自然に進んでいく)．

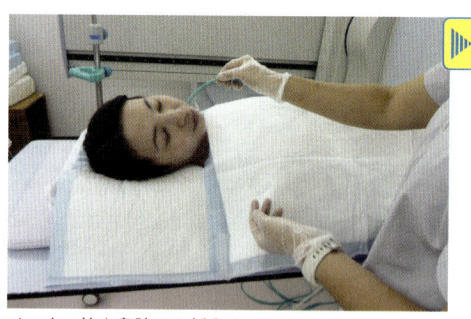

イレウス管を鼻腔から挿入する

> **看護上の注意点** 患者への声かけを行い，不安や苦痛の除去に努める．悪心・嘔吐の有無を確認し，体位変換の介助を行う．イレウス管が進まず時間がかかる場合，体位による苦痛や腹部症状，バイタルサインの変動など患者の状況を確認する．

❽医師は目的とする位置までイレウス管が挿入できたら蒸留水でバルンを膨らませ，ガイドワイヤー抜去し腸管内容物を吸引する．

> **看護上の注意点** 吸引後の患者の状況に変化がないか観察する．イレウス管の先端の位置，何cm固定，バルン固定水量，排液量などを記録する．

❾鼻周囲の汚染を拭き取り，医師の指示の部位でテープ固定を行う．

> **看護上の注意点** 固定のテープがはがれないようにするため，鼻周囲のキシロカインゼリーなどの汚染を拭き取り確実に固定する．スキントラブル防止のため，イレウス管が鼻孔に当たらない位置でテープ固定する．

❿ イレウス管を排液バッグにつなげる．

看護上の注意点 接続を確実に行う．

⓫ 処置が終了したことを患者に伝える．

看護上の注意点 ねぎらいの言葉をかけ，患者の身体状況を観察する．検査台が狭いため，まだ動かないように説明する．

患者への声かけ
> お疲れさまでした．イレウス管が入りました．ご気分は変わりないですか？　鼻から腸のところへ管を入れました．管がずれないように，鼻のところでテープで留めて，腸の中にたまった液が流れ出るようにバッグにつないでいます．移動のときに引っ張られたりしないように気をつけてください．これから病棟へ戻る準備をしますが，検査台が狭いので，まだ動かないでお待ちください．

⓬ ストレッチャーや車椅子への患者の移動を援助する．

看護上の注意点 身のまわりを整え，転倒や移動でイレウス管が抜けないように注意しながら移動を介助する．

⓭ 病棟看護師に検査が終了したことを連絡し，病棟看護師と情報を交換する．

看護上の注意点 認知症患者や高齢者などはイレウス管挿入の理解が十分でないこともあるため，病室に移動中に自己抜去してしまわないように注意する．

〈情報交換と確認内容〉
- 挿入中の患者の状況
- イレウス管の先端の位置
- 挿入の長さ
- バルンの固定水量
- 排液の性状と量
　　　　　　　　　　　など

❸ 治療後の手順

❶ 患者に病室へ戻ることを伝える．
❷ 挿入時に使用した潤滑剤やゼリーなどが鼻や頬などに付着している場合は温タオルなどで清拭する．
❸ バイタルサインの測定と症状の有無，固定状況を観察する．

看護上の注意点 イレウス管は鼻翼に固定されているが，患者のイレウス管に対する違和感や鼻の痛みによって固定部位を調整する．

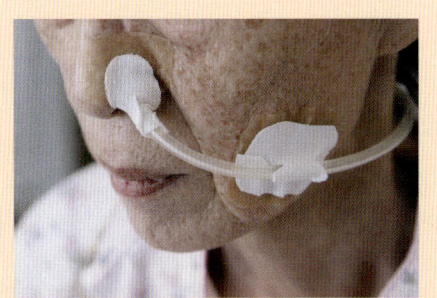

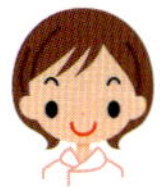

観察のポイント
- 腹部症状
- 腸蠕動音
- 悪心・嘔吐の有無
- イレウス管の固定状況（固定の位置，メモリ，固定部位の皮膚状況）
- 排液の性状・量
- 脱水症状
- 咽頭の痛み，違和感

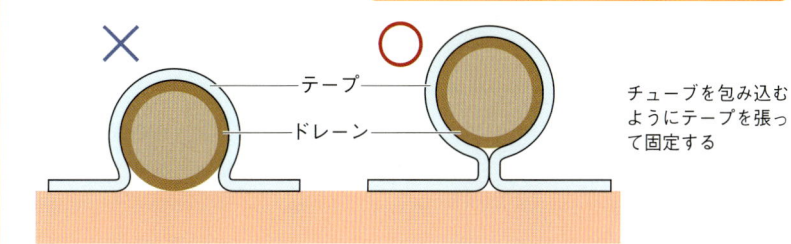

固定部位は患者の違和感や痛みによって調整する

×　潰瘍を形成しやすい固定　　○　適切な固定
テープ／ドレーン
チューブを包み込むようにテープを張って固定する

ドレナージと看護

❹ イレウス管と排液バッグの接続を確認し，ルートの長さなどを調整する．

> **看護上の注意点**
>
> 高低差を利用して自然排液をさせる場合や，間欠的自動吸引器などに接続する場合がある．排液を促すため，排液バッグまでのルートの途中にシリンジをつけ，用手でガスや腸内容物を吸引できるようにしておく．ルートの長さは，その患者の行動範囲などを考慮した長さに調節する．

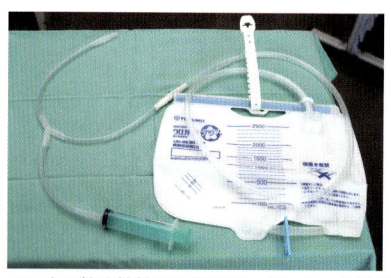

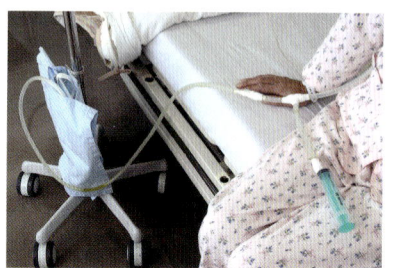

イレウス管を接続する排液バッグ．ルートは患者の行動範囲を考慮して長さを調節する

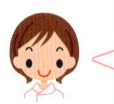

> **患者への声かけ**
>
> おなかにたまっていたガスや腸液などを身体の外に出すために，管は鼻から胃の先（胃管の場合は胃）まで入っています．固定はしていますが，無理に引っ張ると抜けてしまいます．移動のときは，管や排液バッグも一緒に持って移動していただきます．医師の許可があれば，排液バッグをはずして移動することができます．

❺ 医師の指示による確実な輸液管理を行う．

> **看護上の注意点**
>
> 禁飲食や持続的な吸引により，栄養状態の悪化や脱水，さらに水・電解質のバランスが崩れやすい．医師の指示により，中心静脈栄養や細胞外液で補液を行う．また，排液量に合わせて，損失した体液（腸内容液）の補正を定期的に行うことがある．腹痛が強いときや腸内細菌の影響による感染予防などのため，鎮痛薬や抗菌薬の投与も行われる．

❻ 医師は適宜，腹部X線検査でイレウス管の状態を確認する．

> **看護上の注意点**
>
> イレウス管は，腸蠕動により小腸内を進んでいく．イレウス管が狭窄・閉塞部位まで進むよう，胃内にたわみができるよう適宜挿入の長さを調整する．必要時，検査室で造影検査しながらイレウス管をさらに進めていく．医師よりイレウスの情報を得て，禁食やイレウス管挿入に伴うストレス等のケアに生かす．

❼ 排液の管理を行う．

> **看護上の注意点**
>
> イレウス管の目的は減圧であるから，減圧がはかれるよう定期的に用手的に吸引する．吸引は，消化液や空気が吸引できなくなるまで行う．また，排液は臭気を伴うため，排液バッグにカバーを掛ける，ベッドサイドに消臭剤を置くなど，見た目やにおいにも配慮が必要である．

❽ 患者の状態に合わせて身のまわりのケアを行う．

> **看護上の注意点**
>
> イレウス管挿入中は禁飲食になるため，唾液の分泌が抑えられ，口腔内の細菌が発生しやすい．口腔内の清潔が維持できるよう口腔ケアを実施する．脱水による舌の渇きや口渇感が強いときは，含嗽を促す．腸内容物が少なくなってきたら，少量の飲水が許可されることもある．

経肛門的イレウス管留置

大腸に狭窄・閉塞をきたしている場合は，経鼻イレウス管では減圧効果が乏しいため，経肛門的に留置する場合がある．

挿入後は糞便などで閉塞することもあるため，チューブ内の洗浄や低圧持続吸引を行う場合がある．また，肛門周囲の清潔を保つために，陰部洗浄を行う．減圧の管理は経鼻と同じであるが，チューブ固定の工夫や身のまわりのケアがさらに必要となる．

トラブル対応

❶自然抜去・自己抜去

体外に出ているイレウス管や排液バッグの重み，汗や皮脂のため，テープ固定がはがれやすくなることによる自然抜去が起こりやすい．テープ固定は鼻翼だけでなく頬や寝衣にも行い，テープの貼り替えなど工夫する．

また，イレウス管は咽頭の違和感が強く，苦痛を伴う治療である．意識障害のある患者だけでなく，苦痛が続くことから自己抜去が起こりやすい治療である．咽頭痛には含嗽やトローチなどで対応し，場合によっては鎮静薬やミトンなどの身体抑制を検討する．

❷チューブトラブル

長期留置や機械的刺激により，チューブの破損が起こることがある．鉗子を使用するときはガーゼなどを使用し，チューブを直接鉗子ではさまないようにする．

❸皮膚トラブル

長期に留置される場合もあり，チューブの圧迫やテープ固定による皮膚トラブルが起こりやすい．ドレッシング材の種類や皮膚保護剤の使用を検討する．

❹合併症

消化管穿孔，出血，肺炎，まれに腸重積を起こす可能性がある．治療後のバイタルサインの変化や排液状況，自覚症状に注意し，異常を早期発見できるようにする．

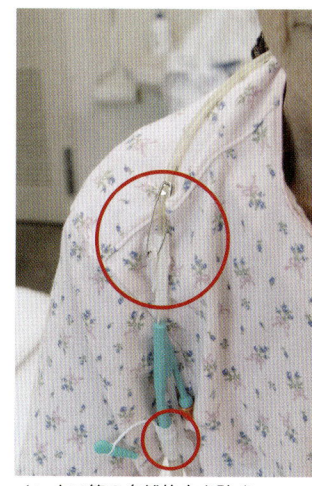

イレウス管の自然抜去を防ぐため，寝衣などにも固定する

治療後の指導とケア

❶イレウス管の取り扱い

病態として安静が制限されることは少ない．腸蠕動を促すために，イレウス管挿入中も適度に動けるように，排液バッグやイレウス管の取り扱いについて患者に指導する．患者の状態により，イレウス管のクランプの仕方や排液バッグの取りはずし，接続の仕方を説明する．

❷身のまわりのケア

脱水や栄養状態悪化のため易疲労感や倦怠感が強くなる患者も多い．また，イレウス管挿入により拘束感が強くなる場合もあり，高齢者はADLの低下につながりやすい．体調や体力を考えながら，ADLの拡大に努める．

（清水 芳，森本英美）

腹腔ドレナージ（腹水穿刺）

経皮的に腹壁を穿刺し，腹腔内に貯留した液体を検体採取あるいは排液する検査法である．

目的

- 腹腔内に貯留した液体の性状を確認する（生化学検査や細胞診，試験穿刺）．
- 排液して腹部膨満などの症状を改善する．
- 薬剤を注入する．
- 腎不全患者への腹膜灌流．

禁忌

- 血液凝固異常のある患者．
- 腸管の著明な拡張のある患者．
- 腸閉塞のある患者．

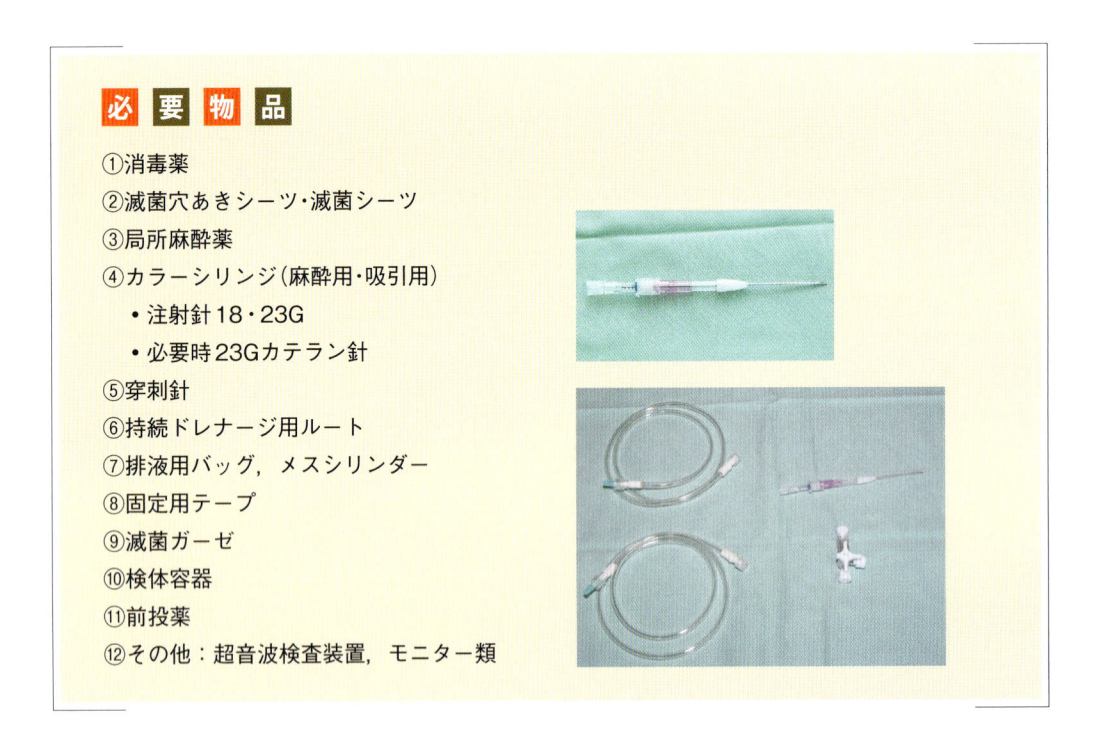

必要物品

① 消毒薬
② 滅菌穴あきシーツ・滅菌シーツ
③ 局所麻酔薬
④ カラーシリンジ（麻酔用・吸引用）
　・注射針18・23G
　・必要時23Gカテラン針
⑤ 穿刺針
⑥ 持続ドレナージ用ルート
⑦ 排液用バッグ，メスシリンダー
⑧ 固定用テープ
⑨ 滅菌ガーゼ
⑩ 検体容器
⑪ 前投薬
⑫ その他：超音波検査装置，モニター類

腹水とは

腹腔内には生理的に30～40mL程度の液体が存在するが，腹水とは一般に腹腔内に非生理的に貯留した液体そのもの，あるいは非生理的に液体が貯留した状態をいう．

●発生機序

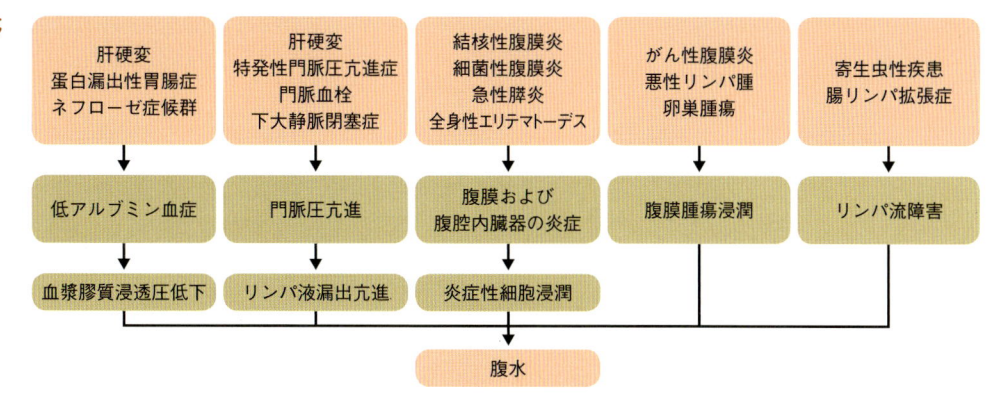

肝硬変 蛋白漏出性胃腸症 ネフローゼ症候群	肝硬変 特発性門脈亢進症 門脈血栓 下大静脈閉塞症	結核性腹膜炎 細菌性腹膜炎 急性膵炎 全身性エリテマトーデス	がん性腹膜炎 悪性リンパ腫 卵巣腫瘍	寄生虫性疾患 腸リンパ拡張症
↓	↓	↓	↓	↓
低アルブミン血症	門脈圧亢進	腹膜および腹腔内臓器の炎症	腹膜腫瘍浸潤	リンパ流障害
↓	↓	↓	↓	↓
血漿膠質浸透圧低下	リンパ液漏出亢進	炎症性細胞浸潤		

→ 腹水

●症状

少量の腹水貯留では腹水そのものによる症状はないが，貯留量が増えるにつれて腹部膨満感，呼吸困難，食欲低下，便秘，尿量低下などがある．

●分類

腹水は蛋白濃度，比重，細胞成分などの性状から，大きく漏出性と滲出性に分けられる．

	漏出性	滲出性
色	淡黄色，透明	淡黄色，混濁，ときに血性や膿性
蛋白濃度	低い < 2.5g/dL	高い > 4.0g/dL
細胞数	少ない	多い
原因	非炎症性・非腫瘍性 ・門脈圧亢進 ・下大静脈・肝静脈閉塞 ・腎糸球体濾過量の減少 ・血漿浸透圧低下	炎症性・腫瘍性・結核性 ・血管透過性の亢進
治療	アルブミン投与 食塩制限 利尿薬	抗がん薬の腹膜内投与 抗菌薬 化学療法

●診断

①触診：患者を仰臥位にして片側の側腹部を手指で軽く叩いて衝撃を与えると，反対側に当てた手掌にその衝撃が伝わり感じる所見

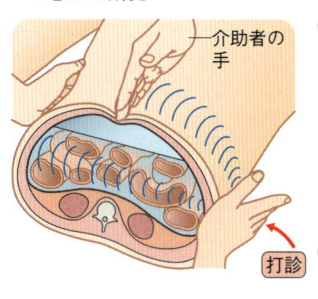

②体位変換現象：仰臥位と側臥位で打診による濁音境界が移動する現象

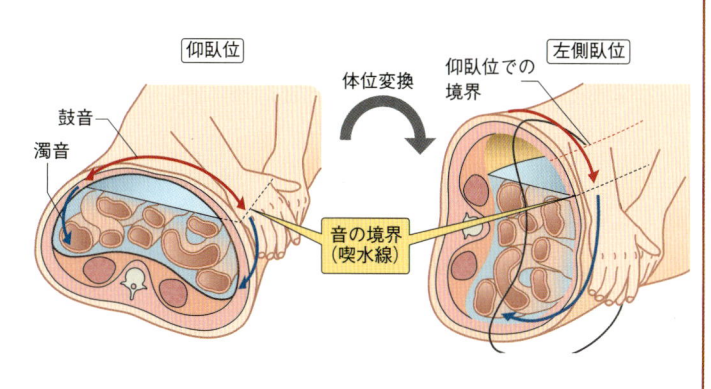

- 腹水の診断は腹部の触診で波動を感じたり，仰臥位と側臥位で打診による濁音境界が移動する（shifting dullness）などでも診断可能である．また，腹部超音波検査で容易に診断できる．
- 腹水穿刺による腹水の性状から非炎症性の漏出液と，炎症・腫瘍性の滲出液を診断することが可能である．

落合慈之監：消化器疾患ビジュアルブック．学研メディカル秀潤社，2009．より引用

ドレナージと看護

●治療の流れと看護の実際

❶治療前の手順

❶患者に，医師より治療の目的・必要性およびリスクについて説明されていること，説明・同意書の有無を確認する．

❷患者に治療の流れについてオリエンテーションを行う．

> **看護上の注意点** 治療前に排泄をすませ，穿刺中はベッド上安静になることを説明する．

●試験穿刺の場合

おなかにたまった腹水の原因を調べるため，超音波で腹水の状態を確認したあとにおなかに針を刺して検査をします．針を刺す部分には麻酔をしますが，腹膜を刺すときにはすこし痛みがあります．検査に提出する分の腹水が取れたら，針を抜いてガーゼですこし強めに固定します．処置中はそばにいますので，わからないことや心配なときなどは声をかけてください．

●持続的な排液の場合

おなかにたくさんの腹水がたまったために，おなかの張りやいろいろな苦痛が出てきているので，超音波で腹水を確認したあとに腹水を抜く治療をします．腹水は一気に抜くと血圧が下がることもあるので，すこし時間をかけて抜きます．そのあいだ，ベッド上安静になりますので，トイレをすませておきましょう．おなかの上に清潔な布がかかり，腹水を身体の外に流し出すための管がつきます．そのあいだ，血圧を頻繁に測定し，異常や苦痛がないか確認します．姿勢がつらくなったり，身体を動かしたい場合はナースコールで呼んでください．

患者への声かけ

❷治療中の手順

❶治療が行えるようベッド周囲の環境を整え，体位を整える．

> **看護上の注意点** 体位は仰臥位が原則だが，腹水の状況によっては，セミファウラー位や側臥位で行う場合がある．

❷医師が超音波検査を行い，腸管やそのほかの組織が介在していないことを確認して穿刺部位を決定する．

> **看護上の注意点** 穿刺部位の基本は腹直筋や下腹壁動静脈を避け，臍と上前腸骨棘を結ぶ線の外側1/3の部位である．超音波で確認すれば，ほかの部位でも穿刺可能である．

❸患者の状態を観察しながら，医師の処置に合わせて穿刺の介助を行う．

❹ 医師に滅菌手袋と滅菌シーツをわたし、術野が確保されたら、順次必要物品をわたす.

❺ 皮膚消毒後、局所麻酔を行い、穿刺針にて穿刺する.

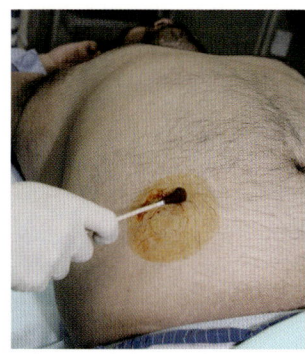

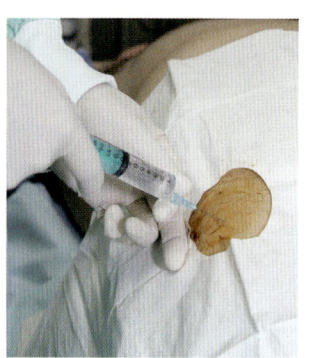

医師は、消毒後に局所麻酔を行い、穿刺針を刺す

❻ 腹水の確認ができたら注射器で軽く吸引し、腹水を採取する. 持続ドレナージの場合は、ルートを接続する.

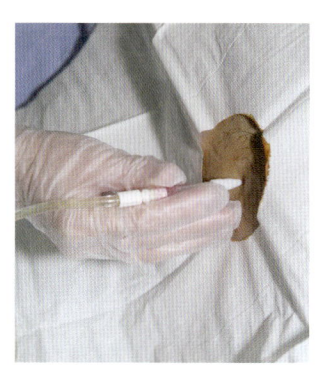

腹水を採取し、ドレナージのルートを接続する

❼ 穿刺角度が保てるようにガーゼを当て、体動によって針などが抜けないように、ガーゼ、ルート、皮膚を固定する.

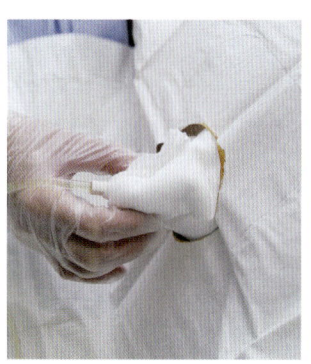

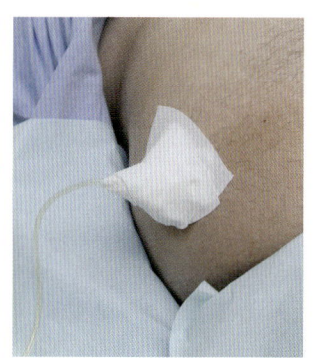

ガーゼとルートを固定する

❽医師の指示により，排液量を調整する．

看護上の注意点

排液速度が早い，あるいは排液量が多いと循環不全を起こす可能性がある．医師の指示どおりに排液できるよう調整する．また，バイタルサインの変化がみられたときには，いったん排液を止め，医師に報告する．排液量によっては，排液中に代用血漿やアルブミンの静脈投与が行われる場合がある．腹腔内は陽圧のため自然落下で腹水は流出するが，流出が悪いときはベッドを高くして排液バッグと落差をつけるとよい．また，感染予防のためにチューブの先端が排液面につかないようにする．

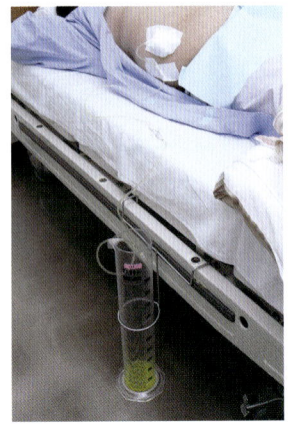

排液量を調整する．チューブの先端が排液につかないようにする

❾バイタルサインの測定と全身状態の観察を行う．

観察のポイント

- 血圧・脈拍
- ショック症状：蒼白，冷汗，意識状態
- 排液の性状・量

❿ナースコールや必要な身のまわりのものを整える．

看護上の注意点

持続的な排液の場合，同一体位による腰痛が出現しやすい．排液中も可能な範囲で体位を変えたり，腰背部に手を入れてマッサージするなど，排液中の苦痛の緩和に努める．

患者への声かけ

腹水を抜いています．ご気分はいかがですか？身体を動かすと針の位置がずれたり，抜けたりすることがありますので，身体は動かさないようにしましょう．腰や背中が痛くなったり動きたいときには，遠慮なくナースコールで看護師を呼んでください．排液中に血圧が下がることがありますので，血圧を頻繁に測定します．気分が悪くなるようでしたら，がまんせずお知らせください．

⓫排液が終了したら医師が抜針し，消毒後にガーゼを圧迫気味に当て固定する．

看護上の注意点

腹水貯留患者の多くは低アルブミン状態であり，皮膚が脆弱であることが多い．固定による皮膚トラブルを起こしやすいため，ドレッシング材を選択し，必要であれば皮膚保護剤を使用する．

❸治療後の手順

❶検査が終了したことを伝え，患者周囲を整え，治療後の安静度について説明する．

❷腹部膨満や呼吸困難感などの改善の程度（他覚症状・自覚症状）を観察する．

> **看護上の注意点** 苦痛を伴う治療の終了をねぎらい，消毒薬やゼリーを取り除く．

トラブル対応

❶腹水流出

穿刺した針穴より腹水の漏出が続く場合がある．圧迫固定を強化し，場合によっては縫合することもある．

❷腸管損傷

まれに誤穿刺により，腸管損傷を起こすことがある．治療後のバイタルサインの変化や腹痛，腹膜刺激症状を観察し，異常の早期発見に努める．

❸ショック

大量に腹水を排液すると循環血漿量減少が起こり，ショック状態になる場合や神経性ショックを起こすことがある．排液中はバイタルサインの変化に注意する．また，循環血液量維持のため，細胞外液，代用血漿，アルブミンなどが投与されることがある．

❹血腫

穿刺により，腹壁動脈損傷，出血傾向による皮下血腫を起こすことがある．治療後のバイタルサインの変化や穿刺部位の観察を行い，異常があれば医師に報告する．

❺感染

穿刺部位からの感染を起こすことがある．発熱などの感染徴候がみられる場合は抗菌薬の投与が検討される．

（森本英美）

SBチューブ挿入（バルンタンポナーゼ法）

食道胃静脈瘤破裂の際に，緊急圧迫止血のために挿入する．胃内バルンは胃内で拡張させ固定し，もう1つの食道内バルンは食道内で拡張させ食道全体を内側から圧迫し止血する．

目的

- 食道静脈瘤からの出血または胃静脈瘤からの出血に際し，緊急圧迫止血を施行すること．

適応

- 食道静脈瘤破裂により，①循環動態が安定していない，②内視鏡下での止血治療が困難である，③大量出血時やショック状態，が適応となる．
- あくまでも緊急の処置のため，長期間の留置は禁忌である．

食道静脈瘤とは

食道粘膜の静脈が拡張して瘤のようになった状態で，血流が少ない食道粘膜下の静脈に，本来流れる以上の血液が流れることにより起こり，門脈圧が上昇することによって引き起こされる症状である．

門脈圧亢進の原因としては，脾静脈塞栓，原因不明の突発性門脈圧亢進症（バンチ症候群），寄生虫が門脈にすみついて肝障害を起こす日本住血吸虫症，全身の臓器にしこりのような腫れができるサルコイドーシス，肝硬変などであるが，食道静脈瘤は肝硬変による門脈圧亢進症に起因するケースが大半を占める．

通常は無症状で経過し，定期的な内視鏡検査などで発見される場合が多い．食道静脈瘤が破裂すると大量の吐血・下血をきたし，出血性ショックになり肝血流量が低下するため，急激な肝不全に移行し，死に至る危険が大きい．

循環動態が安定していれば，内視鏡下で止血治療を行うが，大量出血時やショック状態の場合は，緊急止血処置としてSBチューブ挿入が適応となる．

必要物品

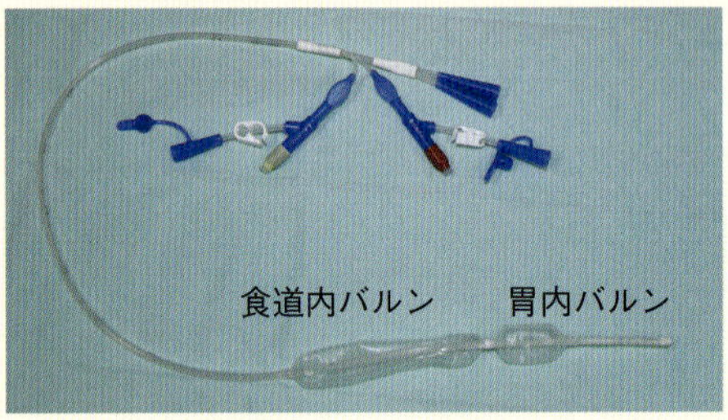

①SBチューブ（バルンを膨らませて破損がないことを確認する）
②バルン拡張用のカテーテル用注射器
③食道バルン内圧測定用マノメーター
④ゼリー，キシロカインスプレー
⑤固定用のテープ，スポンジ
⑥その他：急変に対応できるよう吸引セット，酸素，モニター類，救急蘇生カート

食道内バルン　胃内バルン

●SBチューブの構造

マノメータ用コネクター
パイロットバルン
胃バルン側
一方弁
胃吸引
食道吸引
食道バルン側
食道吸引口
X線不透過チップ
胃吸引口
X線不透過ライン
食道バルン
胃バルン
X線不透過チップ
145　50　75
16Frまたは20 Fr

血圧計
食道内吸引孔

① 食道バルン管（20〜30mmHg）
② 胃内吸引
③ 食道吸引
④ 胃バルン管

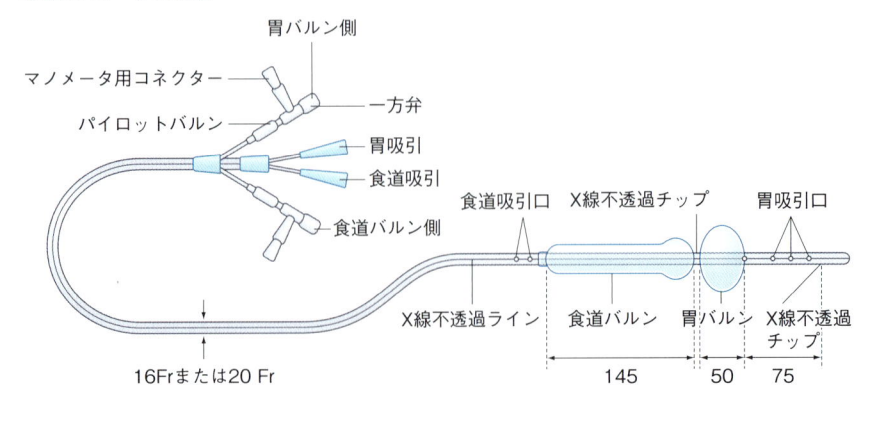

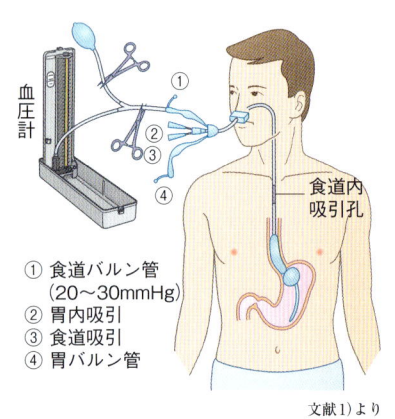

文献1）より

SBチューブ：sengstaken-blakemore tube，ゼングスターケン・ブレークモア・チューブ

●治療の流れと看護の実際

❶ 治療前の手順

❶挿入中の吐血に備え，吸引，モニター類の準備を行う．

看護上の注意点 ▶ 突然の出血による生命の危機状態であることが多い．すみやかに処置が進められるように，医師の指示のもと，適切に行動できるような準備が必要である．挿入中に大量吐血の可能性がある．呼吸状態も悪化しやすく，義歯があればはずし，気管内挿管の準備をしておく．

❷患者に，医師よりSBチューブ挿入の目的・必要性およびリスクについて説明されていることを確認する．

❷ 治療中の手順

❶体位を整える．

看護上の注意点 ▶ ショック状態でなければ，誤嚥予防とチューブの挿入を行いやすくするために，頭部をすこし挙上する．

❷SBチューブに破損がないことを確認したのち，チューブの先端と挿入側の鼻孔にゼリーを塗布し，喉頭にキシロカインスプレーを散布する．

❸医師が鼻孔からSBチューブを挿入する．

看護上の注意点 ▶ 挿入により吐血が誘発された場合は顔を横に向け，気道の閉塞に注意し，口腔内を吸引する．

❹チューブの先端が胃内に入ったことを確認する．カテーテル用注射器で胃内容物を吸引する．場合によっては空気を注入しながら心窩部を聴診する．

❺胃内バルンに約200mLの空気をカテーテル用注射器で注入し，胃内バルンを拡張させる．

❻SBチューブを静かに引っ張り，胃内バルンが胃食道接合部に接したところで，固定する．

看護上の注意点 ▶ スポンジの切り込みにチューブをはさんで，前鼻孔部にテーピングでしっかり固定する．バルンで圧迫止血するために，位置がずれないように胃内バルンが胃底部を確実に圧迫することが必要である．

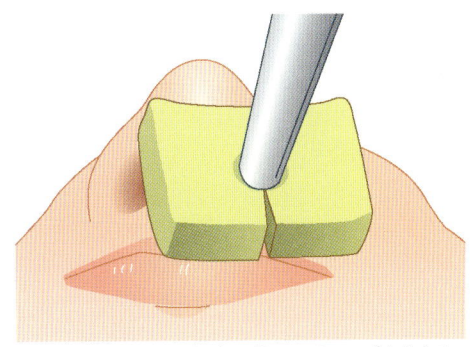

3cm×3cmのスポンジの切り込みにチューブをはさみ，前鼻孔部にテープで固定する

ドレナージと看護

❼ 胃吸引口および食道吸引口から，胃・食道内の空気，水，血液などを吸引する．

❽ 食道内バルンを加圧する．マノメータに接続し，30〜40mmHgの圧になるよう空気圧をかける．

> **看護上の注意点**　SBチューブの挿入は，緊急時に行われるため，❸〜❽は医師の指示のもと役割分担しながら行われる．処置中は処置の介助だけでなく，バイタルサインや意識レベルなど，患者の状態の変化に注意して観察する．また，患者に頻繁に声をかけつつ，吐物をすみやかに片づけるなど，患者の不安への配慮が重要である．

❾ 胃および食道吸引コネクターにドレナージ用のパックを接続し，ドレナージを開始する．

❿ 胸腹部X線撮影を行い，チューブおよびバルンの位置が的確な位置にあることを確認する．

❸ 治療後の手順

❶ 患者の周囲の環境を整えながら，処置が終了したことを患者に伝える．

> **看護上の注意点**　吐物を患者に見せないようすみやかに片づけ，口腔内や顔に付着した血液などを拭き取り，患者の不安や不快の緩和に努める．食道内バルンが拡張しているあいだ，患者は唾液などを飲み込むことができないため，口腔内に貯留したものはすべて吐き出してもらうか，口腔および鼻孔から適時吸引し，含嗽の介助を行う．

❷ 患者の状態の観察を行う．

> **看護上の注意点**　食道内バルンの拡張圧が高すぎると胸骨下の気道を圧迫し，苦痛の原因となる．痛みが持続する際は医師に報告し，減圧するなどの対応を検討する．胸部のクーリングが有効であるため，状況に応じて施行する．吐血が続く，もしくは食道側より鮮血の排液がある場合は，バルン内圧が不適切であるなど，止血効果が十分に得られていない状態である．胃側からの出血であれば，食道静脈瘤以外の出血も疑われる．

観察のポイント
- 血圧の変動，モニターの変化（出血性ショック）
- 呼吸状態（誤嚥による肺合併症，食道内バルンの圧迫による呼吸困難）
- 胸痛の有無
- 吐下血の有無
- 食道・胃からの排液の性状・量
- SBチューブの固定状態

❸ 体位を整える．

> **看護上の注意点**　誤嚥防止のため，バイタルサインに問題がなければ頭部を軽度挙上した状態が好ましい．

❹ナースコールや必要な身のまわりのものを整える.

> 看護上の注意点

ナースコールは患者と位置を確認し合う．チューブや輸液ルートの整理をし，患者の状況や希望に合わせて環境を整える．

患者への声かけ
突然のことで大変でしたね．管も入ってお身体もつらいですね．いまは管で出血を止めています．痛みや違和感でつらいときは，遠慮なく看護師に伝えてください．また，唾液などを飲み込むことができないので，吐き出してください．吐き出せないときは，吸引をします．しばらくベッド上の生活になりますので，身のまわりのお手伝いもいたします．何かありましたら遠慮なくナースコールでお知らせください．

ドレナージと看護

トラブル対応

❶食道粘膜の潰瘍，壊死

食道内バルンの圧が高すぎたり長時間圧迫止血を続けていると，食道壁の血行が阻害され食道粘膜の潰瘍，壊死を起こす．減圧の指示の確認など，医師との連携を確実に行う．予防策としてSBチューブの管理は医師の指示の下，以下のように行う．

① 食道内バルンは6時間ごとに空気を抜き，5分後に再加圧し，空気を注入して，食道壁の血行改善をはかる．
② 止血が確認されれば，食道内バルンを3時間ごとに5mmHgずつ減圧し，25mmHgになるまで減圧する．
③ 25mmHgまで減圧し，その後，最低12時間出血がなければチューブを抜去する．減圧後，吐血やチューブから血性の排液がみとめられた場合は，止血ができていない可能性があるため，医師の指示のもと，再加圧する．
④ SBチューブによる圧迫は24～48時間が限度とされているため，48時間経過しても止血しない場合は，ほかの止血手段を検討する必要がある．
⑤ 挿入の長さがわかるようにマーキングし，チューブが抜けていないかを確認する．
⑥ 抜去する際は，バルンの空気をしっかり抜いておく．

❷SBチューブの自己抜去

肝硬変患者の場合，肝性脳症を合併しやすい．肝性脳症による意識障害や挿入による苦痛のため，自己抜去の危険が高い．自己抜去すると大量出血を伴うことが多く，生命の危機的状況に陥る可能性がある．意識状態に注意し，患者・家族にもチューブの管理について協力が得られるように十分な説明を行う．

苦痛が強い場合には，医師に相談し鎮痛薬などの投与を検討する．また，意識障害がある場合は，必要であれば上肢抑制など，抜去予防に努める．

❸チューブのトラブル

チューブ内で血液の凝固が生じると吸引能力が低下し，閉塞が起こりやすい．必要に応じて水でチューブと胃および食道を洗浄する．

また，チューブを直接鉗子ではさむとチューブ破損の原因となるため注意する．

❹皮膚のトラブル

チューブの圧迫による皮膚のトラブルを起こしやすい．皮膚の観察を行い，固定部位の位置をずらし，必要時ドレッシング材を使用して固定する．また，下血により肛門周囲の皮膚のびらんが起こりやすいので排泄後には微温湯で洗浄し，清潔・保湿に努める．

（岸根麻里子）

引用・参考文献

●経皮経肝胆道ドレナージ(PTCD)/経皮経肝胆嚢ドレナージ(PTGBD)
1) 田村君英, 藤田力也編：ナースのための消化器内視鏡マニュアル. Nursing Mook18, 学習研究社, 2003.
2) 田村君英編：技師＆ナースのための消化器内視鏡ガイド. 学研メディカル秀潤社, 2010.
3) 松田正樹編：消化器疾患ナーシング. 第2版, JNNブックス, 医学書院, 2000.
4) 急性胆道炎の診療のガイドライン作成出版委員会編：科学的根拠に基づく急性胆管炎・胆嚢炎の診療ガイドライン. 医学図書出版, 2005.
5) NTT東日本関東病院看護部：患者指導マニュアル1 疾患別ケア編. メヂカルフレンド社, 1996.

●イレウス管挿入(経鼻)
1) 落合慈之監, 小西敏郎, 松橋信行編：消化器疾患ビジュアルブック. 学習研究社, 2009.
2) 日野原重明, 井村裕夫監修：消化器疾患. 第2版, 看護のための最新医学講座4, 中山書店, 2005.
3) 田中雅夫監, 清水周次編：内視鏡 検査・治療・ケアがよくわかる本. 照林社, 2007.
4) 山本貴嗣, 久山泰：胃管, イレウスチューブ挿入. 永井良三監, 白鳥敬子ほか編：消化器研修ノート. p.234〜236, 診断と治療社, 2009.
5) 山村明寛, 佐々木巌：イレウス. 白鳥敬子ほか編：消化器研修ノート. p.380〜380, 診断と治療社, 2009.

●腹腔ドレナージ(腹水穿刺)
1) 落合慈之監, 小西敏郎, 松橋信行編：消化器疾患ビジュアルブック. 学習研究社, 2009.
2) 日野原重明, 井村裕夫監修：消化器疾患. 第2版, 看護のための最新医学講座4, 中山書店, 2005.

●SBチューブ挿入(バルンタンポナーゼ法)
1) 宮崎和子監：内科Ⅲ. 看護観察のキーポイントシリーズ, 改訂版, 中央法規出版, 2000.
2) 中島寛隆ほか：カラー写真で必ずわかる！消化器内視鏡——適切な検査・治療のための手技とコツ. 羊土社, 2007.

肝生検

生検針を用いて経皮的に肝臓の組織小片を採取し，病理学的検査を行う．
主な肝生検法には，腹腔鏡下または超音波ガイド下生検法があるが，現在は血管走行が把握でき，
安全に生検針を穿刺できる超音波ガイド下生検法が多く用いられている．

目的

- 肝疾患の診断，確定された疾患の重症度や活動性の程度の把握，治療効果の判定．
- 画像診断のみでは診断が困難な悪性腫瘍疾患の診断．

適応

- 肝機能障害の原因診断．
- 慢性肝炎の活動性の程度の判定．
- アルコール性肝炎の程度の判定．
- 薬剤性肝障害．
- 肝腫瘍性病変の確定診断．
- 肝内胆汁うっ滞（原発性胆汁性肝硬変症，原発性硬化性胆管炎）の評価．

禁忌

- 出血時間の延長（5分以上）．
- 血小板数低下（5万/μL以下）．
- 血液凝固系因子の低下．
- 腹水貯留．
- 治療を要する虚血性疾患，不整脈や酸素投与を必要とする呼吸器疾患がある患者．
- 意思疎通が十分はかれず，安静保持が困難な患者．

必要物品

① 消毒薬，摂子，綿球，膿盆
② 滅菌穴あき・穴なしシーツ，滅菌手袋
③ 局所麻酔薬，ゼリー（滅菌）
④ カラーシリンジ（局所麻酔用），注射針18G，23Gカテラン針
⑤ 生検針（肝生検のエースカット針）
⑥ メス
⑦ ホルマリン入り検体容器
⑧ 滅菌ガーゼ
⑨ 固定用テープ
⑩ 前投薬
⑪ その他：超音波検査装置，モニター類

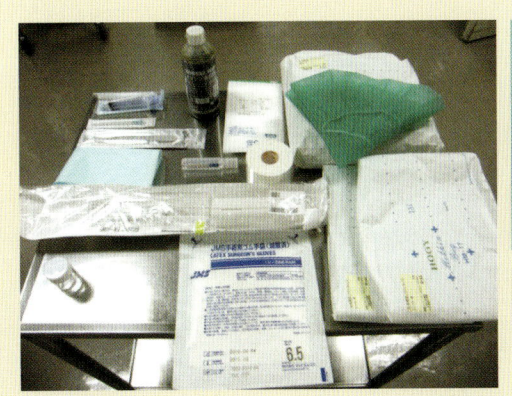

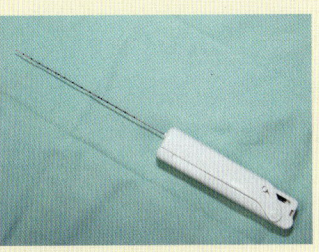

肝生検用のエースカット針

●検査の流れと看護の実際

❶検査前の手順

❶患者に，医師より治療の目的・必要性およびリスクについて説明されていること，説明・同意書の有無を確認する．

❷既往歴の有無を確認する．

❸検査前の内服薬，インスリンについて医師に指示を確認する（とくに抗凝固薬や抗血小板薬）．

> **看護上の注意点** 抗凝固薬と抗血小板薬は事前に休薬しておく必要がある．また，検査後の再開時期を医師に確認しておく．

❹患者に，検査の流れと検査前後の食事，飲水，内服，検査後の安静，採血などのオリエンテーションを行う．

> **看護上の注意点** 患者の不安や緊張を取り除き，安全に検査が行えるようにオリエンテーションや情報収集を行うことが大切である．医師との連携を十分にはかり，検査がスムーズに行えるよう調整する．肝生検を受ける患者は，疾患に対する不安もかかえていることが多い．事前に患者の情報収集を確実に行い，検査後のイメージがつけられるようリーフレットなどを用いて説明を行う．

> **患者への声かけ**：肝生検は，皮膚の上から直接肝臓に針を刺して肝臓の組織をとる検査です．検査日は朝から禁飲食です．必要な薬は看護師がご説明します．肝臓は血管に富んだ組織ですから出血しやすく，検査後は翌日までベッド上安静になります．食事や排泄も寝たままで行いますので看護師がお手伝いします．

❺感染症やアレルギーの有無，出血時間を確認し，バイタルサインの測定や全身状態の観察を行う．

❻検査前に排尿を確認し，義歯や装飾品などをはずし，検査着に更衣させる．

❼医師の指示により静脈ルートの確保を行う．

> **看護上の注意点** 右側腹部から穿刺するため，静脈ルートは左手に確保する．

❷検査中の手順

❶必要物品を準備する．

❷バイタルサインを測定する．自動血圧計を足に巻き，3〜5分ごとに測定できるようセットし，SpO₂モニターを装着する．

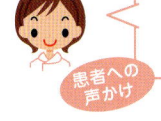

> 患者への声かけ: 検査中，足に巻いた血圧計で数分ごとに血圧を測ります．

❸前投薬の指示を確認し実施する．

❹患者の体位を整える．

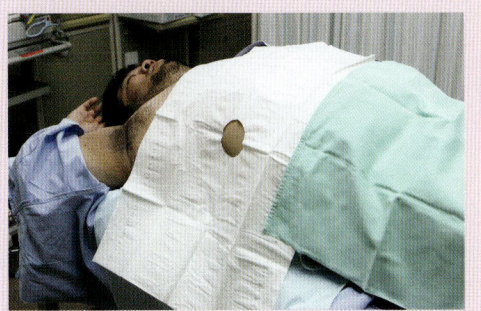

体位は仰臥位とし，右肋間壁を広げるような姿勢を保つ

看護上の注意点: 仰臥位になり，右手を頭のほうにあげ，右肋間壁を広げるような姿勢をとってもらう．体動による出血のリスクを回避するため，検査中は姿勢を保つ必要があることを説明する．

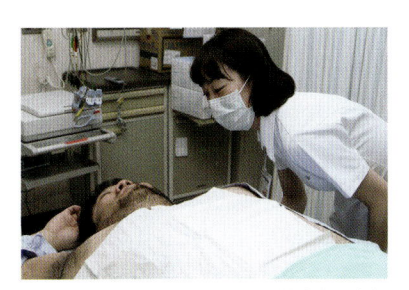

出血のリスクを回避するため，検査中は姿勢を保つことを説明する

> 患者への声かけ: 検査はこの姿勢で行います．針を刺すときは，とくに動かないでください．また，身体の上に清潔な布をかけています．痛みや気になることがあれば，そばにいますので，動かないで教えてください．

❺医師に滅菌手袋をわたし，術衣への更衣を介助をする．

❻医師に滅菌シーツをわたし，術野が確保されたら，順次必要物品をわたす．

看護上の注意点: 術野の清潔が保持できるよう，マキシマル・バリアプリコーションを確実に行い，必要物品は清潔に手わたす．患者にも，滅菌シーツで覆われている部分には手を触れないように説明する．

❼医師がエコーで穿刺部位を確認する．画像が見やすいように部屋の照明を暗くする．

❽医師は，皮膚を消毒したあと，滅菌プローベで穿刺位置を確認する．

生検と看護

❾ 局所麻酔後，穿刺し生検する．患者の状態を観察しながら，医師の処置に合わせて介助する．

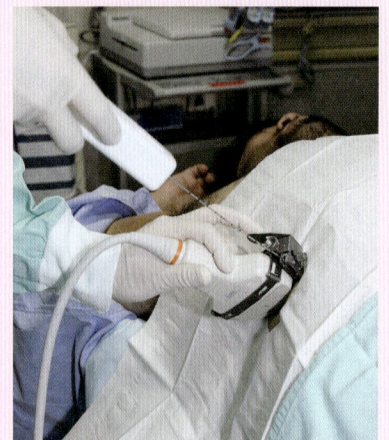

呼吸により肝臓が動くため，穿刺時は呼吸を止める必要がある．医師の指示が患者に伝わるように説明を加えつつ，患者の身体に触れながらタイミングを伝えて静止させる．また，患者は仰臥位のため，検査の進行状況を把握しづらい状況である．検査の進行がイメージできるよう具体的に説明しながら，リラックスできる声かけを行い，施行中は患者の手を握るなど，不安の除去に努める．

穿刺時には，患者の状態を観察する

患者への声かけ
いま，針を刺す位置を超音波で確認して麻酔をしますので，すこしチクッとします．息を止めているあいだ，つらくなったら無理をせず左手をあげて教えてください．

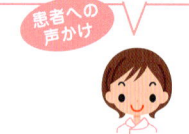

観察のポイント
- 血圧の低下
- 脈拍数の増加
- SpO_2値の低下
- 意識レベルの低下
- 疼痛
- 悪心・嘔吐の有無

❿ 医師が採取した検体をホルマリン入り検体容器に入れるため，必要に応じて介助をする．

⓫ 抜針後，医師が穿刺部位を圧迫止血する．

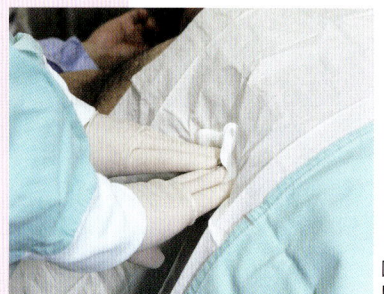

医師は穿刺部位を圧迫止血する

患者への声かけ
気分は悪くないですか？　検査は無事に終わりました．あとはしっかり止血できるように先生が15分ほど針を刺したところを手で圧迫しています．その後，テープで固定して終わりです．終わったら手を動かしても大丈夫です．

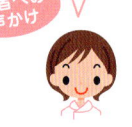

⓬ 止血が確認できたら，ポビドンヨードで消毒を行い，ガーゼとテープで圧迫固定する．

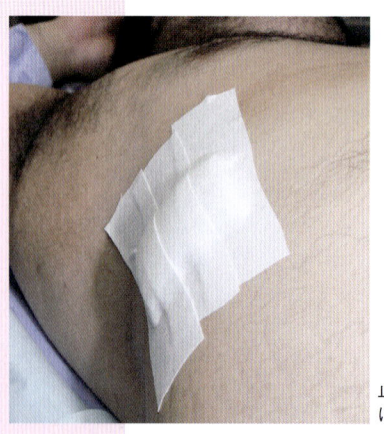

止血を確認し，消毒後に圧迫固定を行う

⓭ 検査終了後，バイタルサインの測定を行う（観察のポイントは❾参照）．

❸検査後の手順

❶検査が終了したことを患者に伝える．

❷患者の周囲を整え，病室に移動し，検査後の安静度，食事などについて説明する．

> **看護上の注意点** 苦痛を伴う検査の労をねぎらい，消毒薬やゼリーなどによる不快を取り除く．

❸医師の指示により，バイタルサインの測定や観察を行う．

> **看護上の注意点** 異常を早期に発見するため，自動血圧計やモニターを装着する（当院では検査終了から30分ごとに3時間，その後は安静解除されるまで各勤務帯で測定している）．腹痛を訴え血圧低下がある場合は，腹腔内出血が考えられるため，ただちに医師に報告を行う．

観察のポイント
- 血圧，脈拍，呼吸状態（SpO_2値），発熱
- 腹痛，腹部の緊満の有無
- 悪心・嘔吐の有無
- ガーゼ上出血の有無

❹ナースコールや必要な身のまわりのものを整える．

> **看護上の注意点** 臥床安静中の食事は，おにぎりにしたり，フォークやスプーンをつけるなど，寝たまま摂取できるよう工夫をする．患者は，検査中の同一体位や緊張から腕や背中などの筋肉がこわばった状態になりやすい．背中や腕のマッサージの実施，背中に枕やタオルを入れるなどの工夫を行い，できるだけ安楽が保てるよう配慮する．

トラブル対応

❶腹腔内出血

肝臓は血管に富む臓器であるため，穿刺による出血の危険性がある．出血兆候である血圧低下，脈拍数の上昇および穿刺部位の出血，腹痛，腹部の緊満感にはとくに注意し，異常がある場合はただちに医師に報告する．出血が続く場合は，輸血や緊急手術が必要になることもある．

❷感染

皮膚からの感染や胆道の穿刺に伴う胆汁の漏れ，胆管炎などが原因となって起こる．発熱や腹痛，採血結果に注意して観察する．

❸気胸

誤穿刺により気胸が起こる可能性がある．検査中は呼吸状態に注意し，医師の穿刺に合わせて患者が息を止めることができるように援助することは重要である．気胸が起こった場合には，状態に合わせ胸腔ドレナージを行う場合がある．

（岸根麻里子）

参考文献
1）宮崎和子監：内科Ⅲ．看護観察のキーポイントシリーズ，改訂版，中央法規出版，2000．

検体検査の基礎知識とデータの見方

医療の進歩と同様に，臨床検査領域の発展も著しい．医療者や患者にとっては同じ検体検査の項目であっても，検査施設ごとに使用する検査キットの種類や分析方法の違いなどから，基準値ならびに測定結果にはバラつきが生じることもある．

また，自施設でただちに検査できる項目もあれば院外の検査機関に依頼する場合，保険適用により検査を実施できる頻度は設定されており，またこれは改訂による変更があるなど，検体検査にかかわる背景は多様化している．

このような背景も理解したうえで，検体検査に伴う基本的な看護の役割を果たす必要がある．

●検体検査にかかわる用語

まず，検体検査でよく使われる用語を簡単に説明する．

【基準値】 健康人集団のなかで，一定の検体採取条件のもとで検査を行い，統計学的に処理された測定値を「基準値」としている．基準値分布からすると，健康人の約5％は基準範囲外となる．

【正常値】 耳慣れた表現であるが，あくまでも「ある患者」にとって，その値が正常か異常かという物差しである．1992年以降の国際的なガイドラインの提唱から，現在の臨床においては，診断の意思決定とは別の枠組みとして，正常値でなく基準値という表現が一般化されている．

【病態識別値】 学会などの専門家集団によって定められた臨床的意義をもつ検査値であり，健康人集団による基準値とは異なる．たとえば，空腹時血糖値の基準値（日本糖尿病学会）は70～109mg/dLだが，病態識別値としては126mg/dL以上だと糖尿病域と診断される．

【定性検査】 存在を調べる（陰性，陽性）．

【定量検査】 量，数を調べる．

【検査の診断精度】 検査項目に対するそもそもの信頼度，特異度（検査によって精度に高さ，低さがあることを理解して値を判断する）．

【臓器特異性】 個々の測定値に由来する臓器（異常をきたした原因臓器のわかりやすさに反映する）．

【半減期】 酵素など，検査値の血中濃度が50％以下になるタイミングを示す（測定値のアップダウンが急激な場合，異常の度合いが高い印象を受けるが，同じ異常レベルであっても半減期が長い検査項目であれば，測定値はなだらかに変化する）．

【パニック値】 測定結果が基準値を大幅にはずれ，放置すると生命が危険な状態になることを示すレベルの異常値．

【カットオフ値】 測定値が正常（陰性）か異常（陽性）かを判別する基準となる判別値（診断群と非疾患群との判別を目的として設置するため，値は全国一律とはかぎらない）．

【カットオフインデックス（COI）】 カットオフ値（陰性，陽性を判断する基準値）の何倍であるかを示す値．

【アイソザイム】 同一個体にあり化学的には異なる蛋白質分子が同じ酵素活性を示し同じ化学反応を介する酵素群．臓器の種類により特有の構成があるためアイソザイムを分析することで，由来臓器を推定することができる．主な検査項目は，LDH（LD），ALP，Amy，CK（CPK）．

●基準値と基準範囲

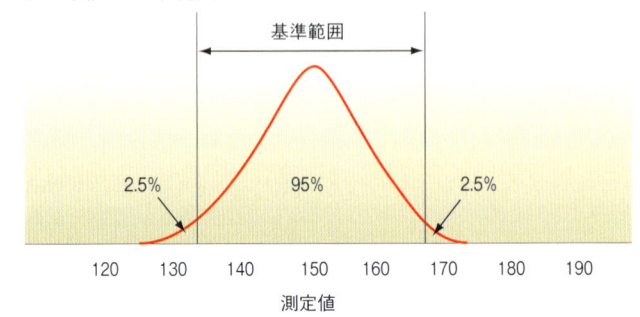

●検体検査の基礎知識

基準値は，施設ごとの設置あるいは使用されている測定キットによって違うだけでなく，年齢，性差などの条件に伴う変化があり，さらに測定値も適切な測定手技や検体保管でない場合に差が生じる場合がある．目的とする各検査項目が以下の条件に影響を受けるか否かを知る必要がある．

〈測定値に影響を与える因子〉
- 性差，年齢差で基準値が違う場合
- 妊娠，性周期により測定値が変動する場合
- 薬物，運動，喫煙による影響
- 検体保存方法による影響
- 基準値（施設ごと），使用キット，測定手技による違い（カットオフ値は施設が検査対象とする母集団の違いなどから設定が同じとはかぎらない）

同じ患者の検査結果は，同条件で測定されていれば経時的な変化を判断できるが，施設が変わった場合などは，これら条件の変化を考慮したうえで医療者は値の動向を判断する必要がある．

検体の取り扱い

- 正しい種類の検体容器を準備する．
- 正しい方法や手技で採取する．採取時間帯，採取量，採取時の患者条件（空腹時，安静時など）．
- 便の検体など患者自身が採取する場合は，検体の取り扱いや注意点をわかりやすく説明する．
- 採取された検体を，正しい方法（常温，氷冷など）で保管し検査室へ搬送する．

検体に伴う医療事故防止とナース自身の取り扱い上の安全

正しい指示票の照合，患者自身にフルネームで名乗ってもらうなど，手順を遵守することで検体採取の患者間違い（ネームラベル間違い）や検査項目間違い，あるいは結果判定の間違い（単位の読み間違い）など，検体検査にかかわる医療事故を防ぐ必要がある．

また，正しい手技や取り扱いを行うことでナース自身の針刺し事故や感染曝露の防止に努める．

測定結果の確認は急ぐのか？
患者への説明は誰がいつ行うか？

的確な検体採取が行われれば終わりではない．検査結果は患者の状態と合わせて確認し，必要に応じて症状観察の強化や看護につなげる必要がある．とくに，パニック値などは緊急な対応を要する場合がある．

また，患者に対する測定結果の説明を，誰がいつ行うかについても関心をもつ必要がある．検査結果票を単に患者へわたすのみにならないようにしたい．

◆トランスアミナーゼ

GOT （グルタミン酸ピルビン酸トランスアミナーゼ）
（AST：アスパラギン酸アミノトランスフェラーゼ）

GPT （グルタミン酸オキサロ酢酸トランスアミナーゼ）
（ALT：アラニンアミノトランスフェラーゼ）

> トランス（通称）はどうかな？以前はGOT，GPTでしたが，最近は，AST，ALTの一般化から「肝酵素」「肝逸脱酵素」ともよびます．

一般的には，GOT，GPTの名で知られるが，総称して「トランスアミナーゼ」とよばれるアミノ基転移酵素であり，AST，ALTという表示が国際的な名称統一として進んでいる．これらは主に肝細胞内にあり，肝細胞が壊れることで血中に流れ出し，肝細胞障害の程度を反映する．

検査の概要（目的）
- 肝障害のスクリーニング検査
- 肝障害の重症度検査

	● トランスアミナーゼの特徴から 　AST：心筋，肝臓，骨格筋，腎臓疾患の検索 　ALT：肝臓，胆嚢疾患のスクリーニング	**豆知識** AST，ALTは生体内のほとんどの臓器に分布している． ・AST：心筋，肝臓，骨格筋，腎臓，赤血球 ・ALT：肝臓，腎臓に多く，臓器特異性が高い
検体（血液生化学検査）	● 血清	
基準値 （北里大学病院 院内基準）	● AST　10～35U/L ● ALT　5～40U/L	〈検査に及ぼす影響〉 ● 男女差 ● ASTは，溶血で高値，激しい運動や筋肉注射後の採血で上昇 ● 食後は10～20%値が上昇する場合がある ● 溶血血清は高値 ● 年齢（乳児期・幼児期は青年の2～3倍の高値を示し，しだいに低下）
異常をきたす主な疾患	● 高値：共通して肝障害 ● AST異常：急性肝炎，慢性肝炎，肝硬変，肝腫瘍，脂肪肝，アルコール性肝炎，胆汁うっ滞，胆道疾患，心筋梗塞，筋ジストロフィー，多発性筋炎，溶血性疾患 ● ALT異常：急性肝炎，慢性肝炎，肝硬変，肝腫瘍，脂肪肝，胆汁うっ滞，アルコール性肝炎，劇症肝炎，伝染性単核症	
ポイント	● 肝細胞中の絶対量として，ASTはALTの約3倍多く含まれる． ● 逸脱酵素であり，半減期の違いからAST／ALT比をみることで病態の予測が可能となる． ● 半減期は，ASTで10～20時間，ALTで40～50時間．肝細胞が破壊されて先に検査値が上昇するのはASTで，ALTはあとから上昇するパターンをとる．ASTとALTどちらが優位か（異常値を顕著に示すか）は，診断の補助として重要である．	

●肝疾患における血清トランスアミナーゼ値の動態表

AST・ALT 測定値（U/L）	主な疾患
軽度の上昇 100以下	AST＞ALT：肝硬変，肝細胞がん AST＜ALT：慢性肝炎非活動型，脂肪肝
中程度の上昇 100～500	AST＞ALT：心筋梗塞，閉塞性黄疸，急性アルコール性肝炎 AST＝ALT：慢性肝炎活動型（ALTが優位の場合もある） AST＜ALT：薬剤性肝障害
高度の上昇 500以上	AST＞ALT：急性肝炎（発症初期），急性アルコール性肝炎 AST＜ALT：急性肝炎（ピーク時），薬剤性肝障害，慢性肝炎の急性増悪
高度の上昇 時に数千単位	AST＜ALT：急性肝炎（ピーク時），薬剤性肝障害，慢性肝炎の急性増悪 劇症肝炎ではAST，ALTともに1,000単位以上

その他	● 溶血性貧血や心筋梗塞ではASTが上昇する.
	● 腎疾患でのAST，ALTの上昇はまれである.
	● 伝染性単核症で，ALTが上昇する.
	● 非代償性肝硬変の末期では，肝細胞の枯渇化によりAST，ALTは正常値となる場合がある（非代償性肝硬変の末期では，BS，Ch-Eなどほかの生化学結果も随伴して低値を示す場合もある）.

◆ALP（アルカリホスファターゼ）

アルフォスは（通称）どうかな？

主に，肝臓や胆管，骨に分布しており，一般的には胆道系逸脱酵素として測定される．臨床意義としてアイソザイムがある．

検査の概要（目的）	● 肝臓疾患や胆汁うっ滞を疑うとき ● 骨疾患を疑うとき ● 悪性腫瘍の転移（骨，肝臓，膵臓，卵巣，肺など）を疑うとき	**豆知識** ALPは生体膜に局在するが，その一部が血中へ出現する．加齢変化として，小児では成人の2〜3倍の値をとり，骨の成長に相関するため成長マーカーとしても利用される．
検体（アイソザイム検査）	● 血清	
基準値 （北里大学病院 院内基準）	● ALP　115〜359U／L	〈検査に及ぼす影響〉 ● 脂肪分を含む食事摂取後に上昇 ● 年齢（10代半ばまでは成人の2倍程度，乳幼児では成人の10数倍となる場合もある） ● 妊娠後期は基準値の2〜3倍 ● 採血時にうっ血が長いと軽度上昇 ● 薬剤
異常をきたす主な疾患	● 高値：肝臓・胆道疾患（閉塞性黄疸，胆管がん，肝門部胆管がん，膵頭部がん，総胆管結石，胆管炎，肝臓がん，肝膿瘍，薬剤性肝障害，原発性胆汁性肝硬変，原発性硬化性胆管炎） 　　　　骨疾患（ページェット病，くる病，骨悪性腫瘍，転移性骨腫瘍，骨折） 　　　　その他（副甲状腺機能亢進症，慢性腎不全，敗血症） ● 低値：慢性腎炎，甲状腺機能低下症，家族性ホスファターゼ血症	

ポイント	● 閉塞性黄疸や肝内胆汁うっ滞でALPは上昇するが，肝細胞性黄疸では軽度の上昇に留まる．また，間接型ビリルビンが高値となる溶血性黄疸などでは異常とならない． ● 黄疸を伴わずALPが上昇する場合は，限局性肝病変(肝臓がん，肝膿瘍)，限局性肝内胆管の閉塞が考えられる．
その他	● 乳がん，甲状腺がん，前立腺がんのALP上昇は，骨転移を疑うサイン． ● 薬剤の影響を受ける．異常値が出ても即断せずに再検査などで経過を観察する． ・高値：抗菌薬，抗炎症薬，向精神薬，麻酔薬ほか ・低値：向精神薬，高脂血症薬，免疫抑制薬ほか ● さらなる詳しい検査として，アイソザイム(ALP1～ALP2)を調べることで異常の原因を特定できる場合がある．

●ALPアイソザイムの種類と臓器特異性

アイソザイムの種類	臓器特異性	疑われる疾患
ALP1(高分子ALP)	肝臓	閉塞性黄疸，限局性肝病変
ALP2(肝性ALP)	肝臓，胆道系疾患	ほとんどすべての肝胆道疾患
ALP3(骨性ALP)	骨，副甲状腺機能亢進症	骨の成長期，骨増殖性病変や転移性骨腫瘍(前立腺がんや乳がんなど)
ALP4(胎盤性ALP)	胎盤(妊娠後期)，肺，膵臓	生殖器腫瘍(セミノーマ，卵巣がん)，妊娠後期
ALP5(小腸性ALP)	肝臓，小腸	肝硬変，慢性肝炎，慢性腎不全，(血液型B型とO型でLewis分泌型の人)
ALP6(免疫グロブリン結合ALP)	大腸，骨，肝臓	潰瘍性大腸炎

※ALP-Ⅰを含め，7種類とすることもある

◆LDH・LD（乳酸脱水素酵素）

生体内の組織に広く分布する酵素で，細胞障害により血中に逸脱する．心筋，腎臓，骨格筋，膵臓，肝臓，赤血球，白血球などの障害で高値となる．アイソザイム（LDH_1〜LDH_5）には臓器特異性があるため，その分析は障害臓器の推定に有用である．

> LDH（LD）はどうかな？ 他の検査データと合わせて判断しよう

検査の概要（目的）
- 初診時のスクリーニング検査．何か異常が生じていないかを判定
- 細胞障害のスクリーニング
- 由来臓器の推定（LDアイソザイム分析）
- 治療の効果測定

豆知識 LDのみの値では臓器特異性が低いので，判断は難しい．臨床症状や他の検査結果，主にAST（GOT），ALT（GPT），CKなどと統合してどの組織の障害を判定する．

検体（血液生化学検査，アイソザイム検査）
- 血清

●LDアイソザイムの種類と臓器特異性

アイソザイム異常	由来	主な疾患
LD_1，LD_2 増加	・赤血球	・血管内溶血，溶血性貧血，悪性貧血
	・心筋，腎臓	・心筋梗塞，腎梗塞
	・筋肉	・筋ジストロフィー
LD_2またはLD_2/LD_3増加	・腫瘍	・リンパ肉腫，悪性腫瘍末期
	・白血病細胞	・白血病（$LD_2 > LD_3$）
	・肺	・肺梗塞（長い酸欠の状態），肺がん
	・筋肉	・多発性筋炎，筋ジストロフィー
LD_4/LD_5増加	・肝	・急性肝炎，脂肪肝，肝硬変
	・腫瘍	・原発性肝がん
	・筋肉，皮膚	・筋ジストロフィー，皮膚筋炎，骨格筋の損傷

文献1）より引用

基準値（北里大学病院 院内基準）
- 119〜229IU/L

〈LDアイソザイム-SRL基準〉
- LD_1 21.0〜31.0%
- LD_2 28.0〜35.0%
- LD_3 21.0〜26.0%
- LD_4 7.0〜14.0%
- LD_5 5.0〜13.0%

〈検査に及ぼす影響〉
- LDは赤血球に多く含まれるため溶血血清は高値となる
- 激しい筋肉運動後，筋肉注射後では高値となる
- 妊娠によってとくに妊娠後期では高値となる場合がある

異常をきたす主な疾患	● 高値：共通して異常 　　　　溶血性貧血，悪性貧血，心筋梗塞 　　　　悪性腫瘍，白血病，悪性リンパ腫，横紋筋壊死，肺梗塞・塞栓症 　　　　肝炎，肝硬変 　　　　高LD血症 ● 低値：抗腫瘍薬，免疫抑制薬の投与 　　　　遺伝性HまたはMサブユニット欠損症
ポイント	● 肝疾患では，AST（GOT），ALT（GPT）の上昇を伴う． ● 肝疾患に対する特異性は高くないが，肝がんや転移性肝がんでは高値となる． ● 心疾患では，AST（GOT），CKの上昇を伴う．また，心筋梗塞の場合，LDは発作後12時間程度より上昇し10日程度高値が続く． ● 肺梗塞では，LDだけが高値でAST（GOT）は基準値であることが，心筋梗塞との鑑別となる． ● 悪性腫瘍では，LDだけが10倍以上の異常高値となる場合があり，腺がん（肺，胃，前立腺）でみられる．

◆ γ-GTP（γ-グルタミルトランスペプチダーゼ）
γ-GT（γ-グルタミルトランスフェラーゼ）

> 今日のガンマー（通称）はどうかな？

肝臓に由来する胆道系酵素で，γ-GT，GGTともよばれる．肝臓から胆汁へ排泄される酵素で，胆汁の流出障害があると血中に多く排泄される．とくにアルコールや薬剤による障害で高値となる．

検査の概要（目的）
- 肝障害を疑うとき（アルコール性肝障害が予測されるとき）
- 胆汁うっ滞を疑うとき

豆知識
- γ-GTPは，安定した酵素で日内変動，運動，食事などの影響を受けにくい．
- 体内では，腎臓にもっとも多く存在し，次いで膵臓，肝臓に分布する．
- 肝細胞内では，ミクロゾーム，毛細胆管膜に局在し，肝胆道疾患に特異性が高くこれらのルーチン検査のひとつである．

検体（血液生化学検査）
- 血清

基準値（北里大学病院 院内基準）
- 男性　12～70U/L
- 女性　9～28U/L

〈検査に及ぼす影響〉
- 新生児では，基準値の数倍
- 妊娠後期は低値
- 溶血検体では誤差が生じる
- 飲酒と相関
- 薬剤（抗てんかん薬，抗精神薬，副腎皮質ステロイド薬など）の長期投与

異常をきたす主な疾患
- 高値：
  - アルコール性肝障害
  - 胆汁うっ滞（肝内，肝外）閉塞性黄疸，肝臓がん，慢性肝炎，肝硬変，ウイルス性肝障害
  - 非アルコール性脂肪性肝炎（NASH），または非アルコール性脂肪疾患（NAFLD）とよばれる
  - その他，心筋梗塞，糖尿病，甲状腺機能亢進症

ポイント
- 検診などでγ-GTPのみが異常値の場合は，脂肪肝や飲酒に起因する可能性がある．
- 禁酒によるγ-GTP値の半減期は，7～10日とされている．
- 胆汁うっ滞時にはALPとともに上昇するが，γ-GTPのほうが特異性は高い．
- 妊娠中の胆汁うっ滞では上昇しないため，注意を要する（女性ホルモンの作用と考えられる）．

その他
- 向精神薬の服用は酵素誘導を受け上昇することがある．また，細胞障害型の薬物性肝障害となる場合がある．
- トランスアミナーゼ値の軽度の上昇があり，γ-GTPが軽度に上昇する場合は慢性肝障害が考えられる．

NASH：non-alcoholic steatohepatitis, 非アルコール性脂肪性肝炎
NAFLD：non-alcoholic fatty liver disease, 非アルコール性脂肪疾患

◆Amy（アミラーゼ）

> アミラーゼはどうかな？

消化酵素に区分され，デンプンを分解し，糖にする酵素である．膵臓と唾液腺から分泌され作用は似ているが，構造，性質に違いがありアイソザイム検査によって区別できる．

検査の概要（目的）	● 代表的な膵臓疾患のスクリーニング ● 腹痛や背部痛で膵臓疾患を疑うとき ● 唾液腺疾患を疑うとき，異所性アミラーゼ産生腫瘍を疑うとき
検体（血液生化学検査，アイソザイム検査）	● 血清
基準値（北里大学病院 院内基準）	● Amy 37～125U/L

豆知識
- アミラーゼは主に膵臓と唾液腺に由来するが，肺，肝臓，小腸，卵管などにも分布する．
- 2種類のアイソザイムがあり，由来別に膵臓アミラーゼ（P型），唾液腺アミラーゼ（S型）がある．
- ACCR（アミラーゼ・クレアチニンクリアランス比）とは，腎不全によりアミラーゼが排泄されず血中に留まる影響を除外するために，クレアチニン濃度で補正した値．急性膵炎ではクリアランス比が上昇し，急性膵炎の診断指標として用いられる．

〈検査に及ぼす影響〉
- 加齢変化がある
- 年齢は新生児にはほとんどみとめず，5歳～10歳でほぼ成人の値となる．60歳以上では，膵臓からの分泌量が減るとともに腎機能が低下する影響で，血中アミラーゼは上昇，尿中は低下傾向となる
- 肥満型より痩せ型のほうが血中アミラーゼは高値

異常をきたす主な疾患
- 高値：
  - 膵臓型：高アミラーゼ血症状（急性膵炎，慢性膵炎，膵のう胞，膵臓がん），胆嚢，胆道，乳頭部，胃，十二指腸疾患，膵刺激ホルモン，薬剤性膵炎，膵液の消化管からの漏出，吸収：消化管穿孔，腸管壊死
  - 唾液腺型：唾液腺疾患（流行性耳下腺炎）
  - 分類不能：マクロアミラーゼ血症，慢性腎不全，肝硬変
- 低値：
  - 膵臓型：膵臓実質の荒廃，膵臓全摘出，広範囲切除，重症糖尿病
  - 唾液腺型：唾液腺の摘出，シェーグレン症候群，放射線照射後

ポイント
- 急性膵炎の場合，血清アミラーゼの活性の上昇は，1～12時間以内にはじまり1～2日でピークに達する．しかし，アミラーゼ値の高さと重症度は比例しないとされており，全身状態や腹部所見で重症度を評価する．
- 高アミラーゼ血症の場合，アミラーゼ/クレアチニンクリアランス比（ACCR）を測定すると，急性膵炎と非膵炎性疾患の鑑別との鑑別に有用である．また，尿中のアミラーゼ値の把握も診断上重要となる．
- 十二指腸穿孔では小腸由来型のS型アミラーゼが上昇する．

ACCR：amylase creatinine clearance ratio，アミラーゼ/クレアチニンクリアランス比

◆Lip（膵リパーゼ）

膵臓の腺房細胞で合成され，膵液中に分泌される．脂肪をトリグリセリド（中性脂肪）と脂肪酸に加水分解し，腸管吸収しやすいかたちに変える逸脱酵素である．膵臓の特異性に優れており，膵臓摘出後などは膵臓の残存機能を知ることができる．

> ナースは注目しているかな？リパーゼはどうかな？

検査の概要（目的）	● 膵臓疾患が疑われるとき ● 膵臓がんのスクリーニング

豆知識
- リパーゼの急性膵炎診断に対する感度，特異性は血中アミラーゼより高い．
- 黄疸を伴う胆石，胆嚢炎に対しても中等度の頻度で異常を示す．

検体（血液生化学検査）	● 血清

基準値 （北里大学病院 院内基準）	● Lip　16～55U/L

〈検査に及ぼす影響〉
- 高齢者では腎機能の低下などにより，高値となる場合がある
- 溶血，乳糜（にゅうび）
- 空腹時が望ましい

異常をきたす主な疾患

- 高値：
  - 急性膵炎，慢性膵炎の急性増悪
  - 膵炎や膵液のうっ滞を起こしやすい疾患（胆石症，胆道疾患，乳頭部がん）
  - 膵がんの随伴性膵炎（腫瘍マーカーは早期膵臓がんに有用でないが，酵素は高値となる）
  - 消化管穿孔
- 低値
  - 膵臓全摘出，慢性膵炎の代償期，膵がんの末期
  - 糖尿病，低栄養状態，消耗性疾患

ポイント

- 急性膵炎の場合，すみやかな治療開始とともに，ほかの検査所見と合わせて重症度を評価する．
- アルコール性膵炎では血中Amyに比較し，Lipの上昇の程度が大きい．
- 膵がんを疑う場合，腫瘍マーカーやほかの所見と合わせて診断する．
- 異常低値で膵臓切除を受けていない場合，慢性膵炎，膵臓がんを疑い，ほかの所見の確認とともに膵外分泌機能の低下を確認する．なお，Amyのように尿からは測定できない．

◆血性ビリルビン (Bil Bilrubin)
T-Bil　総ビリルビン (Total Bilrubin)
D-Bil　直接型ビリルビン (Direct Bilrubin)

> トータルと
> ダイレクト(通称)の
> 値はどうかな？

血清ビリルビンは赤血球の構成要素ヘモグロビンの代謝産物であり，血清の黄色色素の主成分で間接型ビリルビンと直接型ビリルビンに分けられる．一般的には，間接型(非抱合型)と直接型(抱合型)を一緒に測定する総ビリルビンと，直接型ビリルビンを測定する．

$$\boxed{総ビリルビン} - \boxed{直接型ビリルビン} = \boxed{間接型ビリルビン}$$

検査の概要(目的)
- 黄疸の診断と原因の鑑別
- すべての肝胆道疾患のスクリーニング

豆知識

黄疸とは，総ビリルビンが2～3mg/dL以上に上昇し，皮膚や眼球結膜が黄染した状態(顕性黄疸)である．一方，2mg/dL以下で黄疸が視覚的に不明瞭(不顕性黄疸)な場合もある．黄疸(高ビリルビン血症)の原因は，①ビリルビン産生過剰(間接ビリルビン↑)，②ビリルビンの肝細胞による摂取，移送障害(間接ビリルビン↑)，③ビリルビン抱合障害(間接ビリルビン↑)，④ビリルビンの排泄異常・障害(直接ビリルビン↑)である．

● ビリルビンの代謝過程

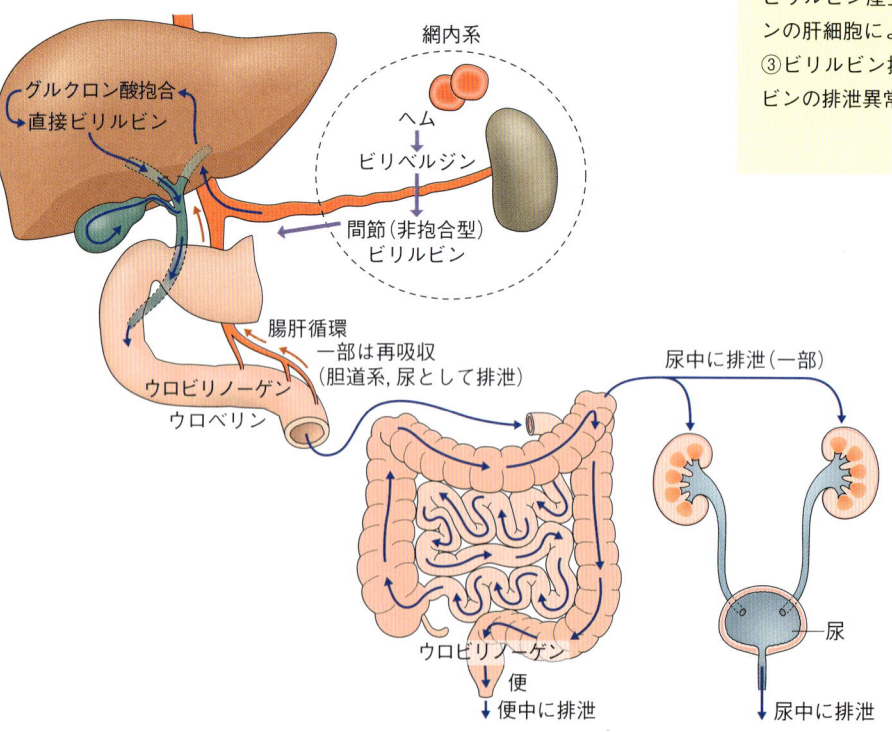

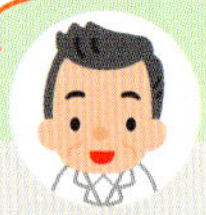

●黄疸の鑑別

肝内胆管拡張	黄疸の種類	上昇するビリルビン	所見	疾患, 病態
あり	閉塞性黄疸	直接型ビリルビン	・ALP, γ-GTP優位の上昇 ・炎症反応, 腫瘍マーカー上昇	胆石, 胆嚢炎, 胆管がん, 膵がんなど
なし	内科的黄疸	直接型ビリルビン	・肝の凸凹, 肝予備能低下	肝硬変
			・AST, ALTの著明な上昇	肝細胞性黄疸(急性肝炎など：ウイルス性, 薬剤性, 自己免疫性)
			・ALP, γ-GTP優位の上昇	肝内胆汁うっ滞
			・肝酵素正常	体質性黄疸(デュビン・ジョンソン症候群, ローター症候群)
		間接型ビリルビン	・肝酵素正常	体質性黄疸(ジルベール症候群, クリグラー・ナジャール症候群)
			・肝酵素正常, 尿中ウロビリノゲン上昇	シャント高ビリルビン血症
			・貧血, LDHの著明な上昇, 尿中ウロビリノゲン上昇	溶血性疾患(溶血性貧血など)

飯野四郎監：消化器疾患. Nursing Selection2, 学習研究社, 2002. より引用

検体(血液生化学検査)	・血清
基準値 (北里大学病院 院内基準)	・総ビリルビン　　　0.3〜1.2mg/dL ・直接型ビリルビン 0.1〜1.5mg/dL　　〈検査に及ぼす影響〉 ・食事(空腹時が望ましい), 長時間の絶食では間接ビリルビン値が上昇 ・溶血血清は高値となる
異常をきたす主な疾患・原因	・高値：共通して異常 ・直接型ビリルビンが高値：肝細胞障害(肝炎－ウイルス, アルコール, 薬剤) 　　　　　　　　　　　　胆汁うっ滞(肝内, 肝外), 原発性胆汁性肝硬変(PBC), 原発性硬化性胆管炎(PSC) 　　　　　　　　　　　　閉塞性胆道疾患(胆石, 胆管がん, 膵臓がん) ・間接型ビリルビンが高値：ビリルビン生成亢進(溶血など), 肝処理機能異常 　　　　　　　　　　　　広範な肝細胞障害(劇症肝炎, 肝硬変) 　　　　　　　　　　　　溶血性貧血, グルクロン酸抱合不全(新生児黄疸, ジルベール症候群, クリグラー・ナジャール症候群)
ポイント	・総ビリルビンと直接型ビリルビンを測定することは, 肝前性黄疸, 肝性黄疸, 肝後性黄疸の鑑別に役立つ.

> 肝前性 ⇒ 溶血性黄疸　　間接型ビリルビン↑
> 肝　性 ⇒ 肝細胞性黄疸　間接型ビリルビン↑　直接型ビリルビン↑
> 肝後性 ⇒ 閉塞性黄疸　　直接型ビリルビン↑

検体検査と看護

- 肝細胞障害がある場合，AST(GOT)，ALT(GPT)，LDHの上昇を伴う．
- 閉塞性黄疸(胆汁うっ滞)では，ALP，LAP，γ-GTPなど胆道系酵素の顕著な上昇を伴う．
- D/T比とは，直接型ビリルビン/総ビリルビン比であり，肝の抱合能を示す．D/T比0.7以下の場合，劇症肝炎を考慮するひとつの指標となる．
- 体質性黄疸は，遺伝性のビリルビン代謝異常で起こる黄疸であり多くは肝機能に異常は認めないが，クリグラー・ナジャール症候群は予後不良である．

その他

- 直接型ビリルビンは尿中に排泄されるので尿ビリルビンとして測定できる．血清中の直接型ビリルビンが1.5mg/dL以上になると，尿ビリルビンは陽性になる．急性肝炎は，黄疸が顕著になる前に尿ビリルビンが陽性となり，早期診断に有用である．
- 胆管の閉塞などにより腸管のビリルビン代謝が妨げられると，便の色は薄くなり白色になる．
- 溶血性黄疸は，シャント高ビリルビン血症であり，ヘモグロビンからビリルビンが生成される以外の代謝経路で生成されるビリルビンを示す．
- 柑皮症は，柑橘類の食べすぎで角質が豊富な手掌や足底の皮膚が黄色くなる現象でカロチンが血中に増えるために起こる．ビリルビンと違って粘膜や眼球結膜に沈着することはなく黄疸とは区別できる．

●肝の病態と肝機能検査の関連

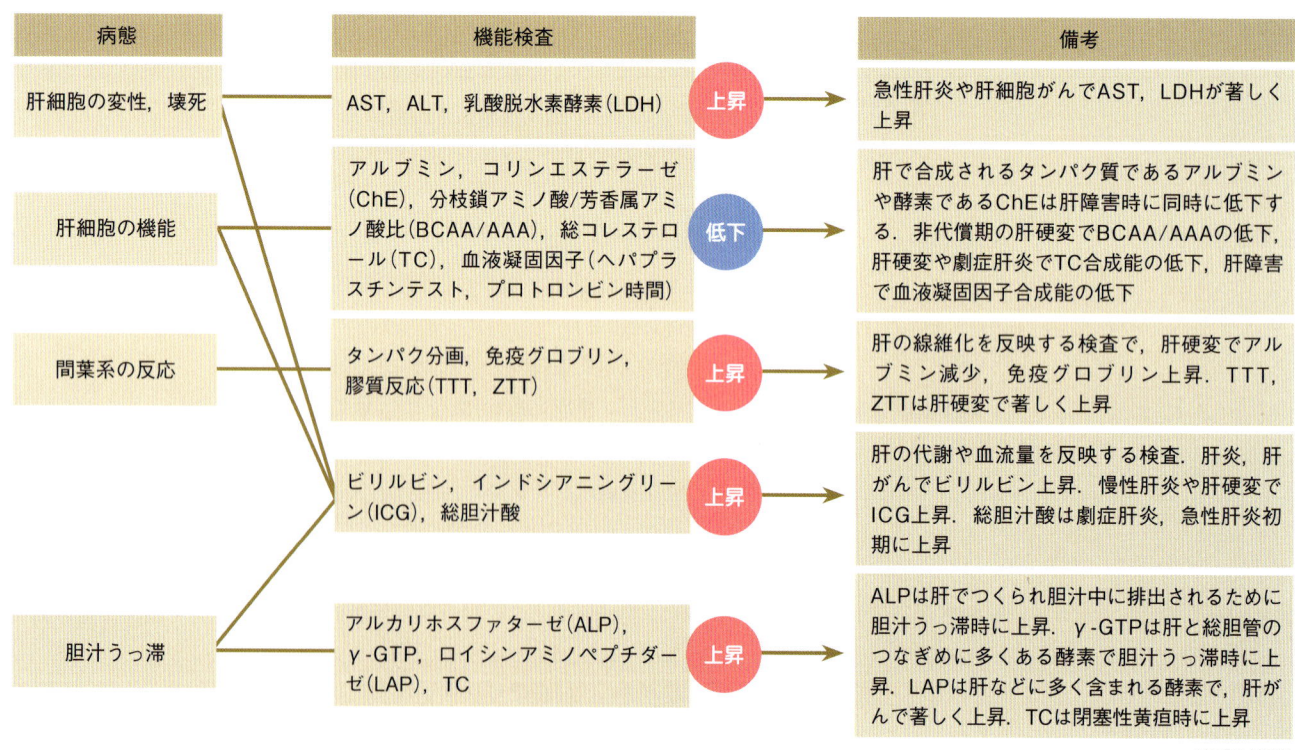

病態	機能検査		備考
肝細胞の変性，壊死	AST，ALT，乳酸脱水素酵素(LDH)	上昇	急性肝炎や肝細胞がんでAST，LDHが著しく上昇
肝細胞の機能	アルブミン，コリンエステラーゼ(ChE)，分枝鎖アミノ酸/芳香属アミノ酸比(BCAA/AAA)，総コレステロール(TC)，血液凝固因子(ヘパプラスチンテスト，プロトロンビン時間)	低下	肝で合成されるタンパク質であるアルブミンや酵素であるChEは肝障害時に同時に低下する．非代償期の肝硬変でBCAA/AAAの低下，肝硬変や劇症肝炎でTC合成能の低下，肝障害で血液凝固因子合成能の低下
間葉系の反応	タンパク分画，免疫グロブリン，膠質反応(TTT，ZTT)	上昇	肝の線維化を反映する検査で，肝硬変でアルブミン減少，免疫グロブリン上昇．TTT，ZTTは肝硬変で著しく上昇
	ビリルビン，インドシアニングリーン(ICG)，総胆汁酸	上昇	肝の代謝や血流量を反映する検査．肝炎，肝がんでビリルビン上昇．慢性肝炎や肝硬変でICG上昇．総胆汁酸は劇症肝炎，急性肝炎初期に上昇
胆汁うっ滞	アルカリホスファターゼ(ALP)，γ-GTP，ロイシンアミノペプチダーゼ(LAP)，TC	上昇	ALPは肝でつくられ胆汁中に排出されるために胆汁うっ滞時に上昇．γ-GTPは肝と総胆管のつなぎめに多くある酵素で胆汁うっ滞時に上昇．LAPは肝などに多く含まれる酵素で，肝がんで著しく上昇．TCは閉塞性黄疸時に上昇

文献9)より引用

◆腫瘍マーカー(tumor marker)/血液生化学検査

トゥモールマーカーはどうかな？

腫瘍マーカーは体内でがんの存在を知らせる目印のようなものであり，主にがんの診断，その他に治療効果の判定やがん切除の術後経過を観察する目的で測定する．これは，健康な状態ではほとんど存在しないが，悪性腫瘍を有した場合に患者の体内に特殊な蛋白質，ホルモン，酵素などが発生する性質を利用し，この値を測定することで腫瘍の存在や種類の特定などを判断するものである．
がん以外の病気でも強い陽性を示すものや早期がんでは反応が乏しいものもあり，あくまでの補助診断のひとつと考える．

腫瘍マーカーの種類
- がん胎児性抗原：胎児期に存在し，がん細胞により再び産生される．
- がん関連抗原：がん細胞の遺伝子異常，代謝亢進などで産生される．糖鎖抗原とその他のがん関連抗原がある．
- 酵素：がん化により細胞本来の酵素とは物理化学的性状の異なる酵素アイソザイムが出現する．
- ホルモン：ホルモン産生細胞に腫瘍ができる場合と異所性（元来ホルモンを産生しない臓器に腫瘍ができる）ホルモン産生腫瘍がある．

●抗原の性状による腫瘍マーカーの種類

がん胎児性抗原	CEA(がん胎児性抗原)，AFP(α-フェト蛋白)，BFP(塩基性フェト蛋白)
がん関連抗原	①糖鎖抗原：CA15-3(糖鎖抗原15-3)，CA19-9(Ⅰ型糖鎖抗原)，CA125(糖鎖抗体125)，SLX(シアリルLex-i抗原) ②その他のがん関連抗原：PIVKAⅡ(ビタミンK欠乏タンパク第Ⅱ因子)，SCC(扁平上皮がん関連抗原)，PSA(前立腺特異抗原)，CYFRA(サイトケラチン19フラグメント)
酵素	NSE(神経特異エノラーゼ)，Elastase1(エラスターゼ1)
ホルモン	βHCG(ヒト絨毛性ゴナドトロピン)，ProGRP(ガストリン放出ペプチド前駆体)，インスリン，ガストリン，甲状腺ホルモン，下垂体ホルモンなど
その他	急性相反応物質，Bence Jones蛋白など

●消化器がんの腫瘍マーカー

腫瘍マーカー	食道がん（扁平上皮がん）	胃がん	大腸がん	膵がん	胆道がん	肝がん	悪性リンパ腫
SCC	±	−	−	−	−	−	−
CEA	−	+	±	＋	＋	−	−
CA19-9	−	+	＋	±	±	−	−
AFP	−	+	−	−	−	±	−
PIVKA-Ⅱ	−	−	−	−	−	±	−
可溶性IL-2受容体	−	−	−	−	−	−	＋

−：ほとんど役に立たない，＋：一部で有用，＋：やや有用，±：有用

●各種臓器のがんと腫瘍マーカー

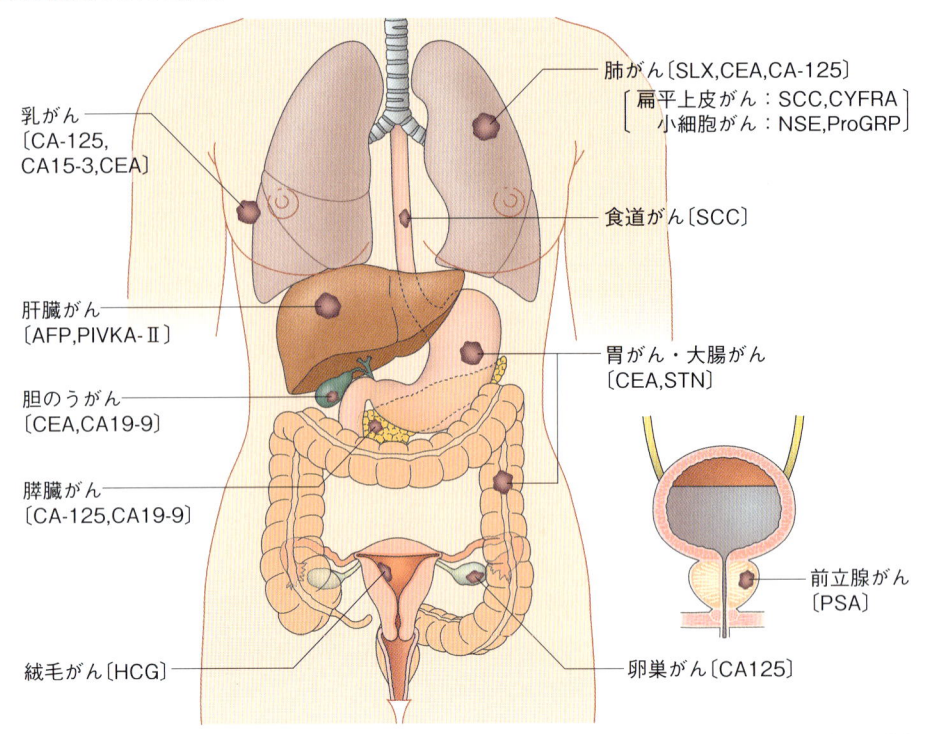

- 乳がん〔CA-125, CA15-3, CEA〕
- 肺がん〔SLX, CEA, CA-125〕
  - 〔扁平上皮がん：SCC, CYFRA〕
  - 〔小細胞がん：NSE, ProGRP〕
- 食道がん〔SCC〕
- 肝臓がん〔AFP, PIVKA-Ⅱ〕
- 胃がん・大腸がん〔CEA, STN〕
- 胆のうがん〔CEA, CA19-9〕
- 膵臓がん〔CA-125, CA19-9〕
- 絨毛がん〔HCG〕
- 卵巣がん〔CA125〕
- 前立腺がん〔PSA〕

国立がん研究センターのホームページを参照して作成

●悪性新生物の主な部位別にみた性別死亡数の年次推移

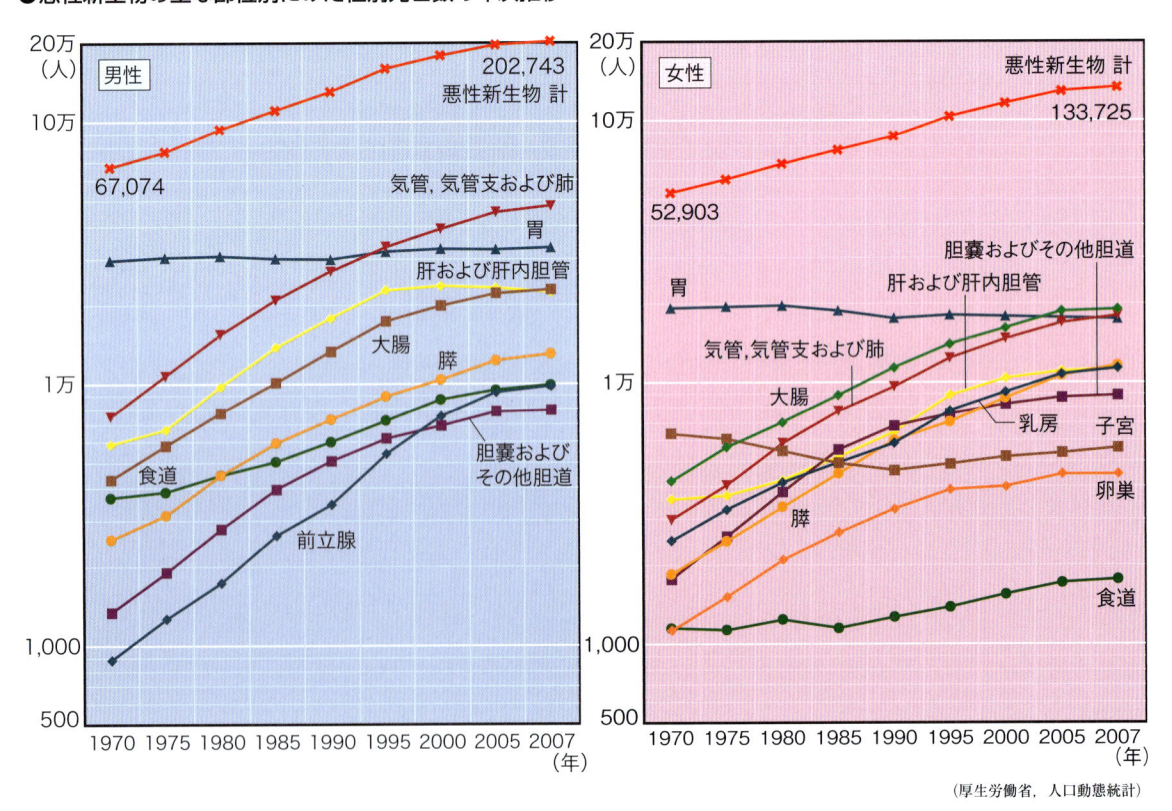

男性：悪性新生物 計 202,743（1970年 67,074）
部位：気管, 気管支および肺、胃、肝および肝内胆管、大腸、膵、食道、胆嚢およびその他胆道、前立腺

女性：悪性新生物 計 133,725（1970年 52,903）
部位：胃、胆嚢およびその他胆道、肝および肝内胆管、気管, 気管支および肺、大腸、乳房、子宮、膵、卵巣、食道

（厚生労働省，人口動態統計）

検体（免疫化学検査）	● 血清 ● 測定値はカットオフ値を用いる
検査の概要（目的）	● がんの補助診断：腫瘍マーカーを組み合わせて用いることで，より特定された臓器にがんがあることを疑う目安とする． ● 手術後の予後および再発の早期発見：術後経過のなかでカットオフ値以下となるか，上昇するかをみることで予後予測や再発を疑う目安とする． ● 治療効果の判定：化学療法や放射線療法の効果を判定するひとつの材料とする． ● がんハイリスク患者の経過観察：良性疾患や生活習慣などの身体条件のなかで，がん化のリスクが高い者に対して腫瘍マーカーを定期的に測定することでがん発生の可能性を知る．
ポイント	● 未分化がんや低分化がんでは，腫瘍マーカーを合成しない場合があるため，腫瘍マーカーは陰性となる． ● 臓器特異性の低い腫瘍マーカーでは臓器を特定できない場合もあるため，ほかの腫瘍マーカーや検査所見と合わせて総合的に判断する．

消化器疾患の代表的な腫瘍マーカー

CEA（がん胎児性抗原）

- 消化器がんのスクリーニング検査，治療効果の判定，再発予知．

〈何を調べるか〉
- 胃がん，大腸がん，肝臓がん，胆管がん，胆嚢がん．
- 消化器がん以外のがんにも広く陽性を示すため，臓器特異性は低い．早期がんの診断には適さない．

〈基準値〉
- 5.0ng/mL以下．
 （北里大学病院 院内基準）
 ・基準値の倍以上：がん疑い
 ・基準値の4倍以上：がん転移疑い
 ※高齢や喫煙でやや上昇

〈異常をきたす悪性疾患〉
- 胃がん，膵臓がん，胆管がん，肝臓がん，大腸がん，肺がん，乳がん，甲状腺がん，子宮がん，泌尿器がん．

〈異常をきたす良性疾患〉
- 肝硬変，慢性肝炎，閉塞性黄疸，糖尿病，甲状腺機能低下症，慢性呼吸器疾患，炎症性腸疾患．

CA19-9（Ⅰ型糖鎖抗原）

- 消化器系がん（膵臓がん）のスクリーニング検査，膵臓がんの治療効果の判定．

〈何を調べるか〉
- 膵臓がんに臓器特異性が高いが早期発見には適さず，治療効果判定に用いる．胆管系がん，胆嚢がんでは高値になることが多い．その他の消化器がん．

〈基準値〉
- 37U/mL以下．
 （北里大学病院 院内基準）

〈異常をきたす悪性疾患〉
- 膵臓がん，胆管がん：80〜90%陽性．
- 胃がん，肝臓がん，大腸がん：30〜60%基準値を超える．
- その他，肺がん，乳がん，卵巣がん．
※CA19-9が高値で，CA125やCA50なども高値の場合は，婦人科系のがんを疑い腫瘍マーカーを併用して判断する．

〈異常をきたす良性疾患〉
- 糖尿病，慢性肝炎，肝硬変，胆石症，胆管炎，慢性膵炎，子宮筋腫，良性卵巣腫瘍．

AFP（α-フェト蛋白）

- 肝臓がんのスクリーニング検査，肝臓がんの治療効果，再発予知，肝硬変での経時的測定．

〈何を調べるか〉
- 肝臓がんの発見や治療の経過観察．

〈基準値〉
- 10ng/mL以下．
  （北里大学病院 院内基準）
- 200ng/mL以上では肝臓がんの可能性が高い．

〈異常をきたす悪性疾患〉
- 原発性肝臓がん．
- 胃がん，膵臓がん，胚細胞腫瘍（卵黄のう腫瘍）．

〈異常をきたす良性疾患〉
- 肝硬変，急性肝炎，慢性肝炎，糖尿病，妊娠（3か月以降）．

PIVKA Ⅱ（がん関連抗原）

血液凝固第二因子であるプロトロンビンの肝における生合成不全に由来する異常蛋白であり，肝細胞がんの存在を推測できる．AFPと相関関係はないが相補的な関係にあり，両者を同時に測定すると診断を高めることができる．特異性が高く腫瘍マーカーとして注目されている．

〈何を調べるか〉
- 肝細胞がん．

〈基準値〉
- 40.0mAU/mL未満．
  （北里大学病院 院内基準）

〈異常をきたす悪性疾患〉
- 肝細胞がん，転移性肝臓がん．

〈異常をきたす良性疾患〉
- 閉塞性黄疸，肝硬変，急性肝炎，慢性肝炎，乳児ビタミンK欠乏性出血症．
- ビタミンK欠乏をきたした場合，またはビタミンKサイクルを阻害（ワルファリン，セファム系抗菌薬）する薬剤の投与例は陽性となるため注意する．

◆抗体検査（肝炎）/免疫血清検査

> 抗体検査の前にいくつかおさらい

感染症の診断・同定には細菌検査の培養，顕微鏡検査，生化学的検査，抗原抗体反応によるものや，遺伝子増幅検査（PCR法）などがある．ここでは，主にB型肝炎ウイルス（HBV），C型肝炎ウイルス（HCV）の抗体検査について説明する．

ウイルス性肝炎とは

肝炎ウイルスの種類はA〜G，TTV型まで発見されており，これらのウイルスによってA型肝炎，B型肝炎，C型肝炎，D型肝炎，E型肝炎などが発症している．

このうち主にB型肝炎とC型肝炎は，肝硬変や肝臓がんに移行する可能性が高いことでよく知られており，感染状態の診断，ウイルスマーカー（抗原・抗体検査），ウイルス量，ウイルスのジェノタイプ（遺伝子型）などを把握したうえで治療が行われている．

正常な肝臓にHBV感染が起こると，免疫学的反応により急激な肝細胞障害を呈する．すなわち，HBV自体に直接的な肝細胞障害性はなく免疫学的機序が関与している．よって，ウイルスマーカーとして抗原や抗体を測定することで診断が行われており，また抗原，

抗体の推移をみることが感染状態（潜伏期，病期，回復期）を知るための情報となる．

免疫・抗原・抗体とは

体内にはウイルスや細菌などの身体にとって「病原体・異物」が侵入してもそれらを排除するシステムがあり，これを免疫とよぶ．免疫とは，病原体から身体を守る・自己以外を認識して排除する・自己（自分）非自己（自分以外）を認識して非自己を排除するしくみである．

異物のうち，人体に害を及ぼすものを抗原（Antigen）とよび，抗原には免疫反応を起こす病原体や化学物質，花粉などが知られている．病原体が体内に侵入すると，これに対して抗体（Antibody）が産生される．抗体はリンパ球のうちB細胞の産生する糖蛋白質分子であり，物質としては免疫グロブリン（血清中の抗体活性をもつ蛋白質）である．

抗体は，抗原を認識するとこれを排除するために複合体を形成し，マクロファージ（抗原提示細胞）などによって処理させる．また，初感染で抗原抗体反応が起こると，これは記憶されて次に同じ抗原の侵入があってもすばやく抗体が産生されるため，基本的に感染は防御される．

免疫グロブリンとは

血清中の抗体活性をもつ蛋白質であり，γグロブリン内に免疫グロブリンは含まれている．アイソタイプとして5種類（IgG，IgM，IgE，IgA，IgD）存在する．

個々の免疫グロブリンの主な測定意義

- IgG，IgA，IgM：通常同時に測定し，感染症，腫瘍，自己免疫疾患などのモニタリング
- IgD：IgD型骨髄腫の診断目的
- IgE：アレルギー（I型アレルギー）や寄生虫疾患が疑われたときと経過観察

ウイルス抗体とは

体内にウイルスが侵入し，ウイルス感染（感染宿主のなかで増殖）が発生するとウイルス抗体が産生される．このためウイルス抗体の存在は，個人が過去に感染した記憶であり証拠となる．同時に，同じウイルスからの再感染に抵抗性をもつことになる．ウイルス感染のなかには，感染の事実が症状となって現れない不顕性感染もあり，血液中に抗体があるか否かを検査することで証明される場合もある．

予防接種は，これと同じしくみを利用している．害を生じない程度のウイルス（抗原）を，あえて体内に注入し感染させることでウイルス抗体を作成し，予防的に人為的に免疫反応を起こすことで抗体すなわち免疫を獲得させている．

主な免疫グロブリン
（基準値は北里大学病院院内基準）

▶ **IgM（免疫グロブリンM）抗体**
・感染後短期間のみ血中に存在．
基準値 男性：33～190mg/dL
　　　 女性：46～260mg/dL

▶ **IgA（免疫グロブリンA）抗体**
・早期かつ短期に血中に出現するもの，次に長時間持続する2パターンある．
基準値 110～410mg/dL

▶ **IgG（免疫グロブリンG）抗体**
・上記の2つよりも遅く血中に出現して最も量が多く長期間持続する．
基準値 870～1700mg/dL

ウイルス抗体の測定意義

- 一過性の全身感染症のウイルス感染後，長期間血中に持続するIgG抗体を検出することで，個人の免疫状態を知る（以前にウイルスに感染し免疫を獲得できたかどうか）．
- 病気の原因ウイルスの感染状態を推定する（急性感染・慢性持続感染）．慢性持続感染の場合は，抗体保有者がウイルス保有者となる．
- 急性期の診断はIgM抗体を検出し，かつ急性期と回復期でその差を読み取る．

PCR：polymerase chain reaction，ポリメラーゼ連鎖反応
HBV：hepatitis B virus，B型肝炎ウイルス
HCV：hepatitis C virus，C型肝炎ウイルス

HBV (Hapatits B virus)

> HBVは、抗原と抗体が1種類でなく理解は難しいが、覚えてしまうにつきる

HBVは、抗原蛋白（外被蛋白）、HBc抗原蛋白（コア蛋白）からなり、その内部にHBV-DNAを含有する。また、このほかにHBe抗原はHBcの一部を構成する。HBV感染では、これらのウイルス関連抗原および抗体が診断に用いられ、HBV感染状態、活動性、過去の感染既往についてある程度把握することができる。通常のスクリーニングでは、まずHBs抗原を調べる。陽性の場合はHBVの感染を示し、HBs抗体が陽性の場合は、過去に感染し現在はウイルスが排除されていることを示す。

〈検体〉
- 血清または血漿．

〈測定値〉（北里大学病院 院内基準値）
- 定性法：陰性、陽性．
- 定量法：カットオフインデックスなど．
  ・HBs抗原：HBs-Ag(−)：C.O.I 0.0〜0.7
  ・HBs抗体価：HBs-Ab(−)：5mIU/mL未満
  ・HBc抗体：HBc-Ab(−)：49%以下

〈SRL基準値〉
・HBe抗原(CLIA)：HBe-Ag(−)：S/CO 1.00未満
・HBe抗体(CLIA)：HBe-Ab(−)：INHIBITION 50%未満
・HBV-DNA量(PCR)：検出せず(Logコピー/mL)

〈検査目的〉
- HBVの感染、既往、経過観察、治療効果の判定．
※抗体検査のみではその重症度は判定できない．ウイルス量の測定や肝臓の障害について総合的に判断する必要がある．

〈検査に及ぼす影響〉
- 凍結保存．

〈異常値を示す疾患〉
- HBV無症候性キャリア．
- B型急性感染、B型慢性感染、B型肝硬変、B型肝細胞がん．

〈B型急性感染〉
正常肝にHBV感染が起こり、急激な肝細胞障害を呈する一群の疾患である．ウイルスが排除されれば、肝障害は鎮静化し自然治癒するが、劇症肝炎化や持続感染により慢性化する場合もある．発症2〜4週で、HBs抗原が陽性となり、トランスアミナーゼの正常化に前後して陰性化する．また、発症前後には、IgM-HBc抗体が出現し、3〜6か月持続する．この抗体はHBs抗原が陰性化しても陽性であるため、診断するうえで有効となる．しかし、B型慢性肝炎の急性増悪でも抵抗体価のIgM-HBc抗体が検出されることがある．

〈B型慢性肝炎〉
肝炎ウイルスの持続感染により生じる門脈域を中心とする慢性炎症をいう．

HBs抗原陽性、HBe抗原陽性であれば、血中のHBVウイルス量が多く感染性が高い状態を示す．HBe抗体が陽性であれば、血中ウイルス量は少なく感染性が低いことを意味する．HBs抗体は感染防御抗体であり、陽性は感染の既往を示す．HBc抗体は感染防御抗体ではなく、HBVに感染があったかどうかを知るうえで有効である．

●HBVの構造

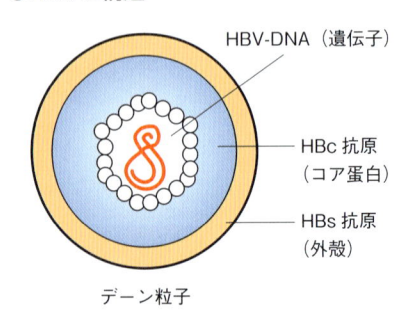

- HBV-DNA（遺伝子）
- HBc抗原（コア蛋白）
- HBs抗原（外殻）

デーン粒子

SRL：株式会社エスアールエル．受託臨床検査事業を行っている．

● 検査項目とその意味

HBs抗原	血中にHBVが多いこと，HBV感染状態を示す．
HBs抗体	「感染防御抗体」であり治癒を示し，過去感染の証を示す．
HBe抗原	血中にHBVが多いこと，HBV感染状態，肝炎の活動状態を示す．
HBe抗体	HBV量が少なく，肝炎の沈静化を示す．
HBc抗体	HBV感染の既往を示し，低抗体価は初回感染，高抗体価は，HBV無症候性キャリアを示す．
HBV-DNA量	HBe抗原陽性の場合，ウイルス量を確認する．

● B型急性肝炎におけるHBV関連抗原・抗体の推移（一過性感染の場合）

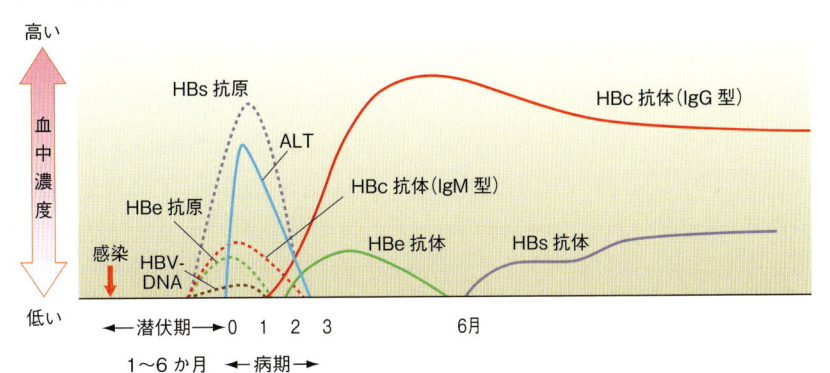

金井正光編：臨床検査法提要．改訂第32版，金原出版，2005．より改変引用

● HBs抗原キャリアでの関連抗原・抗体の推移（持続感染の場合）

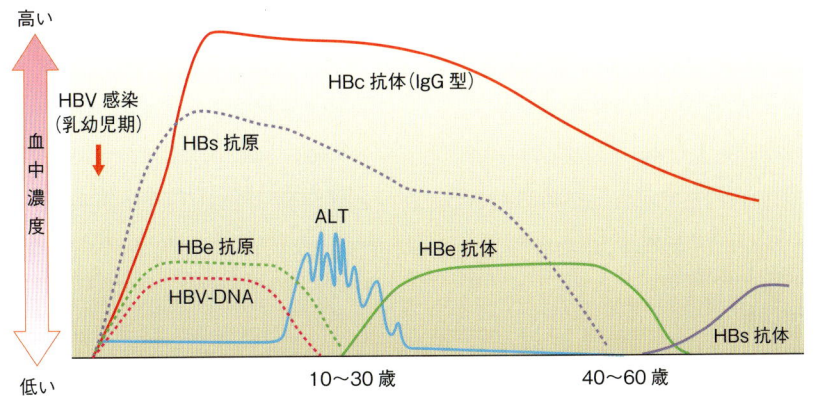

金井正光編：臨床検査法提要．改訂第32版，金原出版，2005．より改変引用

※以下のように標記されている場合もある．
・HBc抗体（IgG型）→HBc抗体　・HBc抗体（IgM型）→IgM-HBc抗体

〈知っておくポイント〉
● 通常のスクリーニング検査の項目は，HBs抗体（HBワクチンの接種効果判定）．
● HBs抗原陽性の場合は，HBc抗体，HBe抗原，HBe抗体を確認する．
● HBc抗原は，血中ではHBs抗原を被って存在するため直接測定できない．

〈その他〉
● キャリアとは，体内にウイルスを保有した状態をさす．
● 治療経過を把握するうえで，本書では詳細に触れないがセロコンバージョン，セロネガティブを理解する必要がある．
● 母親がHBe抗原陽性の場合，垂直感染の可能性が高いため免疫グロブリンやワクチン投与が実施されている．
● 無症候性HBs抗原キャリアもときに急性発症し，急性肝炎と鑑別困難な場合もある．
● ジェノタイプ：A～Hあり．日本人はB，Cが多いが，近年はAも増加しており，急性肝炎が慢性肝炎に移行するケースがみられ課題となっている．

検体検査と看護

HCV（Hapatits C virus）

HCVの健診の目的をおさえておこう

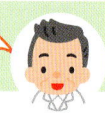

HCVはRNAウイルスで，コア蛋白，エンベロープ蛋白などから構成される．感染すると免疫のはたらきに伴いHCV抗体がつくられるため，C型肝炎を疑う場合はまずHCV抗体を測定する．

キャリアでは抗体価は高く，既感染者は低から中等度を示す．この場合は，一般的には治療の必要性や他者への感染の危険性も乏しい．しかし，抗体価が高い場合，またC型肝炎が疑われる場合は，さらなる検査としてHCVコア抗原，HCV-RNA検査を行い，必要時はHCVジェノタイプを特定する．

近年，HCV検診の目的は，抗体の存在をみるだけでなく，HCVキャリアであるか否かを判定することである．

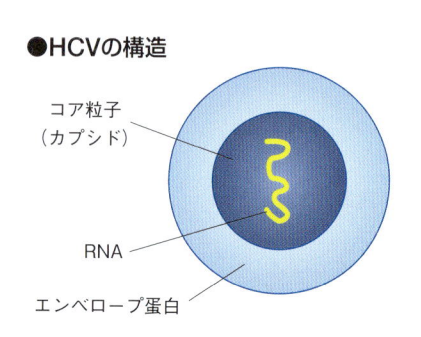

● HCVの構造

コア粒子（カプシド）
RNA
エンベロープ蛋白

❶ HCV抗体スクリーニング

〈検体〉
・血清または血漿．

〈測定値〉（北里大学病院院内基準値）
・HCV抗体価：HCV-Ab（−）：C.O.I 0.0～0.9

〈検査目的〉
・HCVウイルス抗体の検出．

※ウイルス感染している場合，抗体検査のみではその重症度は判定できない．ウイルス量の測定や肝臓が受けているダメージについては肝機能検査など，総合的に判断する必要がある．

〈異常値を示す疾患〉
・陽性：C型肝炎患者．
※急性C型肝炎発症時は，HCV関連抗体は陰性を示すため経時的な観察が必要である．
・陰性：HCV非感染者．

❷ HCV抗原検査

ウイルス粒子内のコア抗原（コア蛋白）を測定し，陽性はHCV感染を示す．

〈検体〉
・血清または血漿．

〈基準値〉（化学発光酵素免疫測定法CLEIAほか）
・実用感度：20fmol/L～50fmol/L

〈検査に及ぼす影響〉
・治療中の場合，その効果で実用感度未満となる可能性がある．

〈検査目的〉
・血清または血漿中のHCVコア蛋白の測定．

〈異常値を示す疾患〉
・陽性：C型肝炎患者．

・陰性：HCV非感染．

〈知っておくポイント〉
・HCV抗原検査が陰性であっても，PCR法〈ポリメラーゼ連鎖反応〉によるHCV-RNA検査）を行ったほうが確実となる．この場合，陽性でウイルス保有，陰性で既感染を示す．
・HCV-RNA定量（RT-PCR法）．SRL基準値 検出せず（LogIU/mL）．

〈その他〉
・HCV抗体は第1～第3世代がある．
・HCVは遺伝子配列（ジェノタイプ）の違いにより，主にtype：1a，1b，2a，2b，3，4，5．があり，日本人に多いのは，1b（INF抵抗性）である．

・第2，第3世代HCV抗体陽性でトランスアミナーゼ正常例でHCV-RNA陰性は既感染と考える．
・コア抗体定量は，現在の感染と既往の鑑別に用い，インターフェロン治療の効果判定のために測定する．
・C型急性肝炎：HCV-RNA陽性でHCV抗体陽性で現在の感染が確定される．
・C型慢性肝炎：HCV-RNA量，HCVジェノタイプ，セログループを確定しINF適応を決定する．

NAT：nucleic acid amplification test, 核酸増幅検査

●HCVマーカー検査の測定意義（HCV感染者の経過）

○HCVキャリア（持続性感染，慢性化）の場合

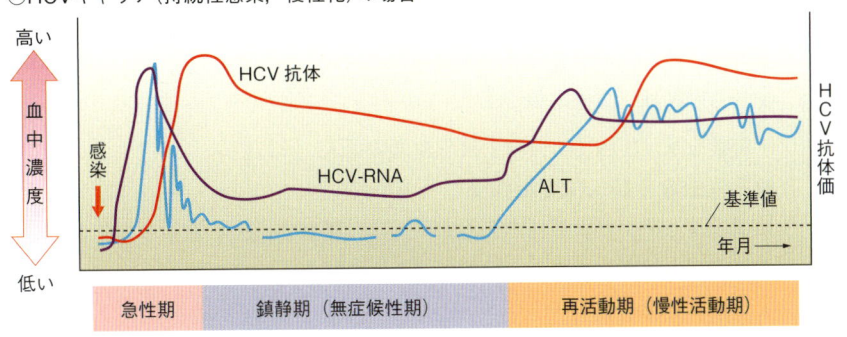

（急性期／鎮静期（無症候性期）／再活動期（慢性活動期））

○一過性感染（自然治癒・既往例など）の場合

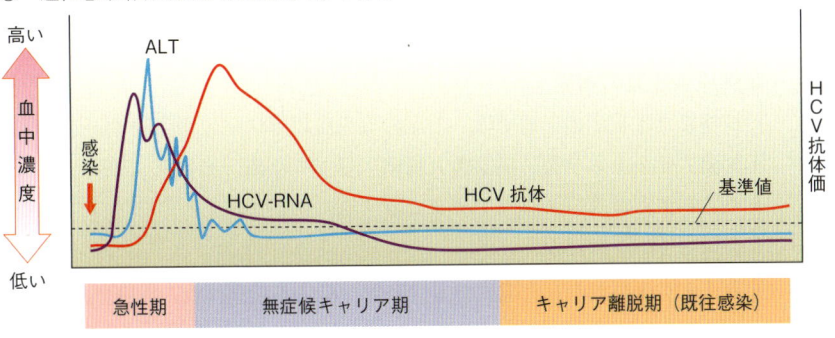

（急性期／無症候キャリア期／キャリア離脱期（既往感染））

安田清美，飯野四郎：C型肝炎Update　改訂2版．中外医学社，1993を参照して作成

◆便検査

> 患者が採取する際のポイントを理解しておこう

便検査は，消化器疾患に関する重要な検査のひとつである．一方で，便の肉眼的観察でも多くの情報が得られる．また，検体採取を患者自身が行う場合も多いため，羞恥心にも配慮しながらわかりやすく説明する必要がある．

検査の種類（目的）
- 潜血反応．
- 寄生虫ならびに虫卵の確認．
- 病原微生物の検査．

〈こんなときに測定〉
- 大腸，消化器疾患，全身性疾患のスクリーニングとして広く一般に実施．
- 悪性疾患や感染症を疑うとき．

検体
- 糞便

各検査の概要	●便潜血検査
	化学便潜血検査として，ヘモグロビンや誘導体に反応させるグアヤック法，オルトトリジン法が行われてきたが，現在はヒトヘモグロビンのみに反応する免疫学的便潜血検査が主流となっている．
	● 方法：RPHA法，金コロイド凝集法，ラテックスOC法など
	● 判定：陰性，陽性
	● 影響を及ぼす因子：採取手技や血液の混入
	●寄生虫ならびに虫卵の検査
	以前はルーチンで行われてきたが，近年は腸管寄生虫の減少とともにその頻度は減少している．輸入熱帯病の一部として，人獣共通感染症の検索として実施される．
	● 方法：直接塗布法（カバーガラス法，セロハン厚層塗布法）
	● 浮遊法：集卵検査
	● 沈殿法：各種蠕虫玉卵，原虫嚢子を検出
	● 判定：陰性，陽性（ただし，陰性であっても寄生虫がいないとは判断できない）
	●病原微生物の検査
	持続性または重症の下痢では，上記の寄生虫以外に病原微生物検査が必要となる．
	● 細菌：サルモネラ菌，病原性大腸菌，ビブリオ菌，赤痢菌，コレラ菌ほか
	● ウイルス：ロタ，ノロ，アデノほか
	● 真菌：カンジダほか
	● 方法：塗抹標本の顕微鏡検査，特定培地による培養検査，免疫学的検査，ウイルス感染症の抗原・抗体検査による原因の同定を行う
便の肉眼所見と疾患の主な特徴	● 閉塞性黄疸：白色便
	● 鉄剤内服：黒色
	● 下部消化管，肛門部出血：新鮮血混入
	● 上部消化管出血：タール便
	● 炎症性腸疾患：粘液便
患者自身が採取する際のポイント	● 採便容器の使用方法を患者へわかりやすく説明する（尿が混ざらないよう注意する，採取された便が乾燥しないよう早めに提出する）．
	● 潜血反応（化学的検査の場合）は，鉄剤や鉄分を含む食事を控える．
	● 患者自身で採取時に痔出血や性器出血の有無や混入の可能性を確認する．

引用・参考文献
1）野末源一ほか：病気がわかる検査値ガイド．金原出版，2008．
2）Medical Practice編集委員会：臨床検査ガイド2007～2008——これだけは必要な検査のすすめかた・データのよみかた．文光堂，2007．
3）和田攻，南裕子，小峰光博編：看護学大辞典．医学書院，2010．
4）石井浩正ほか：肝疾患診療マニュアル．日本医師会雑誌，122(8)：1999．
5）西崎統：検査値読み方マニュアル．ナース専科BOOKS，エス・エム・エス，1997．
6）青木誠孝ほか：健康診断から精密検査まで——検査の受け方と結果の見方がよくわかる本．主婦と生活社，2001．
7）熊田博光：C型慢性肝炎・B型慢性肝炎——インフォームドコンセント用．大日本住友製薬，2009．
8）エスアールエル八王子ラボラトリー：総合検査案内2010．
9）落合慈之監：消化器疾患ビジュアルブック．学研メディカル秀潤社，2009．
10）江口正信ほか：検査値早わかりガイド．医学芸術社，2012．
11）三田英治ほか：必ず役立つ！肝炎診断バイブル．メディカ出版，2012．
12）大久保昭行ほか：わかる！検査とケアのポイント．医学書院，2011．

（中島節子）

消化器系のフィジカルアセスメント

フィジカルアセスメントとは

フィジカルアセスメントとは，問診により得る主観的情報と，フィジカルイグザミネーションの技術を用いて得る客観的情報をもとに，身体的な査定・評価を行うことであり，在宅，救急外来，急性期病棟のみならず，あらゆる看護の場面で求められる知識・技術である．

もちろん，そのめざましい進歩により，医療機器，検査機器がなくてはならない存在となっている．検査・処置の場面においても例外ではない．

検査・処置にかかわる看護師が，フィジカルアセスメントの知識と技術をもち，それを実践することは，適切かつ効率的な検査や処置の実施に必要不可欠であり，ひいては，それが検査・処置を受ける患者の安全・安楽へとつながる．

消化器系のフィジカルアセスメントの特徴

①苦痛に対する援助と緊急性の見きわめ

消化器系の検査・処置を受ける患者の多くは，なんらかの消化器症状をきたしている．なかには，強い苦痛や不安を伴うものもあり，それらをできるかぎり軽減することは，消化器系のフィジカルアセスメントを行う場面においても，重要な看護援助の1つである．

また，腹部疾患には緊急の治療を要する疾患も少なくなく，身体所見や自覚症状，言動から，緊急性を判断する能力も求められる．

②解剖の理解

消化器系のフィジカルアセスメントにかぎったことではないが，診ようとしている部位の解剖を十分に理解し，体内をイメージできることはフィジカルアセスメントを行ううえで最も重要なことの1つである．

腹部には消化器系臓器だけではなく，生殖器系臓器，泌尿器系臓器，血管系などが含まれ，それぞれが，隣接していたり重なり合ったりしながら配

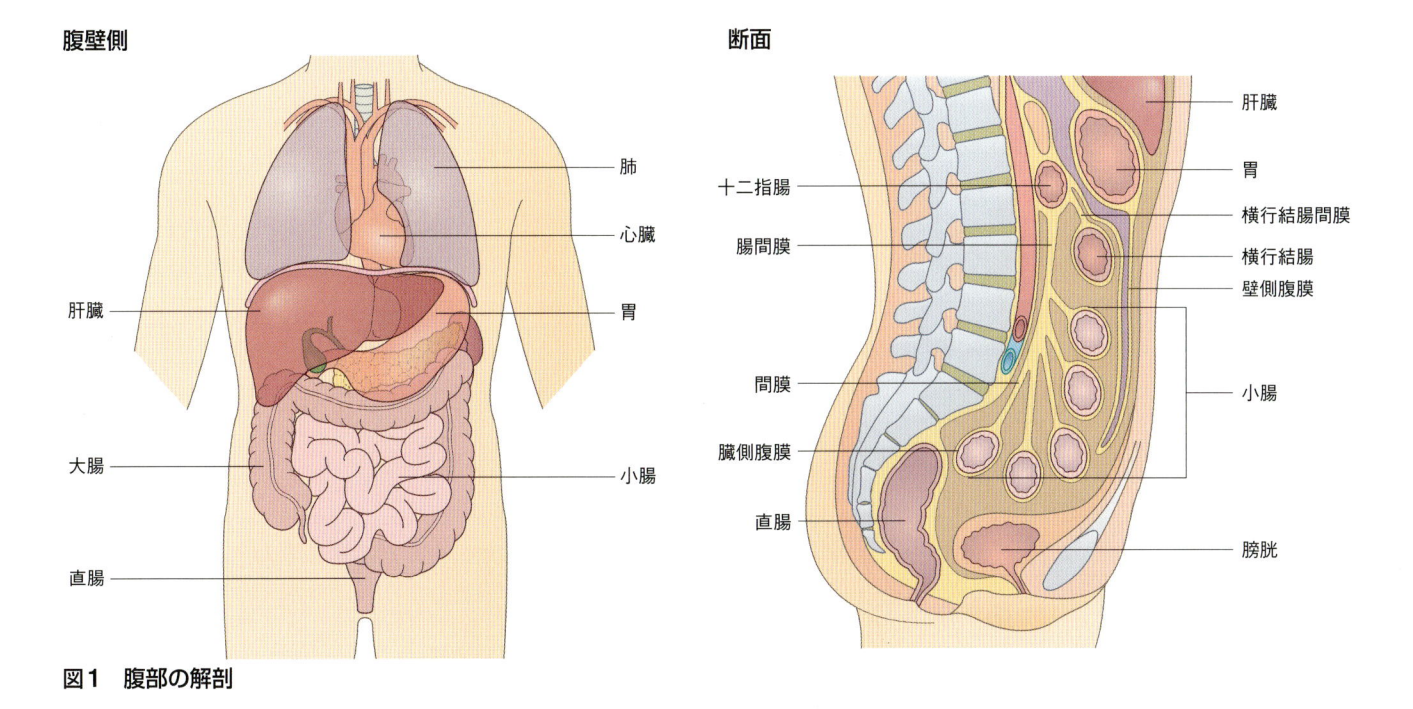

図1　腹部の解剖

置されている．そのため，立体的に腹部の内部をとらえる必要がある（図1）．

③**腹部だけではなく全身を診る**

消化器系にかぎったことではないが，フィジカルアセスメントでは，患者の全身を診ることが基本である．消化器疾患においても，腹部以外に症状が出現することは多々あり，腹部に集中しすぎて，それらを見逃すことがないように注意する．

●問診

問診では，患者の病歴や自覚症状を聴取することで，主観的情報を得る．とくに外来や検査室では，問診が看護師と患者とのファーストコンタクトとなることも多く，ここで与える印象によっては，後の検査や処置における患者の不安や苦痛を助長しかねない．

問診はコミュニケーションの要素が大きく，情報収集に専念しすぎて一方的な質問になってしまったり，用紙への記載に集中しすぎて患者と目を合わせる回数が極端に少なくなったりしないように注意する．

消化器症状は強い苦痛や不快感を伴い，患者は不安をいだきやすく，それらを理解しようとする気持ちが伝わるように接することは，問診を行う際の有効なコミュニケーション技術の1つである．

また，問診の場は，最初に緊急性を判断する場でもある．患者の全体をざっと診て，患者の顔色や表情，言動などから，順序に沿って検査を進めていけばよいのか，すぐにでも処置に移れるように調整すべきかを判断する．

以下，主な腹部症状とそのとらえ方について解説する．

腹部の自覚症状のとらえ方

消化器系臓器の障害により出現する症状にはさまざまなものがあるが，ここでは，とくに多くみられる腹痛，悪心・嘔吐，便秘，下痢，吐血・下血について説明する．

①**腹痛**

腹痛を主訴に受診する患者は多いが，その部位（図2）や周期，程度，性質，訴え方はさまざまである．また，神経支配により，解剖学的な臓器の位置と疼痛の位置は必ずしも一致せず，疾患によっては，疼痛は放散する．

以下に，腹痛の問診のポイントと，考えられる疾患について示す．

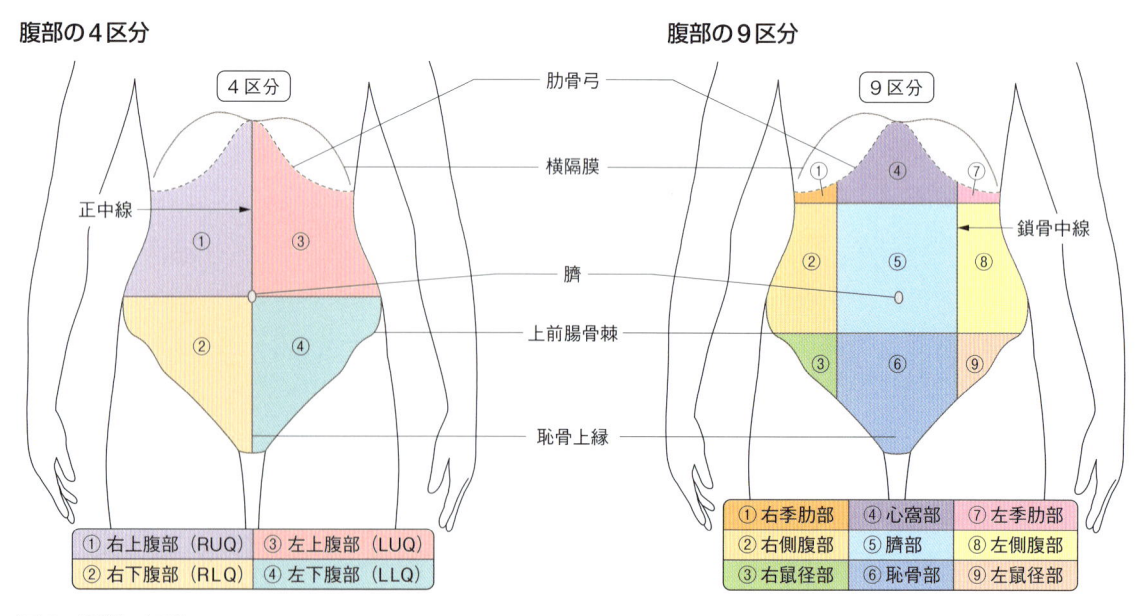

腹部の4区分

① 右上腹部（RUQ）　③ 左上腹部（LUQ）
② 右下腹部（RLQ）　④ 左下腹部（LLQ）

腹部の9区分

① 右季肋部　④ 心窩部　⑦ 左季肋部
② 右側腹部　⑤ 臍部　⑧ 左側腹部
③ 右鼠径部　⑥ 恥骨部　⑨ 左鼠径部

図2　腹部の区分

	問診のポイント	考えられる疾患
●痛みの部位	・心窩部	胃潰瘍，十二指腸潰瘍，急性胃粘膜病変，アニサキス症，胆石症，急性膵炎
	・右季肋部	胆石症，総胆管結石，右尿管結石，膵がん
	・左季肋部	大腸脾彎曲部のガス貯留
	・下腹部（左，右，正中）	大腸蠕動亢進，憩室炎，卵巣腫瘍の茎捻転
	・右下腹部	虫垂炎（ときに下腹部正中）
●放散痛の有無と部位（図3）	・心窩部，右季肋部→右肋弓→右肩甲骨→右肩	胆石症，胆嚢炎，総胆管結石
	・食道痛（胸やけ）→左液窩→鎖骨	逆流性食道炎
	・心窩部→右季肋部→背部	胃潰瘍穿孔，十二指腸潰瘍穿孔，アニサキス症
	・心窩部→背部	急性膵炎
	・側腹部→恥骨方向	尿路結石
	・仙骨部	直腸疾患
●腹痛の時間経過	・突然の激しい痛み	消化管穿孔，胃アニサキス症，急性胃粘膜病変，腹部大動脈瘤破裂など
	・持続的な腹痛	慢性膵炎
	・食後のみの上腹部痛	胆石症
	・空腹時に増強する上腹部痛	十二指腸潰瘍
	・排ガス，排便前の腹痛	大腸炎，胃腸炎，腸管蠕動痛
●腹痛の性質	・疝痛（図4）	消化管疾患→腹膜炎，消化性潰瘍，腸閉塞，虚血性腸炎，急性膵炎，胆石症
		腎泌尿器疾患→腎結石，尿管結石

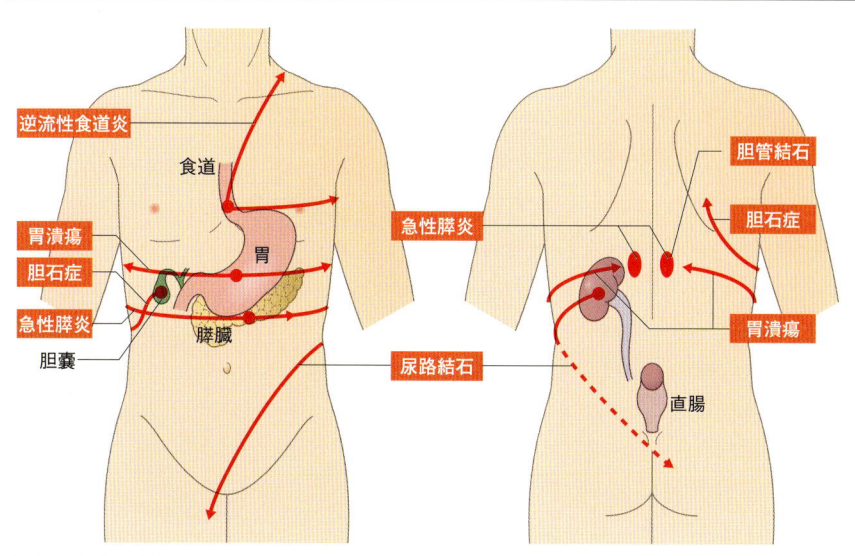

図3 腹痛の放散

文献1）より

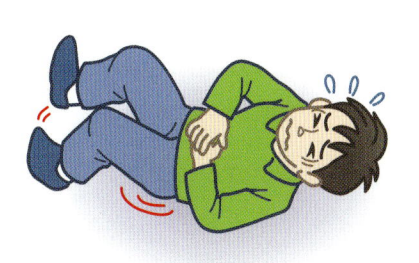

図4 疝痛

腹部臓器の障害によって生じる，発作性，間欠的な激しい腹痛．ときに患者は，おなかを抱え，冷汗をかきながら強い痛みを訴える

フィジカルアセスメント

②悪心・嘔吐

中枢性嘔吐と反射性嘔吐に分けられる.

消化器系の臓器障害が原因で嘔吐をきたす場合は反射性嘔吐であり,腹痛などの症状と随伴することが多い.ほかに,心疾患,泌尿器疾患,婦人科疾患に伴う嘔吐も反射性嘔吐に分類される.

中枢性嘔吐をきたす疾患としては,脳血管障害や脳腫瘍などの頭蓋内病変,メニエール病,摂食障害,薬物の副作用,代謝・内分泌疾患などがあげられる.

随伴する症状をとらえることがアセスメントするうえで重要である.

③便秘

便秘の原因は,食生活や環境変化,疾患,薬剤の副作用などさまざまである.便意や随伴症状を伴わないものもあるが,残便感や排便困難,腹痛や悪心などの随伴症状をみとめる場合は,引き続き検査や処置が必要となる.

④下痢

過敏性大腸症候群,潰瘍性大腸炎,感染性腸炎などで生じることが多い.ほかの腹部随伴症状や,発熱などの情報を得ることがアセスメントするうえで重要である.

⑤吐血・下血

吐血や下血は,消化管からの出血をきたした場合に出現する症状である.大量の鮮血吐血をきたす場合,食道静脈瘤破裂やマロリーワイス症候群などが考えられ,緊急の処置を要することはいうまでもないが,タール便や黒色吐物であっても,出血の結果,ヘモグロビン値の低下をきたしていることが多い.このことが,予備能の低い高齢者や,慢性心不全などの既往がある患者の病態を悪化させることがあり,このような場合は早急な処置を要する.

> **メモ**
>
> **機能性胃腸症(上腹部不定愁訴)**
>
> 上腹痛や悪心,食欲不振などの症状を訴えるが,検査上,消化器系臓器の器質的異常をみとめないものをいう.ストレスやライフイベント,性格などに深く関係していると考えられ,薬物治療の対象となる.実際の患者数は多く,よく遭遇する疾患のひとつである.

フィジカルイグザミネーション

フィジカルイグザミネーションでは,視診,聴診,打診,触診の技術を用いて,客観的データを得る.腹部症状が強い患者は,打診や触診の技術に強い不安を感じたり,じっとしていることすらできない患者も多い.患者の苦痛が最小限となるように,適切な技術で,スムーズに,ときに患者のペースに合わせながらフィジカルイグザミネーションを進めることが重要である.

腹部のフィジカルイグザミネーションのポイント

①視診→聴診→打診→触診の順に実施する

打診や触診は消化管に対する刺激が大きく,腸蠕動運動を亢進させることがある.聴診による腸蠕動の評価を正確に行うために,聴診は打診,触診の前に実施する.

②羞恥心を最小限にする

とくに下腹部を露出することに羞恥心を感じる患者は多い.上腹部の診察中はタオルで下腹部を覆うなどして不必要な露出は避け,適度な会話をしながらスムーズに進めることで羞恥心を最小限とする.

また,ズボンは前面側のみを下げるのではなく,殿部側も同じようにずり下げることで安定し,患者は余計な気を使わなくてすむ.

③患者の表情が目に入る位置でフィジカルイグザミネーションを行う

検査時に,右利きの検査者は患者の左側に立つ(左利きの検査者は患者の右側に立つ)と,自然な視線は患者の足側になる.よって,右利きの検査者は患者の右側,左利きの検査者は患者の左側に立ち,患者の表情や反応を見ながら実施する(図5).

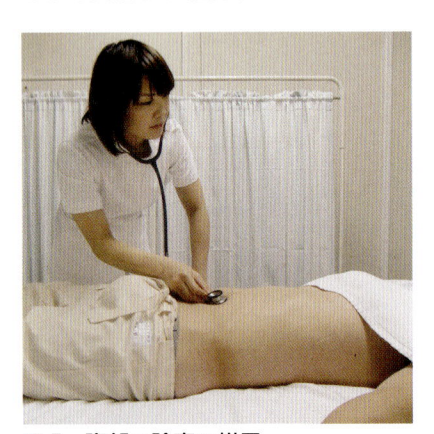

図5 腹部の診察の様子

腹部の視診

腹部を視覚的に観察し診察する．全体を漠然と視るのではなく，「何を視るのか」を意識して行うことで，異常を発見しやすくなる．

❶皮膚の状態と静脈怒張の有無

瘢痕	手術痕，熱傷，外傷による瘢痕．
黄疸	皮膚の黄疸は血中総ビリルビン値が3mg/dL以上になると出現するが，黄色人種では判断が難しい（黄疸の増強の有無など，経時的変化を知るためには有効なこともある）．黄染がわかりやすいことから，眼球結膜で判断するのが一般的である．また，病的な黄染をきたしている場合には，皮膚の瘙痒感や全身倦怠感・疲労感，発熱などを伴うことが多い．
腹壁静脈怒張	肝硬変や肝がんなどにより，門脈圧の亢進が起こることで，門脈を通るべき静脈血は臍傍静脈と腹壁の静脈を通り還流することとなる．その結果，臍周囲から，放射状に静脈が体表に怒張する．その見た目から，「メデューサの頭」ともいわれる（図6）．また，大静脈の閉塞によっても腹壁の静脈に側副血行路が形成され，静脈怒張をきたすことがある． 図6　門脈圧亢進による腹壁静脈の怒張（メデューサの頭）
くも状血管腫（図7）	1〜3mm程度の拡張した拍動性の血管を中心に，クモが足を広げたように血管が浮かび上がったものをいう．中心部をペンの先などで圧迫すると消失する．肝硬変や慢性肝疾患，妊娠や経口避妊薬の内服などによるエストロゲンの上昇が原因と考えられていて，腹部や胸部，頸部などにみられる． 中心を圧迫すると消失 図7　くも状血管腫
手掌紅斑	指の付け根の部分に紅斑をみとめる状態をいう．くも状血管腫と同様，エストロゲンの上昇が原因と考えられている．

フィジカルアセスメント

❷腹壁の輪郭と形状

輪郭	正常な腹部の輪郭は左右対称である．外傷や外科処置，臍ヘルニア，腹壁ヘルニア，鼠径ヘルニアや腫瘤によって局所的な変形をみとめることがある．
形状	腹部の膨隆をきたしている所見がある場合，腹水(fluid)，鼓腸(flatus)，宿便(feces)，肥満(fat)，胎児(fetus)の5項目「Five F」を念頭におく．急性胃拡張や巨大な腫瘍などでも，腹部の膨隆をみとめることがある．

腹部の聴診

聴診器を用いて診察する．消化器系の聴診では聴診器の膜型を使用する．また，聴診器は温めずに使用すると，冷たく感じるため，手で握ったりして温めてから使用する．

❶腸蠕動音

腸蠕動音は，液体やガスが腸管内を通過することで生じる不規則的な音で，グル音ともいう．聴診器を腹壁のどこか1か所に当てて聴診する（図8）．

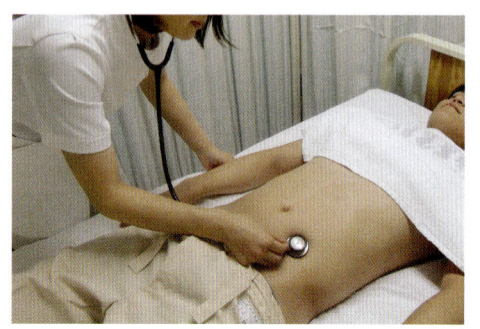

腸蠕動音は腹部の1か所を聴診する

図8　腹部の聴診

正常な腸蠕動音	5〜15秒間に1回の割合で，腸蠕動音が聴取できる．
腸蠕動音の亢進	正常な割合以上に頻繁に腸蠕動音が聴取される状態．生理的に腸蠕動が亢進することもある．病的なものとしては，下痢，閉塞性イレウスが疑われる．閉塞性イレウスの場合，亢進が進むとメタリックサウンドとよばれる金属性の音として聴取される．
腸蠕動音の減弱	正常な割合以下でしか腸蠕動音が聴取されない状態．薬剤の副作用や絶食でも減弱をきたす．麻痺性イレウスなども疑われるため，随伴症状を把握することが重要である．
腸蠕動音の消失	5分以上聴診しても腸蠕動音が聴取されない状態．麻痺性イレウスや腹膜炎による腸蠕動停止などが疑われる．麻痺性イレウスや腹膜炎をきたしている場合，患者は嘔吐や腹痛により激しい苦痛を伴う．このような緊急を要する疾患を疑わせる症状をみとめる場合は，腸蠕動を評価するためだけに5分間もの聴診を行うことは避けるべきである．

❷振水音(スプラッシュサウンド)

イレウスなどで胃内に大量のガスや液体が貯留している場合,聴診器を心窩部に当て,患者の腹部を左右に揺すると,チャプンチャプンという音が聴取される(図9).

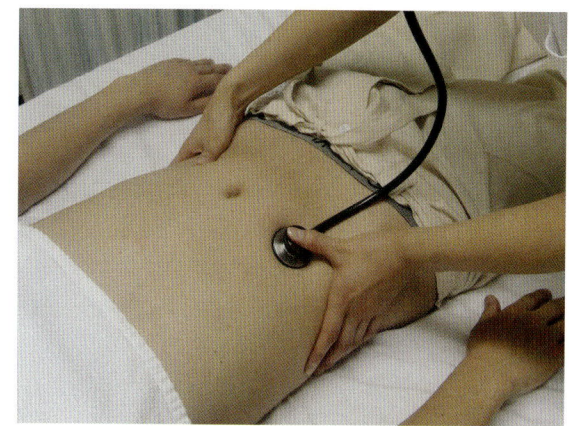

図9　腹水の聴診　　両手で支え,左右に大きく揺する

腹部の打診

体表を叩くことで発する打診音から,腹腔内の状態を診察する.

● 打診の技術(図10)
① 左手指を1cm間隔程度に広げて,中指が打診する部位に来るように当てる.このとき,手指全体をベッタリと押しつけるのではなく,手指を若干反らし気味にし,第1関節から第2関節までの指先を軽く当てる.
② 右の中指(示指,中指の2本でも可)の先端で,腹部に当てた左の中指の骨の部分を,弾くように叩く.右の肘,前腕は固定し,手首のスナップをきかせることで音を響かせることができる.

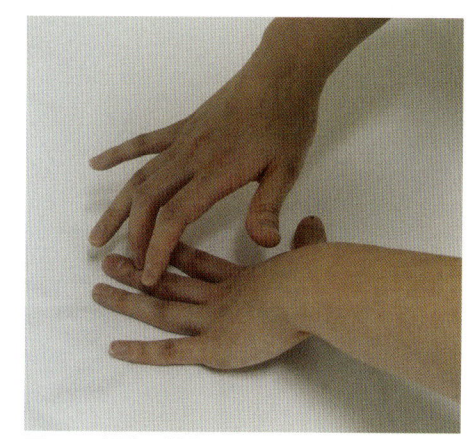

図10　打診の技術

● 打診音の分類

種類	強さ	高さ	長さ	性質	正常聴取部位
過共鳴音	きわめて大	低い	超長	轟く音	幼児の肺
共鳴音	大	低い	長い	空洞音	成人の肺
鼓音	大	高い	中間	太鼓のような音	胃袋,腸管
濁音	中間	中間	中間	ずしんと響く音	肝臓,心臓
平坦音	弱い	高い	短い	鈍く響かない音	筋肉

文献1)より

フィジカルアセスメント

❶腸管ガス分布

　腸管はガスを含むため，腹部の大部分は鼓音となる．臓器実質，便塊，腫瘤，尿が充満した膀胱が位置する部位は濁音を呈する．

❷肝臓の位置と肝腫大の有無（図11）

　肺と肝臓の境界（肺肝境界）を，打診音の変化で把握する．
　右鎖骨中線上を，胸部側か腹部側に向けて打診し，共鳴音（肺）から濁音（肝臓）に変化した部位をとらえる．その部位が肝臓の上縁となる．正常な肺肝境界は第6肋間であり，それより上昇している場合は肝腫大や大量腹水を疑い，低下している場合は肝臓の顕著な萎縮や肺気腫，気胸などを疑う．
　肝臓の下縁は，鎖骨中線上を足側から腹部側に向けて打診し，鼓音（腸管）から濁音（肝臓）に変化した部位をとらえるが，臓器の形状や配置により不明瞭なことが多い．

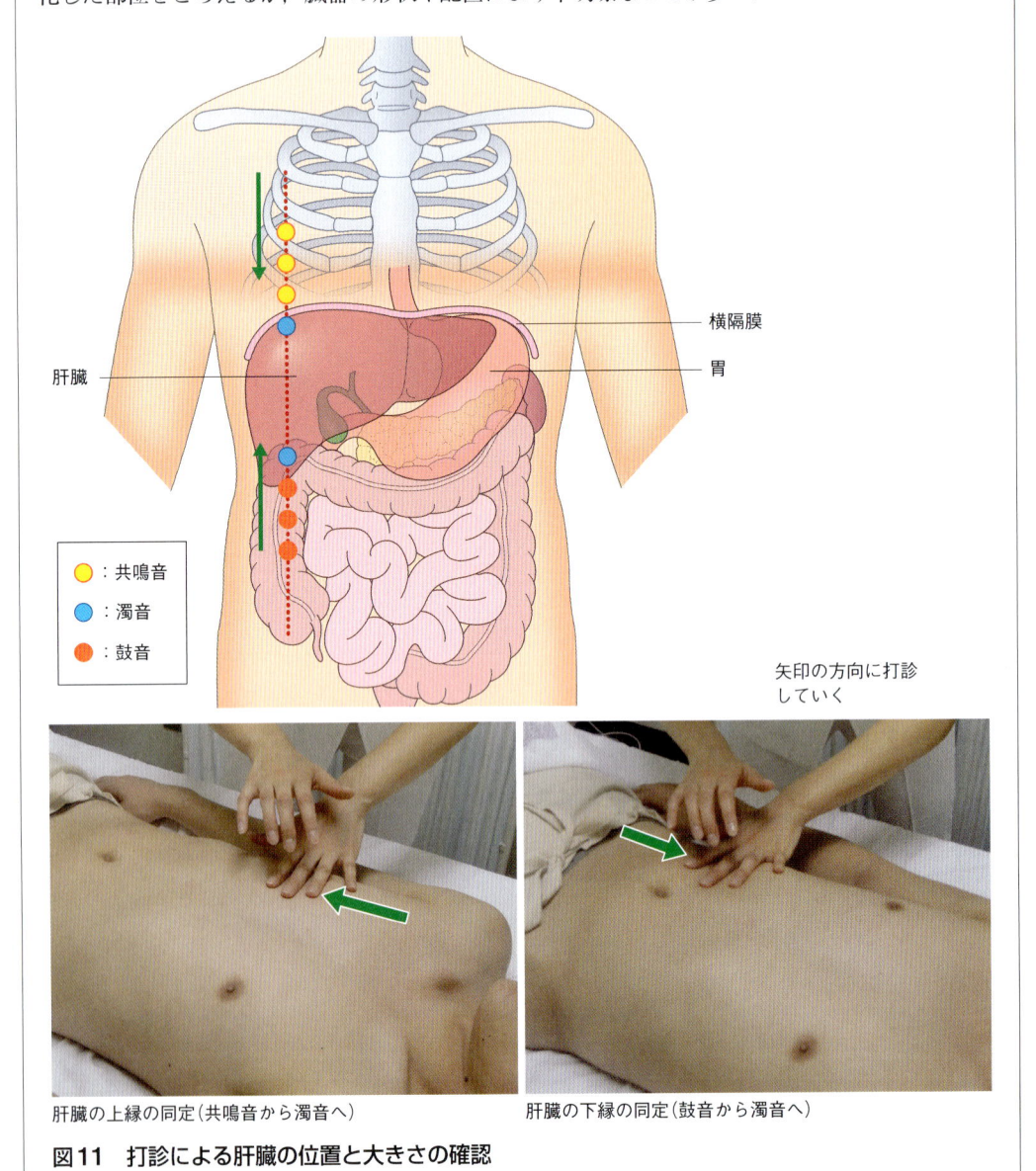

肝臓の上縁の同定（共鳴音から濁音へ）　　　肝臓の下縁の同定（鼓音から濁音へ）

図11　打診による肝臓の位置と大きさの確認

❸腹水の有無(図12)

　腹水の存在する部位は濁音として聴取される．

　腹水が存在する場合，患者を仰臥位とすると，腹水は腹腔内の背側に移動し，腸管が臍側に移動する(浮き上がる)．そのため，臍側から側腹部側へ向けて打診していくと，鼓音(腸管)から濁音(腹水)に変化する部位を確認できる．また，患者を側臥位とすると，腹水が重力により移動するため，仰臥位の場合とは鼓音と濁音の境界位置が変化する．

　また，患者の両側腹部に手を添え，一方の手で側腹部を軽く叩くことで生じる波動を，もう片方の手で感じることができる場合，腹水の存在が疑われる．皮下脂肪の多い患者では，介助者の手を患者の腹壁の中央に強めに置くことで脂肪による波動はブロックされるが，腹水の波動はブロックされずに伝わるため鑑別が可能となる．

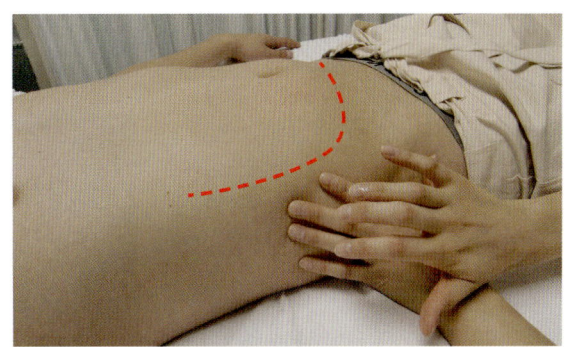

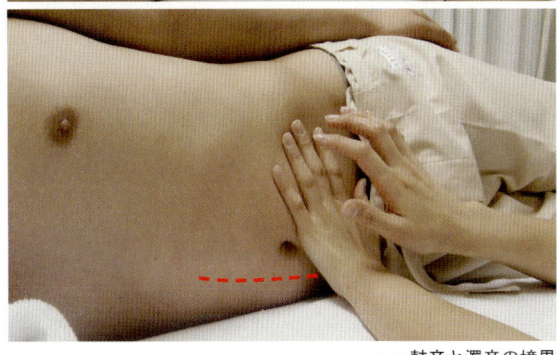

- - - - 鼓音と濁音の境界

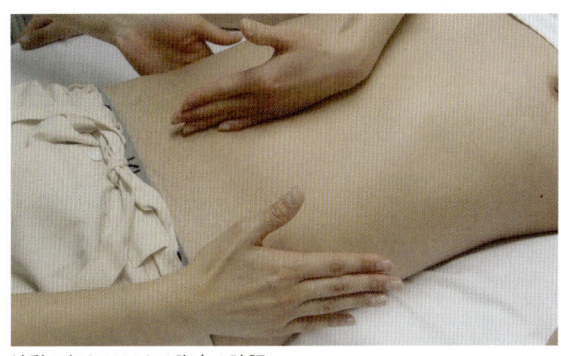

波動の伝わりによる腹水の確認

図12　打診による腹水の確認

❹叩打痛の有無(図13)

　臓器の腫大や炎症がある場合，臓器の位置する部位を軽く叩打すると，局所的な痛みを生じる．利き手の反対の手を叩打する部位に当て，その上を，利き手の握りこぶしの尺骨側で軽く叩打する．

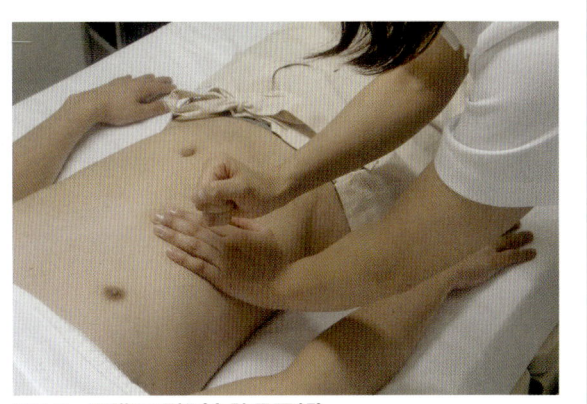

図13　肝臓の叩打(右肋骨弓部)

フィジカルアセスメント

腹部の触診

体表を手で触れることで診察する．腹部の触診では，浅い触診と深い触診を使い分ける（図14）．ここで述べる限局性圧痛，反跳痛，筋性防御については，浅い触診で診察が可能である．深い触診は，ときに患者の苦痛も強く，経験と高い技術をもってしなければ合併症の危険もあるため，安易に行ってはいけない．

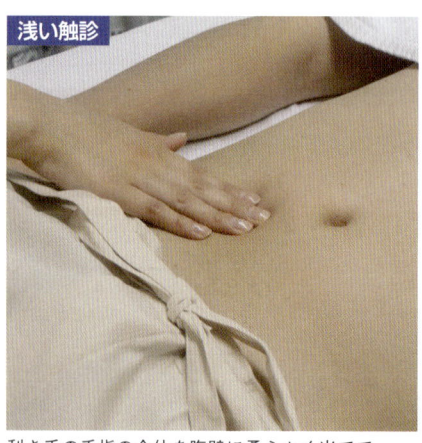

浅い触診
利き手の手指の全体を腹壁に柔らかく当てて触診する

深い触診
両手を使って深く腹壁に押し当て，下の手指で内部を感じとる

図14　腹部の触診

❶限局性圧痛（図15）

腹部の1か所を圧迫した際に生じる限局した痛みで，示指で腹壁を垂直に圧迫してその有無を確認する．胃潰瘍，十二指腸潰瘍では心窩部に限局性圧痛をみとめる．

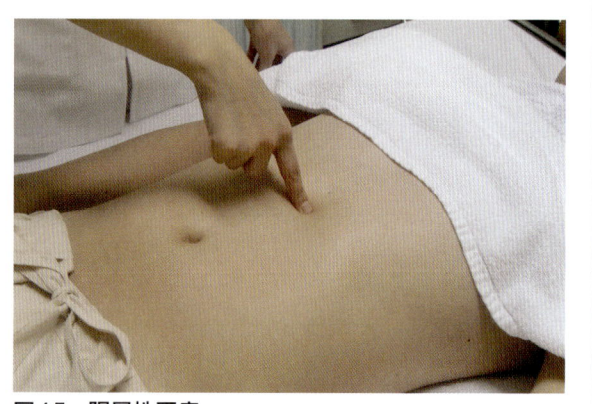

図15　限局性圧痛

❷反跳痛（ブルンベルグ徴候．図16）

腹壁を圧迫したときよりも，離した瞬間に生じる強い痛みで，示指，中指，環指で腹壁を垂直に圧迫してその有無を確認する．腹膜炎による腹膜刺激症状の1つであり，緊急の処置を要する．非常に強い痛みを誘発するため，患者へ十分に説明し，不安の軽減に努めることが重要である．

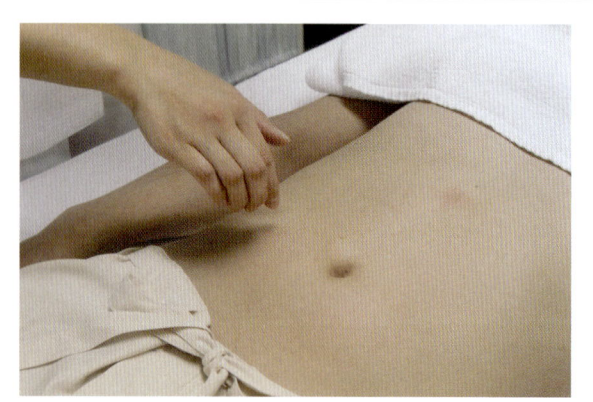

図16　反跳痛　　押さえたあとはすばやく離す

❸筋性防御
（ディファンス）

　腹壁を圧迫すると，腹壁の筋肉が急激に収縮する状態をいう．腹膜刺激症状の1つで，肋間神経，腰神経を介し，腹壁の筋肉の緊張が反射性に亢進することで起こる．さらに炎症が悪化すると，腹壁の筋肉は硬直する．

❹肝臓の触知（図17）

以下の方法で触診する．
①患者の右側から，右手を右季肋部に当てる．左手は右背面に当てる．
②患者に深呼吸をしてもらい，呼気時に腹壁が弛緩するのに合わせて，右手を肋弓下に沈ませる．その際，左手は軽く押し上げる．
③患者が吸気を開始し，腹壁が膨張してくるのに少し遅れて右手の圧迫を解除していく．この際に肝臓の下縁を指先に触れる．容易に触れる場合や硬い感触が顕著な所見は，肝腫大や肝硬変などの病変を示唆する．

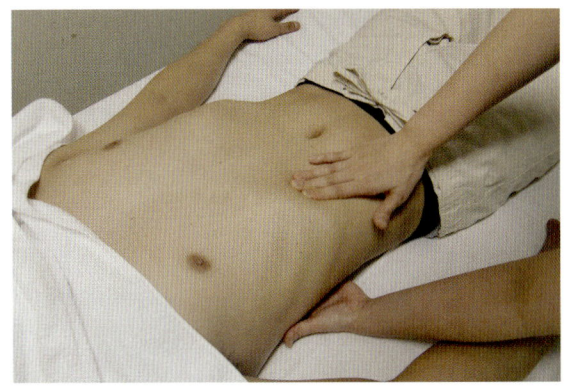

図17　肝臓の触診

引用・参考文献
1) 日野原重明ほか編：フィジカルアセスメント――ナースに必要な診断の知識と技術．第4版，医学書院，2010．
2) 藤崎郁：フィジカルアセスメント完全ガイド．学習研究社，2001．
3) 山内豊明：フィジカルアセスメントガイドブック――目と手と耳でここまでわかる．医学書院，2005．
4) 横山美樹：はじめてのフィジカルアセスメント．メヂカルフレンド社，2009．

（齊藤耕平）

さくいん

数字&欧文

2チャンネルスコープ ……… 14, 17, 20
3管分離注腸カテーテル ……………… 98
3DCT …………………………………… 115
ADL ………… 16, 83, 117, 123, 145
AFP …………………… 175, 176, 178
ALP ……… 162, 165, 166, 173, 174
ALT … 163, 164, 165, 168, 173, 181, 183
Amy ………………… 162, 170, 171
APC …………… 14, 17, 18, 21, 22
APCプローブ ……………………… 14
AST ……………… 163, 164, 165, 167,
  168, 173, 174, 175
CA19-9 ………… 164, 175, 176, 177
CEA …………………… 175, 176, 177
COI ………………………………… 162
cork screw appearance ………… 108
CRP …………………………………… 42
CT-Angio …………… 114, 115, 116
CTC …………………………… 114, 115
CT検査 …… 19, 56, 114, 115, 116, 118
CTコロノグラフィ ………………… 114
D-Bil ……………………………… 172
Decubitus撮影 …………………… 80, 81
DIC ……………………………… 64, 130
EIS …………………………… 23, 130
EMR …………………………………… 8, 28
ENBD ……………… 56, 64, 66, 68
ENBD抜去 ……………………………… 68
EOB ………………………………… 121
EPBD ……………… 56, 61, 66, 67
ERBD閉塞・逸脱 ……………………… 68
ESD ……………………… 20, 21, 34
EST … 56, 57, 58, 59, 61, 62, 63, 66, 67
EUS ……………………… 39, 41, 56, 57
EUS-FNA ……………………… 39, 41
EUS画像 ……………………………… 39
EVL ……… 23, 25, 26, 27, 28, 29
EVLデバイス ……… 23, 25, 26, 28
free air ……………… 19, 48, 80, 81
GERD …………………………… 104, 105
GOT ……………… 163, 167, 168, 174
GPT ……………… 163, 167, 168, 174
Hb …………………………………… 42
HBV ……………… 178, 179, 180, 181
HCV ……………… 178, 179, 182, 183
HCV抗原検査 …………………………… 182
HCV抗体スクリーニング ……………… 182
ICD ……………………… 15, 50, 58
Introducer原法 ……………………… 71
Introducer変法 ……………… 71, 72, 74
ITナイフ …………………… 20, 21, 22
LDH・LD …………………………… 167
Lip ………………………………… 171
microcolonパターン ……………… 108
MRCP …………………… 56, 57, 121
MRI …… 109, 115, 120, 121, 122, 123, 124, 125
MRI禁忌 ……………………… 120, 123
MRSA ………………………………… 83
notch ………………………………… 37
Oリング ……………… 23, 25, 26, 27
PEG …………………… 70, 71, 76
PEGカード ……………………………… 75
PET-CT …………………………… 110
phモニタリング …………… 104, 106
PIVKA II …………………… 175, 178
PTCD ………… 130, 135, 136, 137, 138
PTEG ………………………………… 70
PTGBD ……… 130, 135, 136, 137, 138
Pull法 ……………………… 71, 72, 73
Push法 ……………………………… 71, 73
RF …………………………………… 122
SBチューブ ……… 23, 27, 28, 32, 152, 153, 154, 155
SPIO ……………………………… 121
SpO₂ ……… 41, 42, 52, 76, 160, 161
——モニター …… 10, 14, 17, 18, 23, 27, 28, 31, 33, 42, 43, 49, 58, 60, 70, 112, 133, 159
T-Bil ……………………………… 172
TTS …………… 15, 17, 34, 50, 57, 58
TTS式バルンダイレーター …………… 34
tumor marker …………………… 175
UGI …………………………………… 86
V-Pシャント ……………………… 95
WBC ………………………………… 42
X線検査 …… 19, 48, 80, 81, 86, 98
X線防護プロテクター ………………… 28
X線減弱係数 ……………………… 115
α-フェト蛋白 …………… 175, 178
γ-GTP ……………… 169, 173, 174

あ行

曖気 ………………………………… 10, 12
アイソザイム検査 ……… 165, 167, 170
圧迫法 …………………………… 95, 96
圧迫撮影法 …………………………… 87
アナフィラキシーショック … 8, 9, 56, 63
アナフィラキシー様症状 ……………… 91
アミラーゼ ……………… 62, 170, 171
アライアンス用ゲージ付きシリンジ …… 33
アルカリホスファターゼ …… 165, 174
アルコール綿 ………… 6, 9, 56, 87, 98
アルゴンプラズマ凝固 ………… 21, 22
アルゴンプラズマ凝固装置 …………… 14
アルゴンプラズマ凝固プローブ ……… 14
アレルギー反応 ……………………… 63
アレルギー歴 ……… 89, 116, 122, 131
安楽枕 …… 21, 33, 36, 56, 59, 112, 132
胃・食道静脈瘤出血 …………………… 28
胃液培養 ……………………………… 11
胃液培養容器 ………………… 6, 11
胃管 ………………………… 87, 144
胃がんEMR ……………………… 14, 17
胃管チューブ ………………………… 141
意識障害 …………… 33, 76, 128, 145, 155
意識消失 ……………………………… 46
意識レベル …… 24, 30, 74, 112, 154, 160
胃十二指腸造影検査 …………………… 90
胃十二指腸造影精密検査 ……………… 90
胃食道逆流症 ……………… 104, 105, 106
異所性胃粘膜 ……………………… 109
胃切除後 ……………………………… 70
胃全摘術後 …………………………… 8
異物誤飲 ……………………………… 6
胃部膨満 ……………………………… 21
胃壁固定 ……………………… 74, 76
イレウスチューブ …………………… 139
イレウスの分類 ……………………… 140
胃瘻 …… 70, 72, 74, 75, 76, 77, 105
——カテーテル ……………………… 71
——チューブ …………………… 75, 76
咽頭局所麻酔薬 ……………………… 70
咽頭痛 ……………………………… 12, 145
咽頭麻酔 ………… 12, 36, 38, 41, 42
インプラント ……………………… 120
ウイルス抗体 ……………… 179, 182
植え込み型除細動器 …… 15, 50, 114
ウオータージェット ………………… 20
エアマット …………………………… 21
栄養剤 ………………… 38, 72, 76, 77
エースカット針 ……………………… 157
壊死脱落 ……………………………… 23
嚥下・摂食障害 ……………………… 70
嚥下運動 ……………………………… 10
炎症反応 ……………………… 17, 53, 62
エンドカットモード ………………… 18
黄疸 …… 28, 32, 64, 68, 130, 136, 137, 164, 165, 166, 169, 171, 172, 173, 174, 178, 184, 189
嘔吐・咳漱反射 ……………………… 63
嘔吐反射 ……………………… 10, 42

オーバーチューブ……… 28, 21, 23, 25, 26, 27, 28
――専用マウスピース ……… 25
悪心・嘔吐 …… 6, 9, 12, 18, 27, 42, 46, 53, 62, 68, 75, 77, 91, 96, 118, 141, 142, 143, 160, 161, 186, 188
オブチュレーター ……………………… 74
おむつ交換 …………………………… 107
オリエンテーション … 72, 131, 140, 148, 158

か行

咳嗽 …………………………… 63, 118
ガイドワイヤー …… 34, 65, 66, 74, 92, 130, 134, 139, 142
外瘻法 ………………………………… 64
化学放射線治療 ……………………… 33
化学療法 ……………… 34, 147, 177
過換気症候群 ………………………… 46
覚醒状況 ……………………………… 18
拡張用バルン ………… 33, 35, 37
ガスコン注射器 ……………………… 11
ガスコン水 ……… 11, 14, 17, 33
ガスペイン …………………… 97, 103
ガス貯留像 ……………………… 80, 81
下層剥離術 …………… 20, 21, 34, 55
家族性大腸ポリポーシス ……………… 99
カットオフ値 ……… 162, 163, 177
カットオフインデックス …… 162, 180
カテーテルトラブル ………………… 137
カテゼリー ……………………… 10, 13
ガドリニウム製剤 …………………… 121
カニュレーション ……………………… 67
過敏症 ……… 86, 91, 92, 114, 121
下部消化管内視鏡検査歴 …………… 44
カフバルン ……………………………… 30
かゆみ …………………………… 113, 118
カラーシリンジ ……… 6, 28, 98, 130, 139, 146, 157
カルチノイド …………………………… 6
環境汚染 ……………………………… 24
緩下薬 ………………………………… 53
肝血管腫 ……………………………… 120
間欠的自動吸引器 …………………… 144
鉗子チャンネル … 11, 13, 14, 20, 31, 52
患者監視モニター ……… 14, 17, 23, 27, 28, 31, 43, 49
患者連絡票 …………………………… 83
間接型ビリルビン ……… 166, 172, 173
感染症 …… 24, 30, 35, 57, 73, 83, 130, 131, 140, 158, 178, 179, 183, 184

含嗽 ………… 12, 73, 90, 97, 137, 144, 145, 154
がん胎児性抗原 ……………… 175, 177
肝胆道シンチ ………………………… 109
浣腸 …………………………………… 73
嵌頓 …………………………………… 140
顔面紅潮 ……………………… 113, 118
顔面蒼白 ……………………… 118, 123
がん関連抗原 ………………… 175, 178
寄生虫宿主 …………………… 93, 95
気道気管瘻形成 ……………………… 38
逆流防止弁 ……… 60, 98, 133, 136
逆行性感染 …………………………… 41
吸引器 …………………………… 58, 144
吸引セット ……… 23, 33, 49, 70, 152
救急薬品 ……………………… 28, 35
休薬指示 ………… 7, 15, 44, 54
休薬不足 ……………………… 9, 49
吸収障害 ……………………………… 137
急性出血 ……………… 86, 92, 98
急変時シミュレーション ……………… 84
休薬基準 ………… 7, 16, 44, 50, 54
胸痛 ……………… 12, 31, 42, 154
局所止血薬 …………………………… 6
局所麻酔薬 …………… 6, 8, 13, 70, 72, 130, 131, 146, 157
緊急止血法 …………………………… 23
筋性防御 ……………………… 194, 195
偶発的合併症 ………………………… 38
経管栄養 ……………………………… 107
――チューブ ……… 104, 105, 106
経口摂取 ……………………… 33, 70
憩室 ……… 6, 92, 109, 111, 120, 187
経腸栄養剤 ……………… 38, 76, 77
経鼻胃管チューブ …………………… 19
経鼻内視鏡検査 ……………………… 13
下血 ……… 24, 30, 42, 62, 107, 152, 154, 155, 186, 188
下剤 ……… 7, 8, 50, 53, 91, 97, 101, 103, 108, 115
血圧測定 ……………………… 9, 133
血液検査 ………… 7, 15, 19, 56, 68
血液生化学検査 …… 164, 167, 169, 170, 171, 173, 175
血管外漏出 …… 63, 117, 118, 123, 124, 132
血管収縮薬 ……………………………… 13
血管内注入 ……………………………… 31
血小板 ………………… 7, 14, 157
血清トランスアミナーゼ値 …………… 164
血性ビリルビン ……………………… 172
血中・尿中アミラーゼ値 ……………… 62

血中・尿中クレアチニン値 …………… 62
血中ヘモグロビン値……… 27, 31, 32, 63, 75, 76
血糖降下薬 ……………………… 7, 8, 50
血糖コントロール不良 ……………… 50
血糖値 ………… 91, 96, 101, 110, 162
下痢 …………………………………… 108
限局性圧痛 ………………………… 194
コアグラ ……………………………… 28
コイル状鉗子 ………………………… 11
誤飲 …………………………………… 10
降圧薬 ………………………………… 7, 8
抗潰瘍薬 ……………………………… 63
硬化剤 ……………… 23, 28, 30, 31
口渇 ………………… 12, 48, 91, 144
抗凝固薬 …… 7, 9, 12, 14, 16, 18, 20, 24, 35, 44, 48, 49, 50, 53, 54, 57, 58, 72, 131, 158
抗菌薬 ………………… 48, 53, 63
口腔吸引 ……………………… 14, 31
口腔ケア ……………………… 73, 144
口腔内吸引用カテーテル …………… 23
抗痙攣薬 ……………………………… 7
抗血小板薬 … 14, 54, 55, 57, 72, 158
抗血栓治療薬 ………………… 54, 55
抗コリン薬 …………………… 9, 12
硬性ブジー法 ………………… 33, 34
高耐圧バルン ………………………… 34
抗体検査 ………… 178, 180, 182, 184
叩打痛 ……………………………… 193
肛門外バルン ……………………… 102
誤嚥性肺炎 ………… 12, 70, 77, 140
呼気試験 ……………………………… 11
呼吸困難 ………… 10, 135, 147, 154
呼吸停止撮影 ……………………… 122
呼吸同期撮影 ……………………… 122
呼吸抑制 ………………… 60, 74, 76
骨シンチ ……………………… 109, 110

さ行

細径鉗子 ……………………………… 11
細径超音波プローブ ……… 39, 40, 41
採石 ……………………………… 66, 67
砕石具 ……………………………… 56, 67
截石術 …………………… 56, 61, 67
催眠鎮静薬 …………………………… 40
鎖肛 …………………………… 107, 108
酸素カヌラ ……… 17, 25, 31, 60
酸素吸入 ………… 8, 41, 42, 52, 58
酸素投与 …… 14, 18, 60, 62, 73, 131, 157
酸素飽和度 ……… 18, 24, 25, 30, 73

197

酸素ボンベ	120
三爪・五爪鉗子	49
三方活栓付きエネマシリンジ	92
止血クリップ	52
止血薬	18, 38
止血用処置具コアグラスパー	20
試験穿刺	146, 148
自己・自然抜去	76
事故抜去	71, 76, 77
自己抜去	68, 76, 143, 145, 155
視診	188, 189
自然抜去	68, 76, 145
自動血圧計	18, 33, 41, 70, 136, 159, 161
自動注入器	98, 102, 117
ジメチコン製剤	56, 70
シャルコーの3主徴	68
シャワー浴	73
シャント	60, 95, 101, 123, 133
充満法（充盈法）	87
腫脹	59, 63, 75, 76, 117, 118, 123, 136
出血傾向	7, 11, 14, 20, 33, 49, 50, 64, 70, 137, 151
出血性ショック	152, 154
出血リスク分類	55
腫瘍	6, 33, 34, 49, 56, 61, 63, 64, 115, 120, 121, 126, 130, 140, 167, 175, 179, 190
腫瘍マーカー	171, 173, 175, 176, 177, 178
潤滑用ゼリー	87, 92
消化性潰瘍治療薬	7
消臭剤	144
上部消化管造影検査	86, 87, 104, 105
消泡剤	6, 8, 14
静脈注射	17, 109, 110, 112
静脈怒張	189
静脈内留置針	118
静脈瘤穿刺針	28
食事制限	49, 101
触診	147, 188, 194, 195
食道・胃静脈瘤内視鏡所見記載基準	29, 29
食道造影検査	90
食道内バルン	152, 154, 155
食欲不振	6, 188
ショック	10, 25, 63, 121, 135, 136, 150, 151, 152, 153
徐脈	76, 118, 123
シリンジシールド	111
シリンジポンプ	124
人工股関節置換	101
人工内耳	120
針状ナイフ	21

振水音	191
新鮮凍結血漿	24, 30
迅速ウレアーゼテスト	6, 11
身体拘束	68
シンチカメラ	109, 111
心電図	33, 60, 133
──モニター	18, 58, 60, 70
膵酵素阻害薬	63
水疱	136, 137
膵リパーゼ	171
鈴	33, 35, 36, 37
頭痛	113
ステント	56, 64, 65, 68
スネア	14, 17, 49, 52
スプラッシュサウンド	191
生検	11, 12, 13, 39, 47, 54, 63, 98, 160
──鉗子	6, 11, 13, 43
生理食塩液	14, 49, 56, 130
咳き込み	38
脊髄刺激装置	114
絶飲食	12, 27, 32, 48, 53, 63
切開・剥離	20, 21, 22
舌根沈下	74
切除病変	18
説明同意書	15, 73
穿孔	19, 37, 38, 42, 48, 52, 53, 66, 76, 78, 80, 86, 91, 92, 98, 121
洗口液	73
全身衰弱	33, 86, 92, 98
喘息	45, 121, 122
前投薬	6, 49, 131, 146, 157, 159
蠕動運動	57, 61, 89, 122
──抑制	97, 103
造影MRI	122
造影剤アレルギー	56, 64
造影バルン	56
造影用カニューレ	61
臓器特異性	162, 164, 166, 167, 177
創痛	76
総ビリルビン	172, 173, 174, 189
瘙痒	91, 136, 189
ゾンデチューブ	87, 92, 96

た行

タール便	31, 75, 184, 188
体位変換	25, 31, 47, 87, 88, 89, 90, 93, 95, 96, 101, 102, 103, 107, 108, 136, 141, 142, 147
体位保持	95, 141
大腸電子スコープ	43, 49

大腸内視鏡検査後のご注意	48
大腸前処置薬	43
体動困難	76
ダイナミックCT	114, 115, 116
ダイレーター	74, 130, 134
打診	147, 188, 191, 192, 193
ただれ	76
脱気水充満法	40, 41, 42
脱気水注入装置	40
脱水	100, 108, 114, 136, 137, 140, 143, 144, 145
胆管生検	65
胆管造影	65, 66, 67, 130
胆汁吸引細胞診	65
胆汁性腹膜炎	135
胆道減圧ショック症状	136
蛋白分解酵素阻害薬	63
チオ硫酸ナトリウム・エタノール	130
中心静脈栄養	38, 144
チューブトラブル	104, 106
中和剤	6, 11, 14
超音波観測装置	40
超音波内視鏡穿刺術	42
超音波プローブ	39, 40, 41, 133
超音波内視鏡下穿刺吸引法	39
腸管ガス分布	192
腸管内出血	98
聴診	153, 188, 190, 191
聴力障害	89
腸蠕動音	143, 190
直接型ビリルビン	172, 173, 174
直腸診	46, 102
鎮痙薬	6, 14, 17, 43, 49, 58, 60, 61, 87, 89, 95, 97, 98, 101, 103, 122
鎮静解除薬	56, 58, 61, 72, 74
鎮静薬	7, 10, 13, 14, 15, 17, 18, 19, 21, 23, 25, 27, 28, 31, 32, 40, 41, 42, 44, 49, 53, 56, 60, 70, 72, 73, 74, 120, 145
通常内視鏡診断装置	40
低アルブミン状態	150
低血糖	7, 12, 44, 48, 50, 91, 97, 100, 103
定性検査	162
ディファンス	195
定量検査	162
テーパー処理	34
テスト注入	117
デフレーション	34
電解質	24, 30, 137, 140, 144
点滴指示実施記録票	73
転倒・転落	13, 62, 75, 84, 95, 96, 97, 103

貼付薬 ……………………… 15, 120
動悸 ………………… 12, 48, 91, 113
透視装置 ……………………………… 28
透析用シャント …………………… 117
疼痛 ………… 37, 55, 59, 63, 75, 76,
118, 134, 136, 160, 186
糖尿病治療薬 ………… 7, 15, 44, 50
特殊検査記録用紙 ………………… 73
吐血 ……… 6, 24, 25, 30, 31, 42, 152,
153, 154, 155, 186, 188
怒責 …………………………… 27, 32
トランスアミナーゼ … 163, 164, 169, 180

な行

内視鏡装着用カフ …………… 28, 30
内視鏡粘膜下注入材 ………… 14, 49
内服薬指示実施記録票 …………… 73
内瘻法 ………………………………… 64
難聴 ………………………… 101, 141
二重造影法 …………………… 87, 93
妊婦のトラブル ……………………… 91
熱感 ………………… 76, 118, 136
熱傷 ……………… 15, 50, 57, 58, 189
ネラトンチューブ ………………… 76
粘液便 ……………………………… 184
粘膜撮影法 ………………………… 87
粘膜浮腫 …………………………… 118
粘膜膨隆 ……………………………… 21
粘膜保護剤 …………………… 27, 32
膿瘍 ……………… 38, 136, 165, 166
飲水制限 ……………………………… 44
ノロウィルス ……………………… 83

は行

排膿 ………………………………… 136
排液バッグ …… 68, 75, 136, 138, 141,
143, 144, 145, 150
排便障害 …………………………… 107
吐き気 ………………… 75, 113, 118, 141
把持鉗子 …… 14, 17, 22, 52, 87, 104, 106
バスケット鉗子 …………………… 67
バッグバルブマスク …… 70, 112, 130
白血球 ………………………… 62, 167
発熱 ………… 38, 62, 68, 118, 136, 137,
151, 161, 188, 189
鼻出血 ………………………………… 13
パニック値 ………………… 162, 163
バルン拡張術 …………… 33, 34, 35
バルンカテーテル ……… 34, 37, 65, 67
バルンタンポナーゼ法 …………… 152
バルンチューブ …………… 33, 35, 89
バルン付きゾンデチューブ … 87, 92, 96

反跳痛 ……………………………… 194
ピックテールカテーテル ………… 135
皮膚炎 ………………………………… 76
皮膚局所麻酔薬 ……………………… 70
皮膚障害 ……………………………… 68
皮膚消毒薬 …………………………… 70
皮膚保護剤 ………………… 68, 145, 150
皮膚発赤 …………………………… 113
病態識別値 ………………………… 162
表皮剥離 ……………………… 136, 137
貧血 ……… 7, 50, 95, 165, 167, 168, 173
非血管系バルン用加圧器 ……… 33, 37
腹圧 …………………………… 47, 137
腹腔内出血 ………………… 42, 161
副交感神経刺激症状 ………………… 52
腹水貯留 …………… 70, 147, 150, 157
腹水流出 …………………………… 151
腹部側臥位正面撮影 ………… 80, 81
腹部膨満感 …… 12, 13, 18, 46, 47, 75,
77, 80, 97, 103, 147
腹部立位正面(AP方向)撮影 … 80, 81
腹膜刺激症状
 ……………… 18, 43, 53, 151, 194, 195
腹膜灌流 …………………………… 146
不整脈 ………………… 8, 101, 157
不染帯 ………………………………… 11
フックナイフ ………………………… 20
ブラッシング細胞診 ……………… 65
ブルンベルグ徴候 ………………… 194
プレカット …………………………… 21
フレックスナイフ …………………… 20
糞便 ……………… 115, 121, 145, 183
ペースメーカー …… 15, 50, 58, 89, 95,
98, 101, 110, 114, 120, 123
ヘモグロビン値 …… 27, 31, 32, 62, 63,
75, 76, 188
ヘモクロマトーシス ……………… 121
便検査 ……………………………… 183
便潜血検査 ………………………… 184
膀胱充満 …………………… 127, 128
放射性医薬品 … 107, 110, 111, 112, 113
放射性同位元素 …………………… 111
放射線感受性 ……………………… 114
放射線療法 ……………… 34, 99, 177
補液 …………………………… 139, 144
ポータブル撮影 …………… 80, 81, 83, 84
発疹 …………………… 91, 114, 118, 136
発赤 …………… 29, 59, 63, 75, 113, 118,
136, 137
ホットバイオプシー鉗子 ………… 49
ホットバイト ………………………… 20
ポビドンヨード …… 70, 130, 133, 160
ポリープトラップ …………… 49, 52
ポリメラーゼ連鎖反応 …… 179, 182

ま行

マーキング …… 17, 21, 55, 73, 133,
136, 137, 155
マキシマル・バリアプリコーション …… 159
麻酔薬 …… 6, 9, 10, 58, 62, 70, 72,
75, 130, 131, 146, 157
麻酔導入薬 …………………………… 40
末梢冷感 ……………………………… 46
麻薬 …………………………… 70, 72
マルチベンディングスコープ ……… 20
ミトン ………………………… 68, 145
脈拍 …… 24, 30, 46, 60, 150, 160, 161
胸やけ …………………… 6, 11, 13, 187
滅菌蒸留水 ………………… 34, 139
滅菌プローブ ……………………… 133
メッケル憩室 ………………… 92, 109
──シンチ ………………… 109, 111
メデューサの頭 …………………… 189
めまい ………………………… 9, 113
免疫グロブリン …… 166, 174, 179, 181
問診 …… 7, 8, 9, 17, 24, 30, 45, 46,
50, 95, 101, 116, 120, 185, 186,
187

や行

薬剤アレルギー ……………………… 35
薬剤性肝障害 ……………… 157, 164, 165
幽門狭窄 ……………………………… 70
輸液 …… 44, 48, 50, 53, 59, 62, 63,
73, 132, 140, 144, 155
輸液静脈ルート …………… 59, 132
輸液ポンプ ………………………… 124
用手圧追法 …………………………… 47
腰痛 …… 95, 101, 112, 113, 141, 150
ヨードアレルギー ……………… 8, 9, 28
ヨード過敏症 ………………………… 98

ら行

ラジオ波 …………………………… 122
硫酸アトロピン …………… 76, 118
硫酸バリウム溶液 ………………… 86
流動食 …………… 19, 27, 32, 38
瘻孔 …… 33, 35, 37, 70, 71, 74, 76,
77, 86, 92, 95, 137
るいそう …………………………… 112
冷汗 …… 24, 30, 100, 118, 150, 187

わ行

ワゴトニー ……………… 76, 118, 123

199

ケアに活かす
消化器系 検査・処置マニュアル

2013年 4月5日　初版　第1刷発行

監　修	猪又克子，前澤美奈子
発行人	影山　博之
編集人	向井　直人
発行所	株式会社 学研メディカル秀潤社 〒141-8414　東京都品川区西五反田2-11-8
発売元	学研マーケティング 〒141-8415　東京都品川区西五反田2-11-8
ＤＴＰ	有限会社vincent
印刷製本	株式会社リーブルテック

この本に関する各種お問い合わせ先
【電話の場合】
● 編集内容については Tel 03-6431-1237（編集部直通）
● 在庫，不良品（落丁，乱丁）については Tel 03-6431-1234（営業部直通）
【文書の場合】
● 〒141-8418　東京都品川区西五反田2-11-8
　　　　　　　学研お客様センター
　　　　　　　『ケアに活かす 消化器系 検査・処置マニュアル』係

©K.Inomata, M.Maesawa 2013.　Printed in Japan
● ショメイ：ケアニイカスショウカキケイケンサショチマニュアル
本書の無断転載，複製，複写（コピー），翻訳を禁じます．
本書を代行業者等の第三者に依頼してスキャンやデジタル化することは，たとえ個人や家庭内の利用であっても，著作権法上，認められておりません．
本書に掲載する著作物の複製権・翻訳権・上映権・譲渡権・公衆送信権（送信可能化権を含む）は株式会社学研メディカル秀潤社が保有します．

JCOPY 〈（社）出版者著作権管理機構委託出版物〉
本書の無断複写は著作権法上での例外を除き禁じられています．複写される場合は，そのつど事前に，（社）出版者著作権管理機構（電話 03-3513-6969，FAX 03-3513-6979，e-mail：info@jcopy.or.jp）の許可を得てください．

本書に記載されている内容は，出版時の最新情報に基づくとともに，臨床例をもとに正確かつ普遍化すべく，著者，編者，監修者，編集委員ならびに出版社それぞれが最善の努力をしております．しかし，本書の記載内容によりトラブルや損害，不測の事故等が生じた場合，著者，編者，監修者，編集委員ならびに出版社は，その責を負いかねます．
　また，本書に記載されている医薬品や機器等の使用にあたっては，常に最新の各々の添付文書や取り扱い説明書を参照のうえ，適応や使用方法等をご確認ください．

株式会社 学研メディカル秀潤社